CB018487

Manual de Eletrocardiografia Cardiopapers

2ª Edição

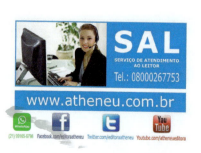

Manual de Eletrocardiografia Cardiopapers

2ª Edição

Editores

Eduardo Cavalcanti Lapa Santos

Fabio Mastrocola

Fernando Côrtes Remisio Figuinha

André Gustavo Santos Lima

Revisor Científico

Francisco Faustino França

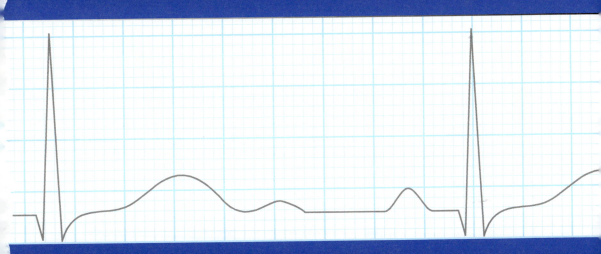

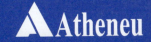

EDITORA ATHENEU

São Paulo —   *Rua Maria Paula, 123 - 18º andar*
Tel.: (11)2858-8750
E-mail: atheneu@atheneu.com.br

Rio de Janeiro — *Rua Bambina, 74*
Tel.: (21)3094-1295
E-mail: atheneu@atheneu.com.br

CAPA: Paulo Verardo

PRODUÇÃO EDITORIAL: MWS Design

CIP-BRASIL. CATALOGAÇÃO NA PUBLICAÇÃO
SINDICATO NACIONAL DOS EDITORES DE LIVROS, RJ

M251
2. ed.

Manual de eletrocardiografia : cardiopapers / editores Eduardo Cavalcanti Lapa Santos ...
[et al.] ; revisor científico Francisco Faustino França ; colaboradores Alexandre de Matos
Soeiro ... [et al.]. - 2. ed. - Rio de Janeiro : Atheneu, 2023.
il. ; 24 cm.

Inclui bibliografia e índice
ISBN 978-65-5586-689-6

1. Eletrocardiografia - Manuais, guias, etc. 2. Coração - Doenças - Diagnóstico -
Manuais, guias, etc. I. Santos, Eduardo Cavalcanti Lapa. II. França, Francisco Faustino.
III. Soeiro, Alexandre de Matos.

23-83569

CDD: 616.1207547
CDU: 616.12-073.7

Meri Gleice Rodrigues de Souza - Bibliotecária - CRB-7/6439

20/04/2023   25/04/2023

SANTOS ECL, MASTROCOLA F, FIGUINHA FCR, LIMA AGS.

Manual de Eletrocardiografia – Cardiopapers – 2ª Edição

© Direitos reservados à EDITORA ATHENEU - Rio de Janeiro, São Paulo – 2023.

EDITORES

Eduardo Cavalcanti Lapa Santos

Editor-Chefe do *site* Cardiopapers. Doutor e Mestre pela Universidade Federal de Pernambuco (UFPE). Residência em Cardiologia pelo Instituto do Coração do Hospital das Clínicas da Faculdade de Medicina da Universidade de São Paulo (InCor-HCFMUSP). Especialista em Cardiologia e Ecocardiografia pela Sociedade Brasileira de Cardiologia (SBC). Residência em Clínica Médica pela Universidade Federal de São Paulo (Unifesp). Especialista em Clínica Médica pela Sociedade Brasileira de Clínica Médica (SBCM).

Fabio Mastrocola

Residência Médica em Cardiologia pelo Instituto do Coração do Hospital das Clínicas da Faculdade de Medicina da Faculdade de Medicina da Universidade de São Paulo (InCor-HCFMUSP). Especialista em Cardiologia pela Sociedade Brasileira de Cardiologia (SBC). Residência em Clínica Médica pelo HCFMUSP. Especialista pela Sociedade Brasileira de Clínica Médica (SBCM). Coordenador da residência em Cardiologia e Chefe do Serviço de Cardiologia Clínica do Hospital Universitário Onofre Lopes da Universidade Federal do Rio Grande do Norte (UFRN).

Fernando Côrtes Remisio Figuinha

Editor do *site* Cardiopapers. Cardiologista pelo Instituto do Coração do Hospital das Clínicas da Faculdade de Medicina da Universidade de São Paulo (InCor-HCFMUSP) e pela Sociedade Brasileira de Cardiologia (SBC). Médico Cardiologista do Hospital Dr. Miguel Soeiro – Sorocaba.

André Gustavo dos Santos Lima

Residência Médica em Cardiologia pelo Instituto do Coração do Hospital das Clínicas da Faculdade de Medicina da Faculdade de Medicina da Universidade de São Paulo (InCor-HCFMUSP). Especialista em Cardiologia e em Ecocardiografia pela Sociedade Brasileira de Cardiologia (SBC). Médico Intensivista pela Associação de Medicina Intensiva Brasileira (AMIB). Editor do Cardiopapers.

REVISOR CIENTÍFICO

Francisco Faustino França

Cardiologista, Eletrocardiografista e Vetocardiografista pelo Instituto Dante Pazzanese de Cardiologia. Chefe do Setor de Tele-ECG do Instituto Dante Pazzanese de Cardiologia (2007-2022).

COLABORADORES

Alexandre de Matos Soeiro

Doutor e Professor Colaborador pela Faculdade de Medicina da Universidade de São Paulo (FMUSP). Médico Assistente da Unidade de Emergência do Instituto do Coração do Hospital das Clínicas da Faculdade de Medicina da Universidade de São Paulo (InCor-HCFMUSP). Coordenador da Unidade Cardiológica Intensiva BP Mirante. Médico Coordenador do Programa de Insuficiência Cardíaca e Transplante Cardíaco do Hospital do Coração (HCor-SP).

Cleusa Cavalcanti Lapa Santos

Residência em Cardiologia no Instituto Dante Pazzanese de Cardiologia (IDPC). Especialização em Cardiologia Pediátrica no IDPC. Mestrado em Medicina Interna na Universidade Federal de Pernambuco (UFPE).

Dirceu Thiago Pessoa de Melo

Residência Médica em Cardiologia pelo Instituto do Coração (InCor) do Hospital das Clínicas da Faculdade de Medicina da Universidade de São Paulo (HCFMUSP). Especialista em Cardiologia pela Sociedade Brasileira de Cardiologia (SBC). Doutorado em Cardiologia pela FMUSP.

Fábio Augusto Pinton

Especialista em Cardiologia pelo Instituto do Coração do Hospital das Clínicas da Faculdade de Medicina da Universidade de São Paulo (InCor-HCFMUSP) e pela Sociedade Brasileira de Cardiologia (SBC). Especialista em Hemodinâmica e Cardiologia Intervencionista pelo InCor-HCFMUSP e pela Sociedade Brasileira de Hemodinâmica e Cardiologia Intervencionista (SBHCI). Cardiologista Intervencionista nos Hospitais São Luiz Campinas, Samaritano de Campinas e Sírio-Libanês em São Paulo.

Fabio Figueiredo Costa

Especialista em Cardiologia pela Sociedade Brasileira de Cardiologia (SBC) e pelo Instituto do Coração do Hospital das Clínicas da Faculdade de Medicina da Universidade de São Paulo (InCor-HCFMUSP). Preceptor da Residência de Cardiologia do Hospital Universitário Professor Edgard Santos da Universidade Federal da Bahia (UFBA).

Fabrício Anjos de Andrade

Especialista em Clínica Médica pela Irmandade da Santa Casa de Misericórdia de São Paulo (SCSP). Residência Médica em Cardiologia pelo Instituto do Coração do Hospital das Clínicas da Faculdade de Medicina da Universidade de São Paulo (InCor-HCFMUSP).

Ferdinand Saraiva Maia

Residência em Clínica Médica e Cardiologia pelo Hospital Universitário Onofre Lopes (HUOL)/Universidade Federal do Rio Grande do Norte (UFRN). Título de Especialista em Cardiologia pela Sociedade Brasileira de Cardiologia (SBC). Mestre em Ensino na Saúde e Doutorado (em andamento) em Saúde Coletiva. Professor Assistente do Departamento de Medicina Integrada/UFRN. Supervisor do Programa de Residência de Clínica Médica do HUOL. Cardiologista do Hospital Promater e do Instituto de Radiologia/Grupo Fleury.

Fernanda Pessa Valente

Especialista em Arritmias Cardíacas pela Sociedade Brasileira de Arritmias Cardíacas (SOBRAC). Residência Médica em Pediatria com área de atuação em Cardiologia Pediátrica pelo Instituto de Medicina Integral Professor Fernando Figueira (IMIP). Médica do ambulatório de Cardiologia Pediátrica do IMIP e do Setor de Arritmias Cardíacas do Pronto-Socorro Cardiológico de Pernambuco (PROCAPE) da Universidade de Pernambuco (UPE).

Fernando Ramos de Mattos

Graduação em Medicina pela Universidade de São Paulo (FMUSP). Residência em Clínica Médica pelo Hospital das Clínicas da FMUSP. Residência em Cardiologia pelo Instituto do Coração do HC-FMUSP. Especialista em Cardiologia pela Sociedade Brasileira de Cardiologia (SBC). Médico Referência Técnico de Clínica Médica das Unidades de Pronto Atendimento do Hospital Israelita Albert Einstein (HIAE).

Ivson Cartaxo Braga

Especialista em Cardiologia pela Sociedade Brasileira de Cardiologia (SBC). Residência Médica em Cardiologia pelo Pronto-Socorro Cardiológico de Pernambuco da Universidade de Pernambuco (PROCAPE/UPE). Professor de Cardiologia da Faculdade de Medicina Nova Esperança (FAMENE – João Pessoa/PB). Coordenador da Residência Médica em Cardiologia do Hospital Nova Esperança/FAMENE.

Julio Cesar Viera de Sousa

Residência em Cardiologia e Especialista em Arritmias e Eletrofisiologia pelo Instituto do Coração do Hospital das Clínicas da Faculdade de Medicina da Universidade de São Paulo (InCor-HCFMUSP). Especialista em Cardiologia pela Sociedade Brasileira de Cardiologia (SBC). Professor da Disciplina de Doenças Cardiovasculares da Universidade Federal do Rio Grande do Norte (UFRN). Eletrofisiologista do Hospital Universitário Onofre Lopes da UFRN.

Marco Túlio Hercos Juliano

Residência em Cardiologia pelo Instituto Dante Pazzanese de Cardiologia (IDPC). Especialização em Estimulação Cardíaca Artificial e Arritmias Cardíacas pelo Instituto do Coração do Hospital das Clínicas da Faculdade de Medicina da Universidade de São Paulo (InCor-HCFMUSP). Especialista em Cardiologia pela Sociedade Brasileira de Cardiologia (SBC). Membro Habilitado pelo Departamento de Estimulação Cardíaca Artificial da Sociedade Brasileira de Cirurgia Cardiovascular (DECA/SBCCV). Médico Assistente da Cardiologia do Hospital Universitário Presidente Dutra (Hospital Universitário da Universidade Federal do Maranhão – HUUFMA). Responsável pelo Serviço de Arritmias e Marcapasso do UDI Hospital em São Luís, Maranhão.

Martina Battistini Pinheiro

Especialista em Cardiologia pelo Instituto do Coração do Hospital das Clínicas da Faculdade de Medicina da Universidade de São Paulo (InCor-HCFMUSP) e pela Sociedade Brasileira de Cardiologia (SBC). Especialista em Arritmia pelo InCor-HCFMUSP e pela Sociedade Brasileira de Arritmias Cardíacas (SOBRAC).

Nestor Rodrigues de Oliveira Neto

Residência em Clínica Médica e em Cardiologia no Hospital Universitário Oswaldo Cruz da Universidade de Pernambuco (UPE). Especialização em Estimulação Cardíaca Artificial pelo Instituto do Coração do Hospital das Clínicas da Faculdade de Medicina da Universidade de São Paulo (InCor-HCFMUSP). Título de Especialista em Cardiologia pela Sociedade Brasileira de Cardiologia (SBC). Mestre em Ensino em Saúde pela Universidade Federal do Rio Grande do Norte (UFRN). Cardiologista do Hospital Universitário Onofre Lopes da Universidade Federal do Rio Grande do Norte (HUOL-UFRN) e do Hospital Monsenhor Walfredo Gurgel. Preceptor da Residência Médica em Cardiologia do HUOL-UFRN.

Pedro Gabriel Melo de Barros e Silva

Mestrado em Ciências da Saúde pela Duke University. Doutor em Cardiologia pela Universidade Federal de São Paulo (Unifesp). Coordenador Médico do SoE Cardiovascular Americas. Médico Pesquisador do Instituto Brasileiro de Pesquisa Clínica (BCRI) e do Instituto de Pesquisa do Hospital do Coração (HCor-SP). Diretor da Galen Academy e da Sociedade Brasileira de Clínica Médica (SBCM). Membro do Conselho de Normatização das Diretrizes da Sociedade Brasileira de Cardiologia (SBC). Professor Titular de Pesquisa Clínica do Curso de Medicina do Centro Universitário São Camilo. Fellow of the American College of Physicians e da European Society of Cardiology.

DEDICATÓRIA

À minha esposa, Patrícia, e às minhas filhas,
Luiza e Beatriz, meus grandes amores.
Aos meus pais, Fred e Cleusa, que além de meus primeiros professores em
eletrocardiografia, são meus grandes exemplos na vida.
Aos meus amigos e cofundadores do Cardiopapers, André e Fernando, pela
parceria de mais de 12 anos.
A todos os que fazem o Cardiopapers ser o que ele é.
A todos os que me ensinaram ECG durante a Graduação e nas
Residências de Clínica Médica e Cardiologia, dentre os quais gostaria de
destacar: Lurildo Saraiva, Audes Feitosa, Aécio Góis e Francisco Darrieux.

Eduardo Lapa

Aos meus queridos filhos, Letícia e Luiz Eduardo, e à
minha amada esposa, Lilian, principais razões da minha existência.
Ao meu pai, fonte de inspiração, exemplo de médico e professor,
com todo seu carisma, humildade e enorme conhecimento.
À minha mãe, médica extraordinária, pelo amor,
carinho e apoio em todos os momentos.
Aos meus professores da Graduação na gloriosa FCM-Unicamp e da Residência
Médica na FMUSP, pelos grandes ensinamentos e estímulo à produção científica.
Aos amigos da Cardio-HUOL, especialmente ao Dr. Cesimar Nascimento, pela
confiança e apoio, e ao Nestor Rodrigues de Oliveira Neto, que com sua simplicidade
e genialidade contribuiu com meu aprendizado e paixão pela Eletrocardiografia.
Aos alunos, residentes de Clínica Médica e Cardiologia do HUOL-UFRN,
por servirem de estímulo e inspiração para o ensino da Medicina.

Fabio Mastrocola

Dedico este livro aos grandes amores da minha vida, minhas
filhas, Clara e Amanda, e minha esposa, Marina!
Aos meus pais, Fernando e Suely, que são o motivo de eu estar aqui!
Ao meu irmão Marcelo, minha cunhada Priscila e meu sobrinho amado Théo!

Fernando Figuinha

À minha esposa, Deanne Lima, cujo amor, apoio e paciência inabaláveis foram essenciais para atuação em todas as produções. Sua dedicação incansável, não apenas à nossa família, mas também ao meu trabalho, me inspirou a ir além dos limites do conhecimento e a compartilhar minhas descobertas com o mundo. A você, minha eterna gratidão.

Aos meus filhos queridos, Pietra e Arthur, que me ensinaram a importância do equilíbrio entre a vida profissional e pessoal, e me mostraram como as alegrias simples da vida podem ser encontradas nos momentos que passamos juntos.

E às nossas gêmeas, ainda por virem, prometo que este livro será um legado para vocês. Espero ansiosamente o dia em que poderei abraçá-las e compartilhar com vocês o fruto do trabalho que realizei com a ajuda de sua mãe e seus irmãos.

Com amor e gratidão,

André Gustavo dos Santos Lima

PREFÁCIO – 2ª EDIÇÃO

Estabelecer o diagnóstico corretamente da maioria das doenças cardiovasculares localizadas ou com envolvimento sistêmico por meio do emprego de ferramentas complementares à prática clínica que evidenciem a melhor custo-efetividade, torna-se tarefa absolutamente crítica na atualidade, dentro do processo de decisão médica. Tais abordagens podem classificar pacientes, com base em mecanismos fisiopatológicos subjacentes, em prognóstico e resposta à terapêutica, sendo que atrasos no diagnóstico ou mesmo conclusões inadequadas podem resultar em consequências de extrema gravidade.

A eletrocardiografia moderna, além de representar a primeira abordagem complementar para a avaliação cardiovascular global, incorpora os avanços tecnológicos recentes e expande sobremaneira suas aplicações. Sua interpretação é tarefa complexa que demanda integração de conhecimentos em eletrofisiologia, fisiopatologia, anatomia, reconhecimento de padrões visuais e raciocínio diagnóstico. É vital para a caracterização da presença e gravidade da isquemia aguda do miocárdio; para a localização da origem e trajeto das taquiarritmias; no auxílio à busca de opções terapêuticas para pacientes com disfunção ventricular; na avaliação, identificação e orientação daqueles pacientes com doenças genéticas, com propensão a arritmias e maior probabilidade de eventos de natureza grave, como na síndrome de Brugada, na síndrome do QT longo e em outras cardiomiopatias arritmogênicas; além de inferir a presença de cardiopatia estrutural; monitorar indivíduos com distúrbios eletrolíticos; documentar aspectos inerentes à prática esportiva intensa e ao coração de atleta, entre inúmeras outras situações da prática clínica.

O *Manual de Eletrocardiografia – Cardiopapers – 2ª* Edição representa um tutorial integrado de formação, atualização e especialização médicas que se destaca, cada vez mais, pelo seu conteúdo profundo, expresso de modo simples, didático, claro e verdadeiro. Facilita a compreensão e assimilação, além de ter sido elaborado com base em ampla revisão bibliográfica, sedimentada em evidências médicas estabelecidas e na experiência vivenciada pelos seus editores e colaboradores. Além de reafirmar seu papel como método básico para o estudo da atividade elétrica cardíaca, é repleto de correlação com a clínica e métodos associados, como eletrocardiografia dinâmica ou Holter; testes de exercício (ergométrico e cardiopulmonar); ecodopplercardiografia; cintilografia de perfusão do miocárdio com radiofármacos; ressonância magnética cardíaca; cateterismo, entre outros, agregando ao que denominamos "valor prognóstico incremental". Desde seus capítulos iniciais discute e percorre de modo agradável a gênese dos fenômenos eletrocardiográficos nas inúmeras apresentações clínicas, desde a fisiologia celular até sua resultante vetorial. A inclusão de figuras, mapas mentais, fluxogramas, desenhos esquemáticos e tabelas em abundância complementa este material didático exemplar para as especialidades técnicas, clínicas e cirúrgicas correlatas, que detém agora em mãos efetivamente uma normatização da eletrocardiografia adequada à evolução tecnológica e científica. Em modo pessoal de interpretação, a proposta atual desta publicação é moderna, completa, vai ao encontro das diretrizes publicadas da especialidade, incorporando novidades indispensáveis à prática médica.

De outra forma, quando a literatura especializada avalia a acurácia médica em vários graus de treinamento e especialização (estudantes de medicina, residentes, médicos em prática não cardiológica e cardiologistas) objetivando interpretação do ECG de 12 derivações, em recente revisão sistemática e metanálise (Cook DA et al. 2020, JAMA Intern Med. 2020 Nov. 1;180-11:1461-1471), verifica-se grande variação entre os estudos, entre 49% e 92% para os cardiologistas, maior ainda para os outros grupos. A mediana de acurácia entre as várias categorias mostrou-se baixa (54%) antes de intervenção educacional, melhorando modestamente após o treinamento (67%). Tais observações parecem reforçar e garantir a necessidade da educação continuada de qualidade ótima na abordagem da interpretação padronizada do ECG.

Os editores Eduardo Lapa, Fabio Mastrocola, Fernando Figuinha e André Lima, juntamente com seu time de colaboradores, idealizadores também do *site* CardioPapers, foram extremamente felizes nesta árdua, mas profícua tarefa que desempenharam.

Luiz Eduardo Mastrocola
Coordenador do Programa de Residência Médica em Cardiologia Clínica do Hospital do Coração (HCor-SP). Médico do Serviço de Medicina Nuclear do Hospital do Coração (HCor-SP). Doutor em Ciências, Área de Concentração Cardiologia, pela Faculdade de Medicina da Universidade de São Paulo (FMUSP). Membro do Conselho Deliberativo do Departamento de Ergometria, Exercício, Cardiologia Nuclear e Reabilitação Cardiovascular da Sociedade Brasileira de Cardiologia (SBC).

APRESENTAÇÃO

Em 2017, lançamos a primeira edição do livro *Manual de Eletrocardiografia – Cardiopapers*. Ele se mostrou um grande sucesso, tornando-se um livro *best-seller*. Por que o livro agradou tanto ao público? Antes de qualquer coisa, temos que reconhecer que há um enorme problema de ensino de ECG nas faculdades de medicina em nosso país. Em pesquisa com mais de cinco mil médicos e estudantes de medicina, 75% disseram que seu aprendizado de ECG na faculdade foi péssimo, ruim ou insatisfatório. A maioria dos que participaram da pesquisa disse que não se sentia segura em diagnosticar as principais arritmias, assim como síndromes coronarianas agudas, pelo ECG ao se formar. Números preocupantes.

Foi nesse cenário que criamos o livro que queríamos ter lido na época da faculdade. Direto ao ponto, focado na prática, com centenas de imagens para exemplificar os ensinamentos, repleto de acrônimos, fluxogramas e tabelas que facilitassem o aprendizado. Após o lançamento do livro, começamos a receber milhares de pedidos de alunos e seguidores de redes sociais pedindo que criássemos um curso de ECG. Iniciamos com cursos presenciais e depois migramos para o *online*. Nesses últimos anos, mais de 17 mil médicos e estudantes de medicina aprenderam conosco a interpretar um ECG com rapidez e sem medo. Cerca de 98% dos alunos afirmam, ao final do curso, sentirem-se mais seguros em diagnosticar uma arritmia e um IAM no ECG após terem passado pela formação.

Com as eternas melhorias que implementamos no curso, passamos a usar cada vez mais mapas mentais para tornar o aprendizado ainda mais didático. Nesta segunda edição do nosso Manual de Eletrocardiografia, você encontrará dezenas dessas imagens para ajudá-lo em seu aprendizado do ECG.

O *Manual de Eletrocardiografia – Cardiopapers* – 2ª Edição é um passo inicial para o domínio do método. Caso queira interpretar um ECG com rapidez e sem medo, em até 15 dias, leia o QR Code abaixo com a câmera do seu celular, pois teremos uma oferta exclusiva para você, que é nosso leitor.

Eduardo Lapa, Fabio Mastrocola, Fernando Figuinha e André Gustavo dos Santos Lima
Editores do Manual de Eletrocardiografia – Cardiopapers

SUMÁRIO

1 **Como Entender os Princípios Básicos da Eletrocardiografia de Forma Simples, 1**
Eduardo Cavalcanti Lapa Santos
Fabio Mastrocola
Ivson Cartaxo Braga

2 **Entendendo o que Mostra o Traçado do Eletrocardiograma, 19**
Eduardo Cavalcanti Lapa Santos
Fabio Mastrocola

3 **Como Posicionar os Eletrodos no Paciente?, 35**
Ivson Cartaxo Braga
Eduardo Cavalcanti Lapa Santos
Fabio Mastrocola

4 **Como Definir o Eixo no ECG?, 45**
Ferdinand Saraiva Maia
Fabio Mastrocola
Ivson Cartaxo Braga

5 **Quais os Dois Primeiros Passos para se Interpretar um Eletrocardiograma?, 63**
Ivson Cartaxo Braga
Eduardo Cavalcanti Lapa Santos
Fabio Mastrocola

6 **Como Definir o Ritmo e a Frequência Cardíaca pelo Eletrocardiograma?, 73**

Fernando Côrtes Remisio Figuinha
Eduardo Cavalcanti Lapa Santos
Fabio Mastrocola

7 **Sobrecargas Atriais: Como Diagnosticar?, 81**

Fabio Figueiredo Costa
Eduardo Cavalcanti Lapa Santos
Fabio Mastrocola
Ivson Cartaxo Braga

8 **Intervalo PR, 99**

Fabrício Anjos de Andrade
Fabio Mastrocola
Ivson Cartaxo Braga

9 **Alterações da Amplitude do QRS, 111**

Fabio Mastrocola
Eduardo Cavalcanti Lapa Santos
Dirceu Thiago Pessoa de Melo
Ivson Cartaxo Braga

10 **Alterações da Duração e Orientação do Complexo QRS, 131**

Eduardo Cavalcanti Lapa Santos
Fabio Mastrocola
Dirceu Thiago Pessoa de Melo
Ivson Cartaxo Braga

11 **Áreas Eletricamente Inativas, 157**

Pedro Gabriel Melo de Barros e Silva
Fabio Mastrocola
Ivson Cartaxo Braga

12 Supradesnivelamento do Segmento ST de Origem Isquêmica, 173

Ivson Cartaxo Braga
Fábio Augusto Pinton
Eduardo Cavalcanti Lapa Santos
Fabio Mastrocola

13 Supradesnivelamento do Segmento ST de Origem não Isquêmica, 215

Ivson Cartaxo Braga
Eduardo Cavalcanti Lapa Santos
Fábio Augusto Pinton
Fabio Mastrocola

14 Diagnóstico Diferencial de Infradesnivelamento do Segmento ST, 235

Eduardo Cavalcanti Lapa Santos
Alexandre de Matos Soeiro
Fabio Mastrocola

15 Alterações da Onda T, 249

Eduardo Cavalcanti Lapa Santos
Alexandre de Matos Soeiro
Fabio Mastrocola
Ivson Cartaxo Braga

16 Intervalo QT, 283

Ivson Cartaxo Braga

17 Roteiro para Interpretação do Eletrocardiograma, 295

Fernando Côrtes Remísio Figuinha
Eduardo Cavalcanti Lapa Santos
Fabio Mastrocola

18 Extrassístoles Ventriculares, 309

Júlio Cesar Vieira de Sousa

19 Taquicardias de QRS Estreito, 323
Martina Battistini Pinheiro
Eduardo Cavalcanti Lapa Santos
Fabio Mastrocola
Ivson Cartaxo Braga

20 Taquicardias de QRS Largo, 345
Martina Battistini Pinheiro
Fabio Mastrocola
Eduardo Cavalcanti Lapa Santos
Ivson Cartaxo Braga

21 Bradiarritmias, 367
Nestor Rodrigues de Oliveira Neto
Ivson Cartaxo Braga

22 Eletrocardiograma no Portador de Marca-passo, 381
Marco Túlio Hercos Juliano

23 Eletrocardiograma no Hospital Geral, 395
Fernando Ramos de Mattos
Fabio Mastrocola
Eduardo Cavalcanti Lapa Santos
Ivson Cartaxo Braga

24 Eletrocardiograma Normal em Crianças, 419
Cleusa Cavalcanti Lapa Santos
Fernanda Pessa Valente

25 Aspectos Técnicos e Artefatos no Eletrocardiograma, 425
Fabio Mastrocola
Alexandre de Matos Soeiro
Ivson Cartaxo Braga

Índice Remissivo, 451

Como Entender os Princípios Básicos da Eletrocardiografia de Forma Simples

1

Eduardo Cavalcanti Lapa Santos
Fabio Mastrocola
Ivson Cartaxo Braga

INTRODUÇÃO

- De forma geral, o maior obstáculo ao aprendizado da eletrocardiografia é a dificuldade em entender os aspectos básicos envolvidos, como a fisiologia, conceitos sobre vetores, eixo elétrico, entre outros. Essa dificuldade se deve, em parte, pela forma como o ensino da eletrocardiografia é realizado nas faculdades, geralmente expondo, em poucas horas de aulas teóricas, conhecimentos de eletrodinâmica sem uma sequência clara e didática, sem um treinamento prático e sem uma correlação dos achados eletrocardiográficos com exemplos da prática clínica (Figura 1.1).

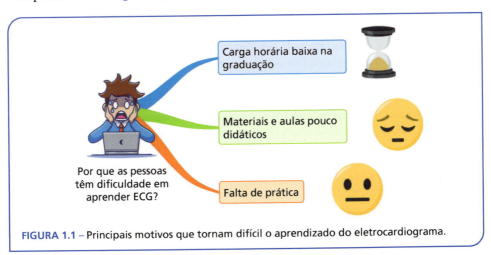

FIGURA 1.1 – Principais motivos que tornam difícil o aprendizado do eletrocardiograma.

- Neste primeiro capítulo tentaremos mostrar esses conceitos da maneira mais didática possível, de forma que mesmo a pessoa que não possui nenhum conhecimento prévio sobre eletrocardiograma (ECG) possa entendê-los.
- Para iniciar, há três conceitos fundamentais a serem compreendidos (Figura 1.2):
  1. O coração é capaz de produzir energia elétrica.
  2. A energia elétrica gerada pelo coração pode ser captada na superfície do corpo por eletrodos.
  3. A energia captada pode dar informações sobre a anatomia e o funcionamento do coração.

  Vamos começar pelo primeiro item.

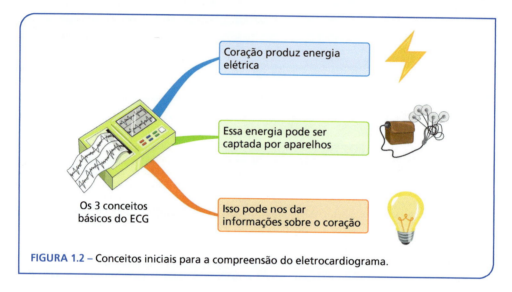

FIGURA 1.2 – Conceitos iniciais para a compreensão do eletrocardiograma.

O coração é capaz de produzir energia elétrica

- Provavelmente, todos já escutaram a célebre frase do cientista Antoine Lavoisier: "Na natureza nada se perde, nada se cria, tudo se transforma". Este conceito pode ajudar na compreensão da geração da energia elétrica pelo coração.
- De forma geral, a energia elétrica é gerada pela transformação de um tipo de força/energia.

  Exemplo: como uma usina hidroelétrica produz energia? Basicamente, a força gerada pela queda da água de uma grande altura faz com que turbinas localizadas na parte inferior da estrutura girem. Essas, por sua vez, através de forças eletromagnéticas que fogem ao escopo deste livro, produzem energia elétrica. Ou seja, nada mais é do que a transformação de energia proveniente do movimento da água (cinética) em energia elétrica. Nada se criou, apenas foi transformado.
- Provavelmente, sempre que se pensa em um gerador elétrico, a primeira imagem que vem à mente é a de uma pilha, bateria ou algo similar. Mas, nesses casos, como exatamente a energia elétrica é produzida? Basicamente, a pilha é formada por duas soluções contendo

substâncias com cargas elétricas (eletrólitos). Uma das substâncias tem maior potencial de perder elétrons e a outra, de ganhar. Ao se combinar estas duas substâncias, ocorre um fluxo de elétrons de um lado para o outro.

Conceito: fluxo de elétrons entre duas soluções produz energia elétrica (Figura 1.3).

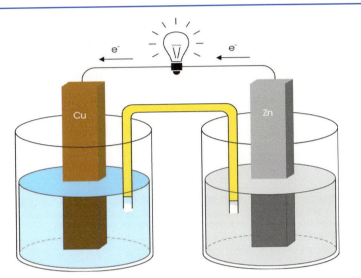

FIGURA 1.3 – Representação do funcionamento de uma pilha. Do lado esquerdo, temos uma solução que tende a receber elétrons (neste caso, uma solução de cobre) e, do lado direito, uma que tende a doar elétrons (neste caso, o zinco). Ao colocar uma ponte entre as duas soluções, com capacidade de permitir o transporte de elétrons, nota-se um fluxo de elétrons da direita para a esquerda. O lado que perde elétrons (direita) é chamado de polo negativo e o que ganha elétrons (esquerda), de positivo. Este fluxo de elétrons cria uma corrente elétrica, exemplificada na figura pelo acendimento de uma lâmpada elétrica.

- Basicamente, é através de mecanismo similar que o coração é capaz de gerar energia elétrica.
- Ao avaliar uma única célula cardíaca, nota-se que a membrana celular divide o que está fora da célula (extracelular) do que está dentro da célula (intracelular). Normalmente, há mais íons positivos fora da célula do que dentro dela.
- No estágio basal, a membrana celular é pouco permeável a estes íons e, dessa maneira, ela mantém a distribuição que vemos na Figura 1.4.
- O que ocorre é que, em dado momento, acontece a modificação das propriedades dessa membrana e ela passa a permitir um fluxo de íons nos dois sentidos. O que ocorre primeiro é um grande fluxo de sódio de fora (onde a concentração desse íon é maior) para dentro da célula.

DICA

Sempre que há passagem de um íon de um local mais concentrado para um local menos concentrado, há liberação de energia elétrica. Ou seja, a célula cardíaca gera energia elétrica devido ao fluxo de íons pela sua membrana.

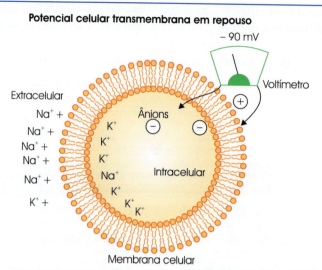

FIGURA 1.4 – Representação de uma célula cardíaca em repouso. Normalmente, há uma grande concentração de sódio no ambiente extracelular, sendo pequena a concentração de potássio. Já no intracelular, ocorre o inverso – grande concentração de potássio e pequena quantidade de sódio. Na soma geral, há mais íons positivos fora do que dentro da célula e, assim, se medirmos a voltagem dentro da célula, teremos um valor negativo se comparado ao meio extracelular.

- Como se dá este fluxo de íons pela célula? Ele ocorre na célula inteira de uma só vez? Na verdade, não. O influxo de sódio inicia-se em uma determinada parte da célula e depois vai se propagando para as regiões adjacentes, até que toda a célula mude a sua polaridade (antes era negativa dentro e positiva fora e, ao final do processo, passa a ser positiva dentro e negativa fora). A esse processo de mudança na polarização da célula dá-se o nome de despolarização (Figura 1.5).
- Já entendemos o primeiro conceito, de que o coração é capaz de gerar energia elétrica. Vimos também, de forma sucinta, como isso ocorre. Mas, para quê o coração precisa gerar energia elétrica? Bem, a função mecânica final do coração é similar à de uma bomba hidráulica. Ou seja, o músculo cardíaco deve contrair para conseguir ejetar o sangue localizado dentro do coração para fora dele. Mas como é que as células sabem a hora exata de contrair? Como elas sabem que precisam contrair todas juntas em um dado momento? Basicamente, quem faz isso é a corrente elétrica que trafega por dentro do coração. Por isso, as células cardíacas precisam gerar energia elétrica. Para que esta energia, em última instância, se transforme em energia mecânica (contração do músculo cardíaco).
- Lembra-se da frase de Lavoisier, logo no começo do capítulo? Pois é. Nada mais é que um exemplo dela. Vemos então que, primeiro, o transporte de íons através das membranas das células cardíacas gera corrente elétrica. Essa, por sua vez, vai gerar contração das células musculares cardíacas.
- Fazendo outra analogia, podemos afirmar que a célula cardíaca, em seu estado basal (positiva fora e negativa dentro), funcionaria como uma bateria carregada. No momento em que ocorre a despolarização da célula com a entrada do sódio e a inversão da polaridade com consequente produção de energia elétrica, é como se a bateria tivesse se descarregado.

Como Entender os Princípios Básicos da Eletrocardiografia de Forma Simples

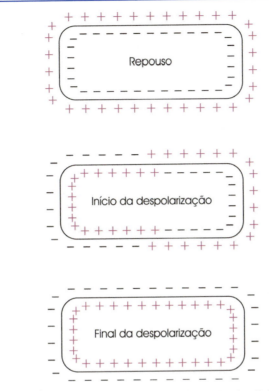

FIGURA 1.5 – Esquematização de como se dá a despolarização da célula cardíaca. O processo inicia-se em uma parte da célula e, depois, vai se deflagrando para as partes adjacentes até que toda a polaridade do meio intracelular tenha sido invertida.

- Voltando para o coração, um mecanismo similar precisa ocorrer. A célula cardíaca em repouso é considerada como a bateria carregada. Na hora que ela descarrega (despolarização), energia elétrica é liberada para, então, fazer com que aquela célula consiga funcionar, ou seja, contrair-se. Após ter se despolarizado, é como se a bateria tivesse descarregado. O problema é que o coração contrai de 50 a 100 vezes por minuto. Ou seja, a "bateria" tem que ser recarregada com frequência. Como é que a célula se recarrega? Como ela pode voltar para o estado basal de ser mais positiva fora e mais negativa dentro? Basicamente, pelo mesmo mecanismo da despolarização, mas em sentido inverso. Ao invés de entrarem íons positivos para a célula, vão sair íons positivos para o ambiente extracelular. Para simplificar, o principal íon positivo que sai da célula neste processo é o potássio. Ocorre, então, o restabelecimento das cargas elétricas da célula, na mesma sequência em que ocorre a despolarização. E qual o nome que se dá a este processo de restabelecimento das cargas elétricas da célula? Repolarização.
- Fazendo a analogia com a bateria: bateria descarregando = despolarização da célula. Bateria recarregando = repolarização da célula.
- A porção da célula que primeiro se despolarizou também será a primeira a se repolarizar (Figura 1.6).

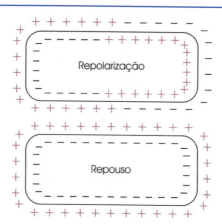

FIGURA 1.6 – Esquematização de como se dá a repolarização da célula cardíaca. O processo inicia-se na mesma parte da célula em que começou a despolarização (no caso acima, da esquerda para a direita).

- Antes de encerrarmos este primeiro tópico, vamos apenas detalhar melhor a questão do fluxo dos íons através da membrana celular. Previamente, resumimos este processo, razoavelmente complexo, dizendo que a despolarização celular ocorre pela entrada de sódio na célula e a repolarização, pela saída de potássio. Vamos colocar agora o processo completo, em maiores detalhes.
- Se considerarmos que o exterior da célula é o nosso referencial em termos de carga elétrica, ao colocarmos um minúsculo eletrodo dentro da célula, vamos perceber que esta possui uma voltagem negativa, geralmente ao redor de -90 mV (Figura 1.7).

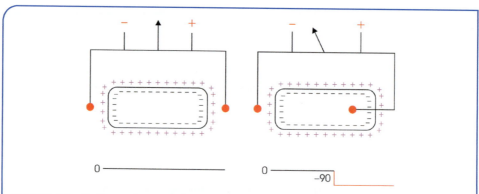

FIGURA 1.7 – Na figura da esquerda está se medindo a voltagem fora da célula. Como esta região será o referencial, a voltagem é considerada zero. Na figura da direita, colocou-se o eletrodo no interior da célula, havendo então a mensuração de uma voltagem negativa (- 90 mV).

- Quando ocorre a despolarização da célula contrátil cardíaca, há um grande influxo de sódio para dentro da célula. Como o sódio tem carga positiva, ocorre uma rápida positivação da voltagem no interior da célula cardíaca. Dá-se a isso o nome de fase 0 (zero) do potencial de ação (Figura 1.8).

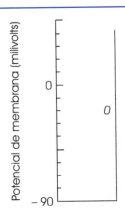

FIGURA 1.8 – A rápida entrada de íons de sódio faz com que a voltagem no interior da célula saia de -90 mV para valores positivos. Tal processo corresponde à fase 0 do potencial de ação.

A fase 0 corresponde à despolarização da célula.

- Após a despolarização da célula, ocorre a interrupção da entrada de íons de sódio e inicia-se a saída de íons de potássio. Como esses possuem carga positiva e estão deixando a célula, a voltagem no interior dela fica um pouco menos positiva. Tal fato origina a chamada fase 1 do potencial de ação (Figura 1.9).

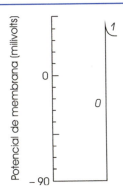

FIGURA 1.9 – A saída de íons de potássio gera a fase 1 do potencial de ação.

- Inicia-se, então, a entrada de íons de cálcio na célula ao mesmo tempo em que segue a saída de íons de potássio. Como está ocorrendo a entrada de íons positivos (cálcio) ao mesmo tempo em que prossegue a saída de íons positivos (potássio) com intensidade similar, o potencial de ação pouco se altera na fase seguinte, chamada de fase 2 do potencial de ação (Figura 1.10).
- Na etapa seguinte (fase 3), a entrada de íons de cálcio na célula acaba e, basicamente, permanece a saída de íons de potássio. Isto faz com que a voltagem no interior da célula diminua progressivamente até atingir o nível basal (-90 mV) (Figura 1.11).

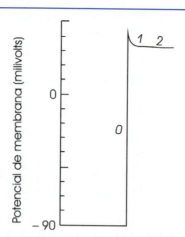

FIGURA 1.10 – Na fase 2, a saída de íons de potássio da célula é contrabalanceada pela entrada de íons de cálcio. Isso faz com que a voltagem no interior da célula fique estável neste período.

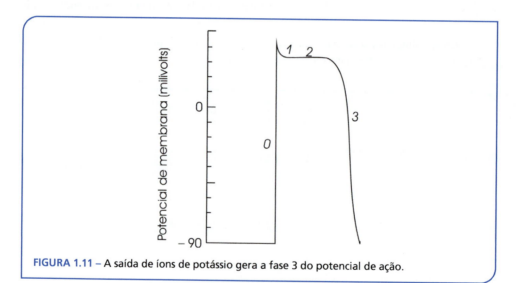

FIGURA 1.11 – A saída de íons de potássio gera a fase 3 do potencial de ação.

- Ao voltar para a voltagem basal, inicia-se a chamada fase 4, que irá durar até começar outra despolarização da célula (Figura 1.12).
- O potencial de ação, mostrado anteriormente com as 4 fases, é característico das células de resposta rápida, que estão presentes na musculatura dos átrios e ventrículos (cardiomiócitos) e nas fibras de Purkinje.
- Existem, ainda, as células de resposta lenta, como as do nó sinusal e do nó atrioventricular, que possuem uma fase 0 com ascensão lenta, ocasionada pela entrada de cálcio e não do sódio, como ocorre nas células de resposta rápida, além de não apresentarem as fases 1 e 2 (ausência de platô).

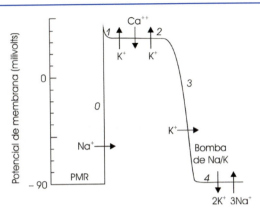

FIGURA 1.12 – Representação do potencial de ação da célula de resposta rápida. PMR: potencial da membrana em repouso.

Resumo do que vimos até agora

- Em seu estágio basal, a célula cardíaca tem mais íons positivos no seu exterior do que em seu interior.
- Isso faz com que a voltagem medida dentro da célula cardíaca seja negativa.
- A célula cardíaca é capaz de gerar energia elétrica através dos elétrons que são liberados quando ocorre fluxo de íons através de sua membrana celular.
- A despolarização da célula cardíaca ocorre devido à entrada de íons de sódio no seu interior.
- Despolarização da célula = bateria sendo descarregada. Libera energia para que o coração possa realizar sua função (contração cardíaca).
- A repolarização da célula cardíaca ocorre, majoritariamente, pela saída de íons de potássio da célula.
- Repolarização da célula = bateria sendo recarregada.

- Outra característica marcante dessas células é o aumento gradual da fase 4, causado pela diminuição da permeabilidade ao potássio, com seu acúmulo no interior da célula e entrada cíclica do cálcio, até atingir um limiar que deflagra um novo potencial de ação.
- Essa fase é chamada de despolarização diastólica espontânea, responsável pela propriedade denominada automatismo cardíaco (capacidade de gerar seu próprio impulso elétrico e despolarizar-se, sem depender de um estímulo externo) (Figura 1.13).
- Como o nó sinusal se despolariza mais rapidamente que as outras células, ele é o marca-passo do coração (acaba por inibir as outras células automáticas) e determina a frequência cardíaca.
- As células cardíacas apresentam quatro propriedades básicas: automatismo, condutibilidade, excitabilidade e contratilidade (Ver Tabela 1.1).
- Isto encerra o primeiro tópico que temos que dominar neste capítulo: o coração é capaz de gerar energia elétrica.
- Antes de irmos para os dois outros pontos citados no começo do capítulo, vamos fazer um adendo que facilitará bastante a compreensão do leitor.

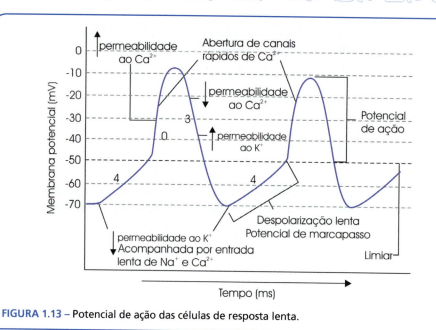

FIGURA 1.13 – Potencial de ação das células de resposta lenta.

Tabela 1.1 – Propriedades das células cardíacas
Automatismo (cronotropismo)
É a capacidade do coração iniciar um impulso elétrico de maneira espontânea e gerar seus próprios batimentos, normalmente através das células P do nó sinusal. Apesar das células cardíacas não dependerem de um estímulo nervoso externo para gerar a contração, o sistema nervoso autônomo pode acelerar os batimentos (simpático) ou retardá-los (parassimpático).
Condutibilidade (dromotropismo)
É a capacidade das células transmitirem o impulso elétrico para as células adjacentes. É desta forma que o estímulo gerado no nó sinusal se propagará e levará a despolarização das demais células cardíacas. A estimulação parassimpática pode reduzir a condutibilidade e a simpática, acelerá-la.
Excitabilidade (batmotropismo)
É propriedade da célula responder a certos estímulos elétricos, químicos ou mecânicos, ou seja, a célula também sofre influência de diversos fatores externos, como o sistema nervoso autônomo, alterações nos níveis de eletrólitos, pH, hipóxia, entre outros. Esta capacidade obedece à lei do tudo ou nada, com a célula só despolarizando se ultrapassar uma intensidade mínima de estímulo (chamado de limiar). A resposta contrátil não depende da intensidade do estímulo desde que este ultrapasse o limiar. Outra característica importante é que a célula, após despolarizar, só responderá a um novo estímulo após determinado intervalo de tempo, chamado de período refratário. No período refratário absoluto (PRA) que vai do início da fase 0 até a fase 3 (Figura 1.12) a célula torna-se inexcitável, em seguida vem o período refratário relativo (PRR), no qual a célula pode responder a um estímulo, mas este precisará ter uma intensidade maior que a usual. Este período é vulnerável ao aparecimento de arritmias ventriculares potencialmente fatais. Por último, antes da célula voltar ao seu estado basal, temos o período supernormal (PSN), no qual estímulos subliminares podem desencadear um novo potencial de ação (Figura 1.14).
Contratilidade (inotropismo)
Capacidade que os cardiomiócitos têm de encurtar suas fibras em resposta a um estímulo.

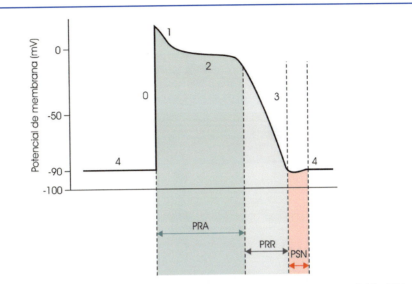

FIGURA 1.14 – Potencial de ação e períodos refratários das células de resposta rápida. PRA: período refratário absoluto; PRR: período refratário relativo; PSN: período supernormal.

Adendo – noções práticas sobre vetores

- Façamos uma analogia: imagine que você está em um estádio de futebol durante a noite, completamente escuro e que há uma ambulância com os faróis apagados e com a sirene ligada trafegando no campo. Você não consegue enxergar a ambulância na escuridão. Será possível, então, definir para onde a ambulância está se movimentando? (Figura 1.15)
- Obviamente, isso não poderá ser feito pela visão; a escuridão é completa, mas é possível, sim, ter uma noção da movimentação do veículo através do barulho de sua sirene. Como se sabe, à medida que uma ambulância se aproxima de uma pessoa, o som que esta escuta fica cada vez mais agudo. Quando ela se afasta, o contrário ocorre e o som torna-se cada vez mais grave.
- Imagine então que nós colocamos 3 pessoas espalhadas ao redor do campo (Figura 1.16).

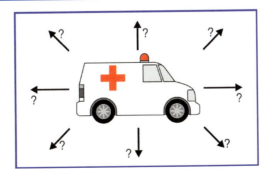

FIGURA 1.15 – Como saber para onde a ambulância está indo se não é possível enxergá-la?

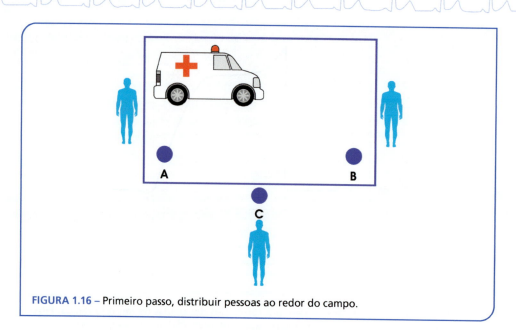

FIGURA 1.16 – Primeiro passo, distribuir pessoas ao redor do campo.

- Podemos, então, pedir para que cada pessoa faça uma representação gráfica do que está escutando. Caso o som da ambulância esteja ficando cada vez mais agudo, a pessoa desenha uma onda positiva (para cima). Se o som estiver ficando cada vez mais grave (ambulância se distanciando), a pessoa faz uma curva para baixo (negativa). Por fim, se o som estiver inicialmente ficando mais agudo e, em um segundo momento, mais grave, a pessoa faz uma curva com a parte inicial para cima (positiva) e a parte final para baixo (negativa). Considerando que a ambulância estivesse saindo da esquerda para a direita, teríamos o que se vê na Figura 1.17.
- Ou seja, nesse caso não conseguimos ver o movimento de fato da ambulância devido à falta de luz no estádio, mas através de um outro dado (som), e com a ajuda de pessoas localizadas em diferentes pontos, podemos inferir como a ambulância está se movimentando no espaço do campo.
- Na Figura 1.17, podemos resumir o movimento da ambulância através da seta localizada logo à sua frente. Esta representação nada mais é do que o que os físicos usam para exemplificar um vetor. O que é isto exatamente? Qualquer força que tenha amplitude, direção e sentido pode ser representada por um vetor. Para simplificar: no exemplo dado, o som da ambulância tem uma amplitude (quanto maior o volume da sirene, maior a sua amplitude), tem uma direção (no caso mostrado a direção é horizontal) e tem um sentido (no caso mostrado, da esquerda para a direita).
- Esse conceito de vetor será uma das bases fundamentais para interpretarmos os traçados de eletrocardiograma.
- A célula cardíaca quando se despolariza também gera um vetor. Conceitualmente, diz-se em fisiologia que o vetor gerado pela energia produzida pela célula aponta para o lado da carga positiva. Então, se relembrarmos a figura da despolarização celular vista previamente, teríamos o que se vê na Figura 1.18.
- Já na repolarização da célula, o vetor costuma ter sentido contrário, como pode ser visto na Figura 1.19.

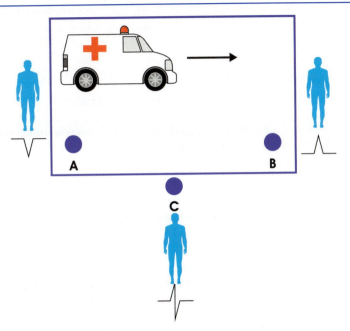

FIGURA 1.17 – Segundo passo, pedir para que essas pessoas representem em um gráfico o que estão ouvindo. Caso a ambulância esteja se aproximando, desenha-se uma onda positiva. Caso esteja se afastando, faz-se uma onda negativa.

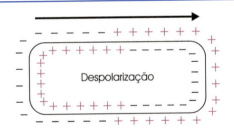

FIGURA 1.18 – Sentido do vetor gerado pela ativação (despolarização) celular.

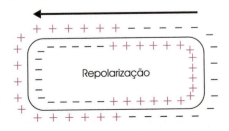

FIGURA 1.19 – Sentido do vetor gerado pela repolarização celular.

- Acabando esse adendo, vamos voltar para o segundo ponto dos três conceitos fundamentais sobre ECG que citamos no início do capítulo. Mais à frente, iremos comparar o exemplo da ambulância ao coração.

A energia elétrica gerada pelo coração pode ser captada na superfície do corpo por eletrodos

- Vimos que o coração é capaz de gerar energia elétrica. Esta energia, contudo, é de pequena intensidade, sendo medida em milivolts (mV).

- A energia elétrica é bem conduzida por metais e por soluções eletrolíticas. No corpo humano, a energia produzida trafega através das soluções eletrolíticas presentes dentro e fora das células.

- Por que não sentimos a energia elétrica produzida pelo corpo ao tocar a pele de uma pessoa? Por dois motivos: primeiro, como já dito, a energia produzida pelas células é de amplitude bastante baixa. Segundo, o ar que circunda a pele é um excelente isolante elétrico.

- Então, como poderíamos captar a energia elétrica vinda do coração sem ter que colocar algum tipo de dispositivo dentro deste órgão? A resposta é simples: colocando um solução eletrolítica e/ou metal na superfície da pele. Como esses dois são bons condutores, permitiriam que a energia elétrica se propagasse do corpo humano para algum tipo de aparelho que conseguisse medir as variações nessa energia.

- Foi exatamente isso que fez Willem Einthoven, o "pai" da eletrocardiografia, em 1903. Colocando os dois braços e uma perna de um indivíduo imersos em soluções salinas (hidroeletrolíticas), ele conseguiu com que uma máquina conseguisse registrar em papel as variações de energia elétrica produzidas pelo coração. Por esse feito, o cientista recebeu o prêmio Nobel de Medicina em 1924.

- A máquina de Einthoven pesava quase 300 kg e, obviamente, não era prática para o uso clínico. Mas os princípios do eletrocardiograma atual estavam todos lá.

- Com o passar dos anos a tecnologia foi tornando os aparelhos cada vez menores. Os grandes baldes de soluções salinas foram substituídos por pequenos eletrodos metálicos colocados sobre os membros e o tórax do paciente. Entre os eletrodos e a pele do paciente, é interposto um gel contendo soluções eletrolíticas para facilitar ainda mais a condução da energia elétrica.

- Antes de irmos para o terceiro conceito fundamental sobre eletrocardiografia, vale a pena lembrarmos da nossa metáfora da ambulância. Lá, possuíamos um objeto (ambulância) se movimentando em um espaço (campo de futebol). Não conseguíamos enxergar a ambulância devido à escuridão, mas, através da audição de pessoas localizadas em diferentes partes do campo, era possível fazer representações gráficas do som da ambulância e ao final chegar a uma noção de como o veículo estava se movimentando (Tabela 1.2).

- No eletrocardiograma ocorre o mesmo: temos um objeto (coração) se movimentando em um espaço (tórax do paciente). Não conseguimos enxergar o coração (já que obviamente está dentro do corpo do paciente) mas, através de eletrodos localizados em diferentes partes do corpo, é possível fazer representações gráficas da energia emitida pelo coração e, ao final, chegar a uma noção de como o órgão está se movimentando.

Como Entender os Princípios Básicos da Eletrocardiografia de Forma Simples

Tabela 1.2 – Analogia comparativa de como a energia elétrica do coração pode ser captada pelos eletrodos do ECG, usando o exemplo de como a movimentação da ambulância em um estádio pode ser percebida por observadores em diferentes pontos.

	Analogia da ambulância	ECG
Objeto de interesse	Ambulância	Coração
Local onde está o objeto	Campo	Caixa torácica
O que se quer avaliar	Movimento da ambulância	Funcionamento do coração
Como "driblar" a limitação de não se ver o objeto?	Som	Energia elétrica
Quem capta os estímulos?	Pessoas ao redor do campo	Eletrodos na superfície do corpo do paciente

A energia elétrica captada pode dar informações sobre a anatomia e o funcionamento do coração

- Aplicando a analogia da ambulância ao coração, poderíamos mostrar o exemplo da Figura 1.20.
- Agora, imagine que fôssemos colocar eletrodos nos dois braços e em uma das pernas do paciente (Figura 1.21).
- Considerando que o movimento complexo da energia elétrica gerada pelo coração pudesse ser simplificado, para fins de ensino, em apenas um vetor como mostrado na Figura 1.22, teríamos os traçados que vemos nessa figura em cada eletrodo.

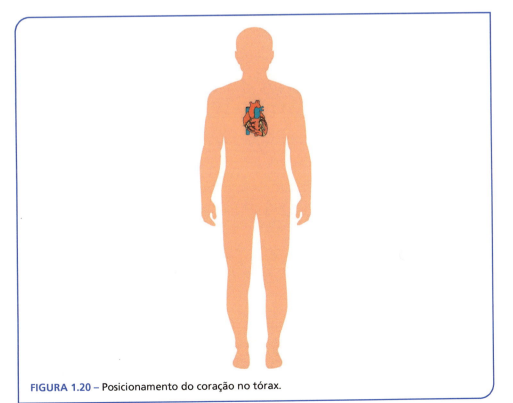

FIGURA 1.20 – Posicionamento do coração no tórax.

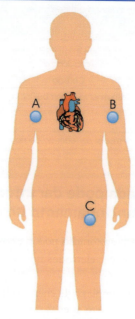

FIGURA 1.21 – Distribuição de eletrodos pelo corpo do paciente.

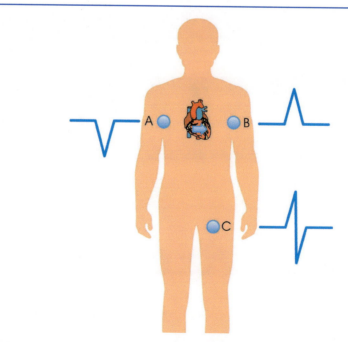

FIGURA 1.22 – Representação gráfica dos traçados obtidos por cada eletrodo referentes ao vetor gerado pelo coração.

- Ou seja, através de apenas três eletrodos colocados no paciente, podemos inferir que a energia elétrica que percorre o coração está se movimentando da direita do paciente (nossa esquerda) para o lado contralateral. Se colocarmos mais eletrodos, podemos saber se essa energia está indo para cima ou para baixo, para frente ou para trás etc.
- Terminada esta parte de conceitos básicos sobre coração como fonte geradora de energia e de como o eletrocardiograma capta essa energia e a transforma em traçados, vamos entender no próximo capítulo o que mostram as ondas vistas no eletrocardiograma.

LEITURAS SUGERIDAS

- Bayés de Luna A. Clinical Electrocardiography: a textbook, 4th edition. Chapter 1. The Electrical Activity of the Heart. 2012. DOI: 10.1002/9781118392041.
- Oliveira Neto NR. ECG: Ciência e aplicação Clínica, 1ª edição, 2016. Capítulo 1. Conceitos Básicos. São Paulo: Sarvier.
- Samesima N, God EG, Kruse JCL, Leal MG, Pinho C, França FFAC, Pimenta J, et al. Diretriz da Sociedade Brasileira de Cardiologia sobre a Análise e Emissão de Laudos Eletrocardiográficos – 2022. Arq. Bras. Cardiol. 2022;119(4):638-80.
- Zipes DP, Libby P, Bonow RO, Mann DL, Tomaselli GF. Braunwald's Heart Disease: A Textbook of Cardiovascular Medicine, 11th Edition, 2019; Chapter 12. Electrocardiography. New York: Saunders.

Entendendo o que Mostra o Traçado do Eletrocardiograma

2

Eduardo Cavalcanti Lapa Santos
Fabio Mastrocola

- Para compreender de maneira adequada o que mostra o traçado do eletrocardiograma, é fundamental termos noções sobre o sistema responsável por conduzir a energia elétrica no coração.

SISTEMA DE CONDUÇÃO DO CORAÇÃO

- O coração possui um conjunto de células que se agrupa em uma espécie de rede de fios, responsáveis por conduzir a energia elétrica pelo coração a uma alta velocidade. A Figura 2.1, a seguir, mostra uma representação deste sistema de condução.
- Cada parte do coração tem uma frequência determinada de despolarização (descarregamento da bateria que vai fazer com que o coração contraia). A parte do coração que tem a maior frequência de despolarização é a que manda a maior quantidade de pulsos de energia por minuto. Ela inibe a despolarização das outras partes e assim comanda a frequência com a qual o coração irá contrair. A esta estrutura damos o nome de marca-passo (marca o passo, ou seja, o ritmo do funcionamento cardíaco).
- O marca-passo fisiológico do coração é o nó sinusal. Trata-se de uma estrutura localizada no átrio direito, próxima à desembocadura da veia cava superior.
- A frequência de despolarização do nó sinusal vai de 50 impulsos/minuto no limite inferior até 99 impulsos/minuto no limite superior. Por isso, essa faixa de 50 a 99 batimentos por minuto é considerada a normal para o coração do paciente adulto. Alguns autores consideram que o limite inferior da normalidade é de 60 batimentos por minuto, e não 50, mas neste livro, adotaremos os critérios utilizados pela Diretriz da Sociedade Brasileira de Cardiologia sobre a Análise e Emissão de Laudos Eletrocardiográficos – 2022.

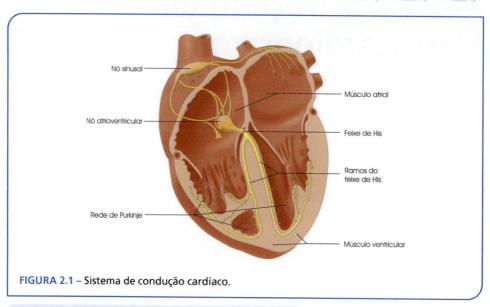

FIGURA 2.1 – Sistema de condução cardíaco.

COMPONENTES DO TRAÇADO DO ELETROCARDIOGRAMA

- A partir do momento que o estímulo elétrico é gerado pelo nó sinusal, a onda de ativação sai desta estrutura e propaga-se para a estrutura mais próxima, o átrio direito. Posteriormente, o estímulo atinge o átrio esquerdo.
- Os vetores gerados pela propagação da energia elétrica nos átrios podem ser representados como mostrado na Figura 2.2.
- Ponto importante sobre eletrocardiografia de forma geral: quando temos dois vetores ocorrendo de forma simultânea, pode-se calcular o resultado da interação de suas forças.

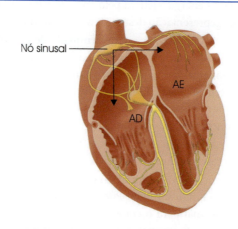

FIGURA 2.2 – Vetores gerados pela ativação do átrio direito e do átrio esquerdo a partir do estímulo gerado pelo nó sinusal.

Como assim? Voltando ao exemplo da ambulância: se no campo de futebol tivermos uma ambulância com a sirene ligada saindo da direita para a esquerda do campo, as pessoas que estiverem ao redor do campo vão escutar um som de certa intensidade (Figura 2.3).
- Já se tivermos duas ambulâncias fazendo o mesmo percurso, o que vai acontecer é que o som dos dois veículos vai se somar e as pessoas escutarão um som 2 vezes mais intenso (Figura 2.4).
- O inverso também ocorre. Se tivermos vetores seguindo direções opostas, a resultante de sua soma será a subtração entre os dois (Figura 2.5).
- Por fim, se tivermos vetores perpendiculares entre si e com mesmo tamanho, a soma dos dois resultará em vetor com direção intermediária (Figura 2.6).
- Este último caso é exatamente o que ocorre com os vetores da despolarização dos átrios (Figura 2.7).

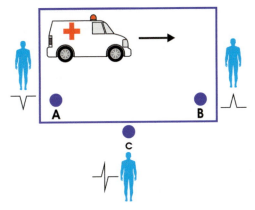

FIGURA 2.3 – O volume gerado por uma ambulância pode ser representado pelos gráficos acima.

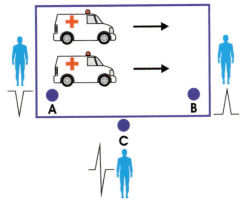

FIGURA 2.4 – Duas ambulâncias percorrendo o mesmo trajeto vão gerar volume 2 vezes maior que um veículo isolado. Isto faz com que a representação gráfica gere ondas com voltagem maior.

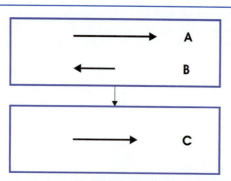

FIGURA 2.5 – Havendo 2 vetores em sentidos opostos (A e B), o vetor resultante será a subtração do maior pelo menor (C).

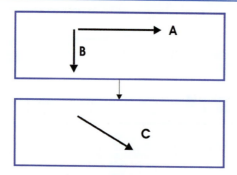

FIGURA 2.6 – Havendo 2 vetores perpendiculares entre si (A e B), o vetor resultante resultará em um vetor de direção intermediária (C).

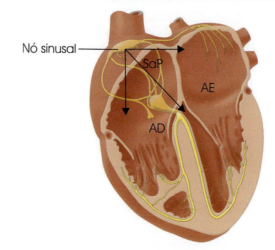

FIGURA 2.7 – Vetor resultante da despolarização dos átrios (SaP).

- Mas você não havia dito anteriormente que a energia gerada pelo nó sinusal chegava primeiro ao átrio direito e depois ao átrio esquerdo? Então, os vetores, na verdade não ocorrem exatamente ao mesmo tempo! De fato, há uma pequena diferença temporal entre o início do vetor do AD e do AE, mas como esta diferença é bem pequena podemos considerá-los como concomitantes para fins didáticos.
- E como ficaria o traçado do eletrocardiograma durante a ativação (despolarização) dos átrios? Para simplificar, vamos considerar apenas um eletrodo por ora (Figura 2.8).

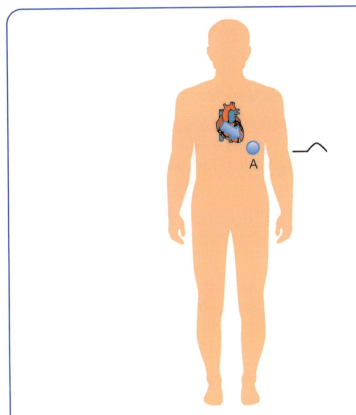

FIGURA 2.8 – Despolarização atrial gera um vetor resultante que se desloca para baixo e para a esquerda. Como este vetor está se aproximando do eletrodo A, ele gera uma onda positiva (analogia da ambulância se aproximando da pessoa). Esta recebe o nome de onda P.

- A onda gerada pela despolarização dos átrios é chamada de onda P.
- Após a despolarização dos átrios, o estímulo elétrico chega ao chamado nó atrioventricular (AV), o qual segura a transmissão do estímulo elétrico durante alguns milissegundos. Por que ele faz isto? Para o coração realizar a sua função de bombeamento do sangue de forma adequada, uma série de contrações organizadas tem que ocorrer. Primeiro, os átrios precisam contrair simultaneamente mandando sangue para os ventrículos. Estes precisam estar relaxados para poderem encher-se com o sangue vindo dos átrios. O que aconteceria se átrios e ventrículo se contraíssem ao mesmo tempo? Todo o processo seria comprometido. Assim, para que haja tempo dos átrios esvaziarem o sangue para dentro dos ventrículos

ainda relaxados, é necessário que o nó AV retenha o estímulo elétrico durante um breve intervalo de tempo.
- Isto quer dizer que, durante esse período, a energia elétrica está "parada". Nem se aproxima, nem se afasta do eletrodo A, ou seja, a representação gráfica será uma linha reta (Figura 2.9).

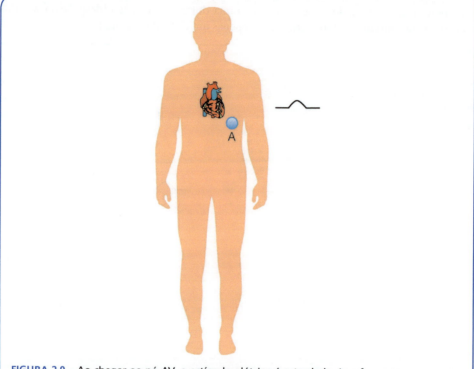

FIGURA 2.9 – Ao chegar ao nó AV, o estímulo elétrico é retardado. Isso faz com que apareça uma linha reta após a onda P no traçado, captado pelo eletrodo A.

- Após o nó AV "liberar" o estímulo elétrico para seguir em frente, começa então a ativação (despolarização ventricular). A primeira região do ventrículo a ser estimulada é a que fica mais próxima ao nó AV, chamada de septo interventricular (fica entre os ventrículos direito e esquerdo), indicada na Figura 2.10.
- O vetor gerado por esta ativação se dirige para baixo e para a direita (Figura 2.11).
- Como este vetor está se distanciando do eletrodo A, irá aparecer uma deflexão negativa no traçado registrado. A primeira deflexão negativa resultante da despolarização ventricular é chamada de onda Q (Figura 2.12).
- Após a despolarização do septo interventricular, o estímulo elétrico direciona-se para as paredes livres de ambos os ventrículos (Figura 2.13).
- Antes de prosseguir, apenas uma dúvida: por que as setas da Figura 2.13 estão representadas de dentro para fora do coração? Por que não representá-las no sentido contrário? Isto se deve ao fato de as fibras do sistema His-Purkinje se localizarem na parte mais interna do coração e de esta ser a primeira parte a ser despolarizada pelo impulso elétrico vindo dos átrios. Dessa forma, poderíamos representar graficamente da seguinte maneira (Figura 2.14).

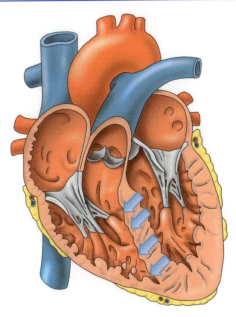

FIGURA 2.10 – Ativação do septo interventricular.

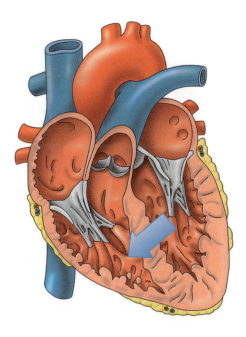

FIGURA 2.11 – Vetor gerado pela despolarização do septo interventricular é direcionado para baixo e para a direita.

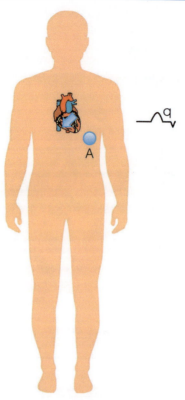

FIGURA 2.12 – Vetor gerado pela despolarização do septo interventricular é direcionado para baixo e para a direita, gerando a onda Q no traçado.

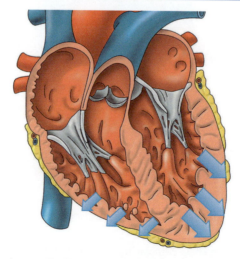

FIGURA 2.13 – Ativação das paredes livres dos ventrículos.

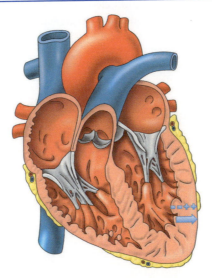

FIGURA 2.14 – A despolarização ventricular ocorre do endocárdio (parte interna do coração) para o epicárdio (parte externa). Assim, o vetor resultante deste processo aponta de dentro para fora do coração.

- Voltando à despolarização da parede livre dos ventrículos, como o ventrículo esquerdo possui uma massa muscular bem maior que a do direito, o vetor resultante da ativação dessas duas estruturas aponta para a esquerda e para baixo (Figura 2.15).

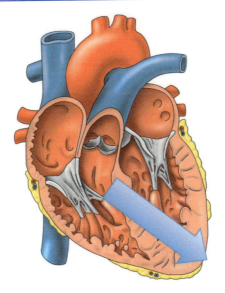

FIGURA 2.15 – Vetor gerado pela despolarização da parede livre dos ventrículos é direcionado para baixo e para a esquerda.

- Como este vetor está se aproximando do eletrodo A, irá aparecer uma deflexão positiva no traçado registrado. A primeira onda positiva gerada pela despolarização ventricular é chamada de onda R (Figura 2.16).
- Repare que, no traçado da Figura 2.16, a onda R é bem maior que a onda Q. Qual o motivo disto? Basicamente, o tamanho da deflexão no traçado depende da quantidade de músculo cardíaco sendo ativado. Quanto mais músculo, maior a amplitude. Como a quantidade de músculo cardíaco presente na parede livre do ventrículo esquerdo é bastante superior à do septo interventricular, observamos o achado dessa figura.
- Por fim, após a ativação das paredes livres, observa-se a propagação da energia elétrica para as partes basais de ambos os ventrículos (Figura 2.17).
- O vetor resultante da ativação das porções basais dos ventrículos aponta para cima, em geral, levemente para a direita (Figura 2.18).
- Como este vetor está se distanciando do eletrodo A, irá aparecer uma deflexão negativa no traçado registrado. A deflexão negativa que se segue à onda R é chamada de onda S (Figura 2.19).
- A soma das ondas Q, R e S gera o chamado complexo QRS.

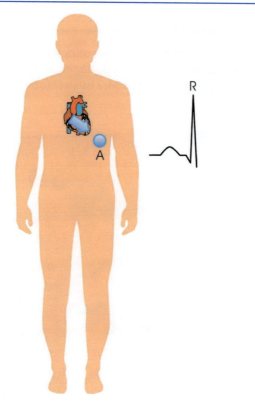

FIGURA 2.16 – Vetor gerado pela despolarização da parede livre do ventrículo esquerdo é direcionado para baixo e para a esquerda. Tal componente gera a onda R no traçado acima.

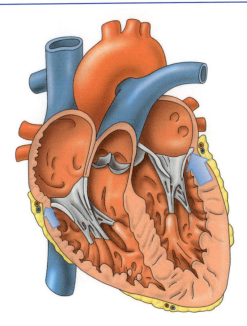

FIGURA 2.17 – Ativação das porções basais dos ventrículos.

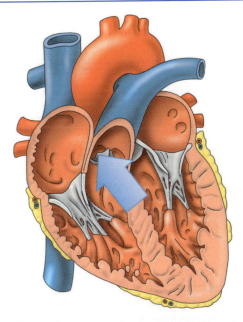

FIGURA 2.18 – Vetor gerado pela despolarização das porções basais dos ventrículos é direcionado para cima e para a direita.

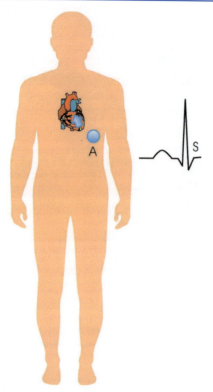

FIGURA 2.19 – Vetor gerado pela despolarização das porções basais dos ventrículos é direcionado para cima e para a direita, gerando uma deflexão negativa no traçado registrado pelo eletrodo A. Esta é chamada de onda S.

Complexo QRS – resumo

- O complexo QRS é a representação elétrica da despolarização ventricular e corresponde à sístole cardíaca (contração ventricular).
- É normalmente composto por três ondas.
- A onda Q é a primeira deflexão negativa e corresponde ao vetor de despolarização do septo interventricular.
- A onda R é a primeira deflexão positiva e corresponde ao vetor resultante da despolarização das paredes livres dos ventrículos, especialmente o esquerdo.
- A onda S é a deflexão negativa após a onda R e corresponde à despolarização das regiões basais dos ventrículos.

- Mas todo complexo QRS apresentará as três ondas? Na verdade, não. Mas, mesmo assim, continuará sendo chamado de QRS. Em algumas derivações, podemos não observar a onda Q mesmo em eletrocardiogramas normais. Em outras ocasiões, como no bloqueio de ramo direito, podemos ver duas ondas positivas, nesse caso a segunda onda é chamada de R' (r linha).
- Podemos ver exemplos de diferentes formas de apresentação do complexo QRS na Figura 2.20.

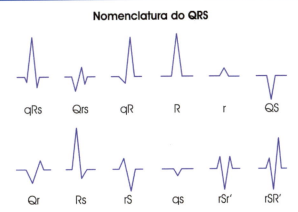

FIGURA 2.20 – Observar as várias formas de nomenclatura do complexo QRS, as ondas de grande amplitude são representadas pela letra maiúscula e as de baixa amplitude (< 5 mm) pela letra minúscula.

- Uma dúvida: no começo do capítulo, foi dito que sempre que ocorre a despolarização (descarregamento) de uma célula do coração, teria que haver na sequência a repolarização (recarregamento). Depois que se falou da despolarização dos átrios, contudo, ninguém mencionou aqui a repolarização dos mesmos. Ela não acontece? Lógico que ocorre. A repolarização dos átrios ocorre de forma simultânea com a ativação dos ventrículos. Como a massa muscular dos ventrículos é muito superior à dos átrios, termina que a repolarização destes fica "escondida" atrás destas deflexões que acabamos de ver, resultantes das ativações dos ventrículos.
- Fazendo a analogia com o exemplo da ambulância, seria como se o som causado pela ativação dos ventrículos correspondesse à sirene alta de uma ambulância, enquanto o som gerado pela repolarização atrial fosse representado por uma buzina de bicicleta. Considerando que os dois sons ocorrem ao mesmo tempo, termina-se escutando apenas o som da ambulância.

> **DICA**
> ▶ A repolarização atrial não aparece no ECG, já que fica "encoberta" pela ativação (despolarização) dos ventrículos.

- Tudo bem, mas e a repolarização dos ventrículos? Conseguimos ver no traçado de ECG? Sim. Após um pequeno intervalo de tempo após a ativação ventricular (representada na série de figuras que acabamos de ver), surge uma nova onda no traçado do ECG, chamada de onda T. De forma geral, a onda T tem a mesma polaridade do complexo QRS. Ou seja, se este é predominantemente positivo, a onda T é positiva e vice-versa (Figura 2.21).
- Opa! Mas tem um dado estranho. Foi falado antes, no primeiro capítulo, que o vetor da repolarização da célula costuma ter sentido inverso ao da despolarização. Isso ocorre pelo fato de o primeiro local da célula que inverte a polaridade durante a despolarização também ser o primeiro a se repolarizar. Como o vetor gerado aponta sempre para o lado positivo, o seu sentido é alterado (Figura 2.22).

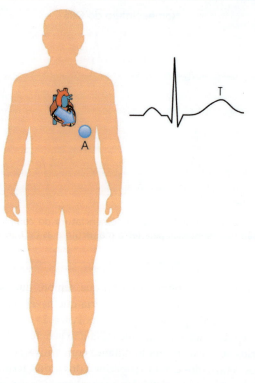

FIGURA 2.21 – Vetor gerado pela repolarização dos ventrículos. Costuma ser dirigido para a esquerda e para baixo, gerando no traçado captado pelo eletrodo A uma onda positiva. Esta é chamada de onda T.

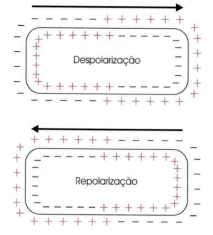

FIGURA 2.22 – Normalmente o vetor decorrente da despolarização celular tem sentido inverso ao do resultante da repolarização celular.

- Baseado nesse princípio, já que a despolarização se inicia do endocárdio para o epicárdio, gerando assim um vetor de dentro para fora do coração, o vetor da repolarização deveria ter sentido contrário. E, dessa forma, a onda T deveria ter polaridade inversa à do complexo QRS. Mas por que isto não ocorre na prática?
- O que acontece é que a repolarização ventricular, na vida real, começa pela região epicárdica e não pela endocárdica, ou seja, as células que se despolarizaram por último iniciarão a repolarização primeiro. Isso ocorreria devido ao endocárdio demorar mais para se recuperar após a despolarização, tanto por estar submetido à pressão que o sangue da cavidade ventricular exerce sobre as paredes dos ventrículos quanto por ser uma região menos vascularizada (as artérias coronárias são epicárdicas).
- A onda U é a última onda do eletrocardiograma e representa o final da repolarização ventricular, tem polaridade positiva e normalmente é proporcional à onda T, tendo amplitude de 5% a 25% desta. É mais bem identificada nas derivações V2 e V3 e em baixas frequências. A origem da onda U, mesmo passados mais de 100 anos após a invenção do eletrocardiograma, ainda é motivo de discussão, podendo ser decorrente das células de Purkinje ou de células miocárdicas chamadas de M.
- Na Figura 2.23, vemos alguns conceitos que ainda não havíamos mencionado: o de segmento e de intervalo. Segmento refere-se à linha reta (isoelétrica) entre duas ondas. Assim, a linha reta entre a onda P e o complexo QRS é chamada de segmento PR e representa, basicamente, o atraso na condução elétrica causado pelo nó AV. Já o segmento ST refere-se à linha que se situa entre o fim do complexo QRS e o início da onda T.
- Já intervalo é mais amplo. O intervalo PR vai do início da despolarização atrial ao início da despolarização ventricular e, assim, engloba o período desde o início da onda P até o início do complexo QRS. Já o intervalo QT vai do início do complexo QRS até o final da onda T e abrange, dessa forma, a despolarização e repolarização dos ventrículos.
- Encerramos, com isso, a parte inicial de aspectos básicos da eletrocardiografia.

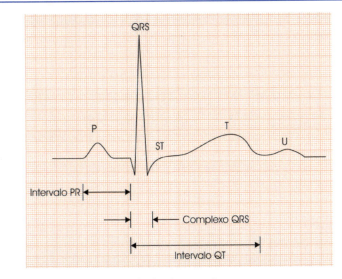

FIGURA 2.23 – Componentes do traçado do eletrocardiograma.

RESUMO DOS PONTOS PRINCIPAIS

Significado	Elétrico	Mecânico
Onda P	Despolarização dos átrios	Contração atrial
Intervalo PR	Retardo fisiológico no nó atrioventricular (AV)	Evita que o átrio contraia quase ao mesmo tempo que o ventrículo.
Complexo QRS	Despolarização ventricular	Início da contração ventricular (sístole)
Onda T e segmento ST	Repolarização ventricular	A sístole ventricular compreende o intervalo do início do QRS até próximo ao final da onda T. O período de relaxamento isovolumétrico é representado pelo final da onda T. E a fase de enchimento rápido é representada pelo início da linha isoelétrica após a onda T.

LEITURAS SUGERIDAS

- Bayés de Luna A. The Electrical Activity of the Heart. In: Bayés de Luna A, editor. Clinical Electrocardiography: A Textbook. 4th ed. Chichester, UK: John Wiley & Sons, Ltd; 2012. p. 1-12. DOI: 10.1002/9781118392041.
- Samesima N, God EG, Kruse JCL, Leal MG, França FFAC, Pinho C, et al. Diretriz da Sociedade Brasileira de Cardiologia sobre a Análise e Emissão de Laudos Eletrocardiográficos – 2022. Arq Bras Cardiol. 2022; 119(4):638-680.
- Zipes DP, Libby P, Bonow RO, Mann DL, Tomaselli GF. Braunwald's Heart Disease: A Textbook of Cardiovascular Medicine, 11th edition, 2019; Chapter 12. Electrocardiography. New York: Saunders.

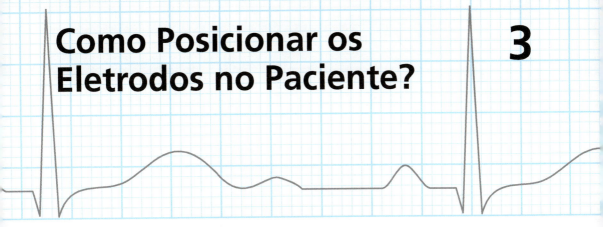

Como Posicionar os Eletrodos no Paciente?

3

Ivson Cartaxo Braga
Eduardo Cavalcanti Lapa Santos
Fabio Mastrocola

- No primeiro capítulo, foram revisados os aspectos básicos da eletrocardiografia. A partir deste capítulo, serão abordados os aspectos práticos relacionados ao método.
- No segundo capítulo foi detalhado como se formava o traçado do eletrocardiograma, considerando apenas um único eletrodo. Contudo, para se obter informações mais completas, o ideal é ter vários eletrodos posicionados pelo corpo do paciente.
- Dá-se o nome de derivação eletrocardiográfica à medida da diferença de potencial entre dois eletrodos.
- Façamos uma analogia entre as derivações do ECG com a parábola dos cegos e um elefante. Nessa história, um grupo de cegos que nunca encontraram um elefante antes, descrevem versões diferentes do elefante a depender da parte do corpo do animal que tocam. Cada cego tem sua percepção limitada de uma parte do corpo do elefante. A pessoa que tocou a tromba do elefante disse que o objeto era uma cobra. O que tocou a orelha do elefante disse que se tratava de um leque. O outro que sentiu a pata do elefante disse que se tratava do tronco de uma árvore. Ou seja, cada um descreveu apenas aquilo que o toque permitia e nenhum teve a ideia do que era o elefante como um todo. Da mesma forma, as derivações eletrocardiográficas funcionam como observadores de uma determinada parte e o somatório das informações de várias derivações nos dão uma ideia mais completa do processo de ativação do coração (Figura 3.1).
- A derivação DI registra a diferença de potencial entre o braço direito (polo negativo) e o braço esquerdo (polo positivo). A DII registra entre o braço direito (polo negativo) e a perna esquerda (polo positivo) e a DIII entre o braço esquerdo (polo negativo) e a perna esquerda (polo positivo). A união dessas derivações forma o triângulo de Einthoven. Estas são as derivações bipolares e o sentido da derivação vai do eletrodo negativo (indiferente) para o positivo (explorador) (Figura 3.2).

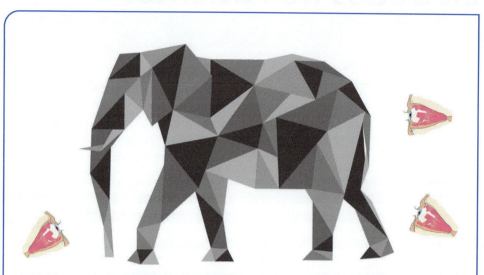

FIGURA 3.1 – Analogia entre a parábola dos cegos e um elefante. Cada derivação eletrocardiográfica representa um observador e o somatório das informações dadas por todas as derivações nos fornece uma noção mais completa e detalhada do processo de ativação do coração.

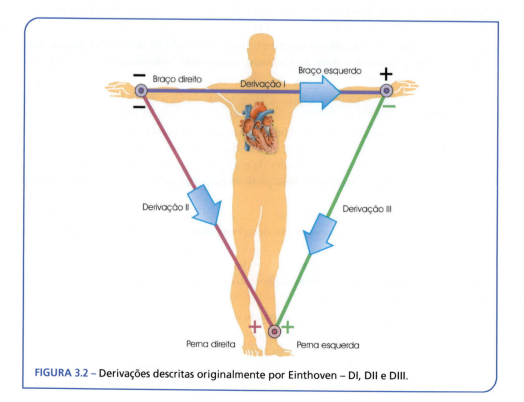

FIGURA 3.2 – Derivações descritas originalmente por Einthoven – DI, DII e DIII.

- Acrescenta-se a essas derivações bipolares as derivações unipolares aumentadas aVR, aVL e aVF, que medem o "potencial absoluto" no membro superior direito (*Right*), no membro superior esquerdo (*Left*) e na perna esquerda (*Foot*), respectivamente (Figura 3.3).

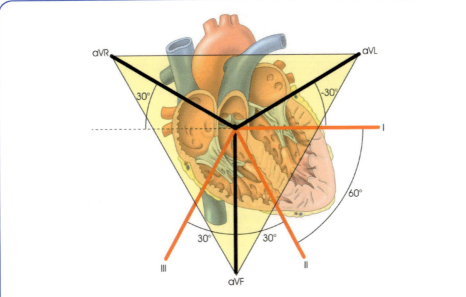

FIGURA 3.3 – Derivações originalmente descritas por Einthoven (DI, DII e DIII) associadas às derivações unipolares aumentadas.

- As derivações descritas são designadas periféricas e formam o plano frontal. Elas fazem um "corte elétrico" do coração, no sentido vertical (Figura 3.4).
- Essas derivações fornecem informações importantes e permitem determinar se os vetores estão direcionados para a direita ou para a esquerda ou, ainda, para cima ou para baixo. Para isso, basta lembrar-se dos conceitos de vetores mostrados no primeiro capítulo (Figura 3.5).

> **Vetores – resumo**
> ▸ Se um vetor estiver se aproximando de uma derivação, o traçado gerado será positivo.
> ▸ Se estiver se afastando da derivação, a onda será negativa.
> ▸ Se estiver perpendicular a uma derivação, irá gerar uma onda com duas polaridades iguais, chamada de onda isodifásica.
> ▸ Onda isodifásica em uma derivação = vetor perpendicular a esta derivação.

- Resumindo, as derivações do plano frontal permitem dizer se um vetor está voltado para cima ou para baixo, para a esquerda ou para a direita. No entanto, não permitem saber se o vetor se desloca para trás ou para a frente. Para determinar a orientação dos vetores no plano horizontal foram criadas as derivações do plano precordial que correspondem a um sistema de seis derivações precordiais ligadas a um eletrodo indiferente (terminal central de Wilson, como veremos na Figura 3.6).

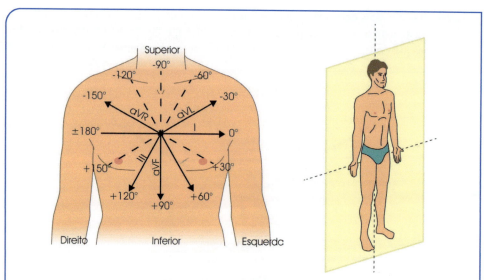

FIGURA 3.4 – Derivações periféricas ou do plano frontal. Fonte: Baseada em Braunwald's Heart Disease: A Textbook of Cardiovascular Medicine, 11th edition 2019.

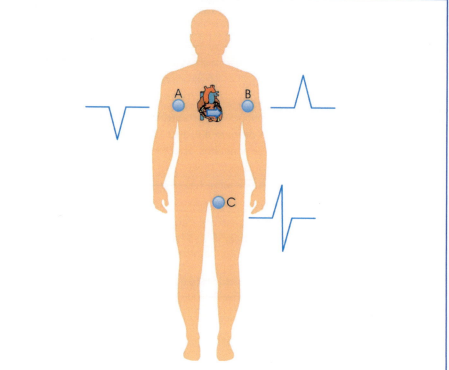

FIGURA 3.5 – Exemplo utilizado no primeiro capítulo para mostrar os diferentes traçados gerados por um mesmo vetor.

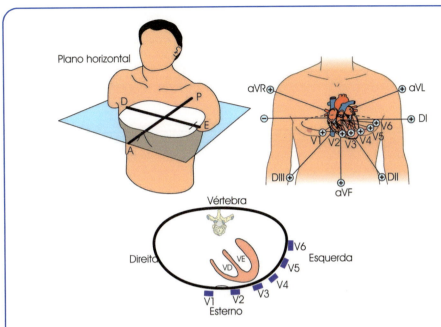

FIGURA 3.6 – Eletrodos colocados em cima do tórax do paciente geram as chamadas derivações precordiais. Elas permitem definir a localização dos vetores no plano horizontal. VD: ventrículo direito; VE: ventrículo esquerdo.

> **DICA**
> ▶ Para saber se um vetor está se deslocando para a região anterior ou posterior do tórax, normalmente avalia-se a derivação V1.
> ▶ Se estiver se direcionando para a região lateral esquerda ou posterior, causará uma onda negativa em V1 (Figura 3.7).
> ▶ Se um vetor estiver indo para a região anterior, ele será positivo em V1 (Figura 3.8).

- A realização do eletrocardiograma requer condições técnicas favoráveis para a obtenção de bons traçados. O paciente precisa estar relaxado, em decúbito dorsal, pele limpa e livre de pelos, o ambiente bem iluminado, isolado de outras fontes elétricas que possam gerar interferência e o aparelho corretamente aterrado.
- O aparelho de eletrocardiograma tem dez cabos, codificados por cores, que serão ligados ao paciente. Desses, quatro serão conectados aos eletrodos ou pinças dos quatro membros (derivações do plano frontal). Caso o paciente apresente a amputação de algum membro, pode-se colocar um eletrodo na porção mais proximal do membro. Por convenção, em geral, esses eletrodos são de cores diferentes, devendo a pinça vermelha ser colocada no braço direito, a pinça amarela no braço esquerdo, a pinça preta na perna direita e a pinça verde na perna esquerda. De modo que o verde e o amarelo (associe com as cores da bandeira do Brasil) ficam do lado do coração, o preto e o vermelho ficam à direita e as cores mais fortes de cada lado (verde e preto) ficam nos membros inferiores (Figura 3.9).

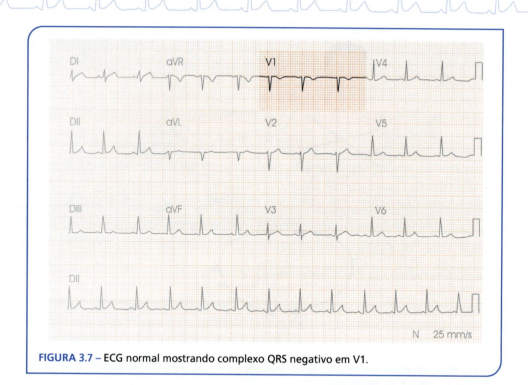

FIGURA 3.7 – ECG normal mostrando complexo QRS negativo em V1.

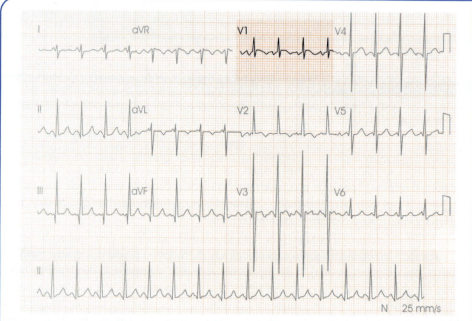

FIGURA 3.8 – ECG alterado com complexo QRS positivo em V1. Isto mostra que a ativação ventricular está deslocada para a frente. Trata-se de um caso de estenose mitral, doença a qual classicamente sobrecarrega o ventrículo direito.

Como Posicionar os Eletrodos no Paciente? 41

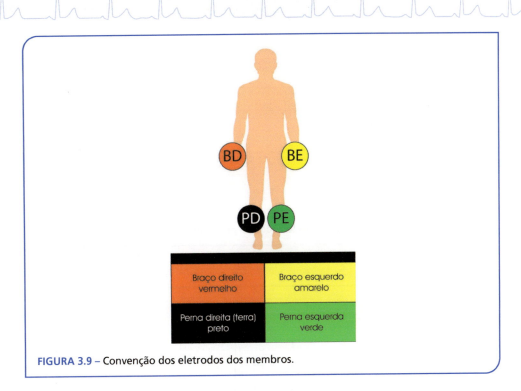

FIGURA 3.9 – Convenção dos eletrodos dos membros.

- Os demais cabos (seis) são ligados aos eletrodos precordiais que formam o plano horizontal.
- É essencial a colocação na posição correta, no sentido de se evitar artefatos que irão comprometer a correta interpretação (ver Capítulo 25 para mais informações sobre artefatos no ECG). Para servir de guia anatômico, localiza-se o manúbrio esternal com o ângulo de Louis e, imediatamente abaixo, identifica-se o segundo espaço intercostal.
- Por convenção, os eletrodos precordiais são assim distribuídos (ver Figura 3.10):

    V1: Eletrodo na borda esternal do 4º espaço intercostal direito.
    V2: Eletrodo na borda esternal do 4º espaço intercostal esquerdo.
    V3: Eletrodo colocado entre V2 e V4.
    V4: Eletrodo no 5º espaço intercostal esquerdo, na linha hemiclavicular.
    V5: Eletrodo no mesmo nível de V4, na linha axilar anterior.
    V6: Eletrodo no mesmo nível de V5, na linha axilar média.

- Observa-se, no ECG normal, a progressão da onda R até V5 com redução para V6 e aumento da onda S de V1 para V2 e redução progressiva até V6 (Figura 3.11).

    Esse padrão é alterado quando, por exemplo:

    1. Se o V3 for mal colocado (medialmente à V2), o que faz com que a onda R diminua de V2 para V3 e depois volte a aumentar subitamente.
    2. Troca do eletrodo de V1 por outra, levando à progressão atípica das ondas R e padrão de V1 em outra derivação (onda P com componente negativo, QRS com padrão RS e onda T negativa).
    3. Colocação dos eletrodos V1 e V2 no 2º ou 3º espaço intercostal, levando à amputação da onda R ou formação de um padrão de distúrbio de condução do ramo direito.

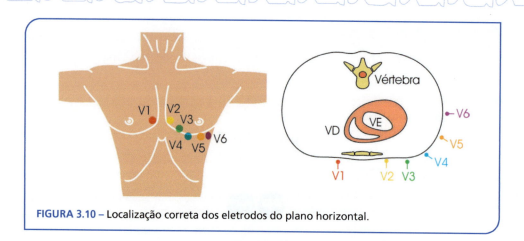

FIGURA 3.10 – Localização correta dos eletrodos do plano horizontal.

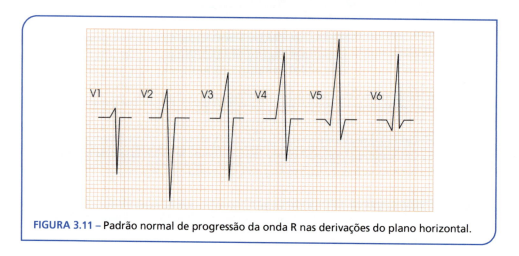

FIGURA 3.11 – Padrão normal de progressão da onda R nas derivações do plano horizontal.

- Podem ser feitas derivações complementares, principalmente quando se suspeita de infarto de parede posterior (V7 e V8) ou de ventrículo direito (V3R e V4R).

    V4R: Eletrodo no 5º espaço intercostal direito, na linha hemiclavicular.
    V3R: Eletrodo entre V4R e V1.
    V7: Eletrodo ao mesmo nível de V6, na linha axilar posterior.
    V8: Eletrodo ao mesmo nível de V7, na linha hemiclavicular posterior, abaixo da escápula.
    V9: Eletrodo ao mesmo nível de V7, à esquerda do corpo vertebral.

> **DICA – quando considerar usar derivações alternativas?**
> ▸ Suspeita de infarto de VD: usar V3R e V4R.
> ▸ Suspeita de infarto dorsal: usar V7, V8 e V9.

Dicas para adequado posicionamento dos eletrodos

► Orientar e manter o paciente calmo e confortável para evitar tremor muscular. Limpar a pele com álcool e aplicar o gel eletrolítico.

► Colocar o V1 na borda esternal direita e o V2 na borda esternal esquerda, ambos no 4º espaço intercostal (corresponde usualmente à altura do mamilo).

► Em mulheres com mamas volumosas, a altura do mamilo é menos confiável, nesta situação localizar o ângulo de Louis que corresponde ao 2º espaço intercostal e descer dois espaços intercostais para colocar V1 e V2. os eletrodos precordiais devem ser colocados por baixo da mama e não sobre a mesma.

► Em seguida, colocar o V4 no 5º espaço, na linha hemiclavicular. O V3 deve ser inserido no meio de uma linha traçada entre V2 e V4. Colocar V5 na linha axilar anterior e o V6 na axilar média, todos no 5º espaço intercostal.

► A onda R aumenta até V5 e reduz para V6 enquanto a onda S aumenta de V1 para V2 e reduz progressivamente até V6. Se houver alteração na progressão usual, é importante checar o posicionamento correto dos eletrodos precordiais.

LEITURAS SUGERIDAS

- Batchvarov NV, Malik M, Camm AJ. Incorrect electrode cable connection during electrocardiographic recording. Europace 2007; 9:1081-1090.
- Carneiro EF. O eletrocardiograma: 10 anos depois. 5th ed. Rio de Janeiro: Guanabara Koogan; 1987. p. 3-65.
- ECG tutorial: Electrical components of the ECG. UpToDate. Available from: http://www.uptodate.com/contents/ecg-tutorial-electrical-components-of-the. Acessado em março de 2023.
- Electrocardiography. Medscape. Available from: http://emedicine.medscape.com/article/1894014-overview#aw2aab6b3. Acessado em março de 2023.
- Friedmann AA, et al. ECG: Eletrocardiologia básica. São Paulo: Sarvier; 2000.
- Harrigan RA. Electrode Misconnection, Misplacement and Artifact. Emerg Med Clin N Am 2006;24:227-235.
- Kligfield P, Gettes LS, Bailey JJ, et al. AHA/ACCF/HRS Recommendations for the standardization and interpretation of the electrocardiogram: part 1: The Electrocardiogram and its Technology. JACC 2007;49:1109-27.
- Wellens HJ. The value of the right precordial leads of the electrocardiogram. N Engl J Med. 1999;340(5):381-383.

Como Definir o Eixo no ECG?

4

Ferdinand Saraiva Maia
Fabio Mastrocola
Ivson Cartaxo Braga

- O que é, afinal, o eixo cardíaco?
- Quando falamos do eixo do complexo QRS no eletrocardiograma, ou eixo elétrico do coração, estamos nos referindo ao vetor resultante da despolarização dos ventrículos. A sua identificação é fundamental para que possamos entender a direção e sentido do processo de ativação. Em outras palavras, através do eixo podemos dizer se o processo de ativação está indo para cima ou para baixo, para esquerda ou para direita, para frente ou para trás.
- Seria, de forma análoga, como uma rota de um voo de avião. Por exemplo, imaginemos um avião que faz normalmente uma rota entre os Estados Unidos e o Brasil. No mapa a trajetória teria uma direção de cima para baixo, da direita para esquerda (Figura 4.1A). Qualquer alteração nessa rota preestabelecida seria uma rota anômala (Figura 4.1B).

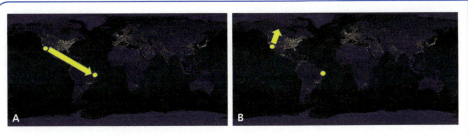

FIGURA 4.1 – De forma análoga a um voo de avião, o eixo elétrico do coração permite que identifiquemos o sentido e direção do processo de despolarização. Normalmente, o eixo elétrico do coração ocorre de cima para baixo, da direita para esquerda (A). Quando o eixo se desloca para direções diferentes do esperado, como para cima (B) ou mesmo da esquerda para direita, estaremos diante de eixos anormais.

- Para entender esta frase de uma forma mais clara, precisamos reforçar alguns conceitos explicados nos capítulos anteriores.
- Primeiramente, o que é um vetor?
- É uma entidade criada para representar grandezas, que apresenta 3 características (Figura 4.2):
    - Módulo: é o tamanho, a magnitude.
    - Direção: é a reta de apoio.
    - Sentido: é orientação da seta na reta.

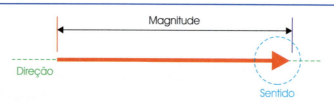

FIGURA 4.2 – Podemos ver a representação do vetor através de uma reta com uma seta em uma das extremidades, semelhante a uma flecha. A direção é demonstrada por uma reta horizontal, que apresenta determinada magnitude (módulo) e que pode ter dois sentidos; nesse caso, o sentido é da direita para esquerda (para onde está direcionada a ponta da seta).

- O eletrocardiograma capta a energia gerada pelas células cardíacas, essa energia apresenta uma direção, uma magnitude e um sentido. Através desses dados poderemos obter importantes informações, como a sequência de ativação das câmaras cardíacas, a presença de sobrecargas e bloqueios.
- Mas como saberemos direção, sentido e magnitude pelo ECG?
- Precisamos, primeiro, recordar algumas noções sobre as derivações eletrocardiográficas. As derivações representam a diferença de potencial entre dois pontos, um eletrodo explorador (positivo) e um eletrodo "indiferente" (negativo). Toda vez que o impulso elétrico estiver indo em direção ao eletrodo explorador, a deflexão no eletrocardiograma será positiva e, quando estiver se afastando, será negativa. Nas derivações bipolares, os dois eletrodos são colocados diretamente no paciente, como na derivação DI, entre o braço direito (polo negativo) e esquerdo (polo positivo). Já nas derivações unipolares, como as precordiais, entre um eletrodo que se encontra no precórdio e outro " eletrodo virtual", representado pelo próprio eletrocardiógrafo (chamado de terminal Central de Wilson).
- Para facilitar o entendimento, podemos considerar as derivações como se fossem fotógrafos situados nos locais onde estariam os eletrodos exploradores (polo positivo), posicionados em várias posições ao longo do tórax do paciente, e que irão registrar fotos da atividade elétrica do coração de diversos ângulos. Juntando as informações sobre duas ou mais fotografias, representadas pelas ondas registradas nas derivações do ECG, podemos estabelecer o eixo da P, QRS (considerado o eixo elétrico do coração) e da onda T, este último eixo com menor importância na prática clínica.
- Quando o vetor da atividade elétrica se aproxima do eletrodo positivo, a fotografia daquela região mostrará a ponta da seta e será registrada uma onda positiva no eletrocardiograma. Quando estiver se afastando, a foto verá a cauda do vetor e registrará uma onda negativa no ECG. Por fim, se a projeção for perpendicular ao sentido da derivação, registram-se ondas isodifásicas (positivas à medida que o vetor se aproxima e negativas à medida que se afasta, com a mesma magnitude) (Figura 4.3).

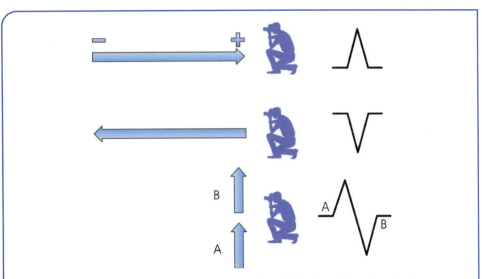

FIGURA 4.3 – Na parte superior, o vetor está se aproximando do eletrodo explorador (+) e, portanto, a onda será positiva; no segundo, o vetor está se afastando e a onda será negativa. No terceiro, o vetor está perpendicular à derivação (representada pelo fotógrafo) e foi, didaticamente, dividido em duas partes – a A está se aproximando e a B, se afastando, inscrevendo uma onda positiva inicialmente e posteriormente uma negativa e com mesma magnitude (isodifásico ou isoelétrico).

- A atividade elétrica de cada câmara cardíaca gera um vetor em determinada orientação espacial. As derivações registram a projeção desses vetores em posições predeterminadas. De acordo com a orientação espacial do vetor, serão registradas ondas positivas, negativas ou isoelétricas, de maior ou menor amplitude.
- Para sabermos a magnitude do vetor, é só olharmos a amplitude registrada no eletrocardiograma em milivolts. Cada mm corresponde a 0,1 milivolt (no padrão normal-N).
- Já para determinar direção e sentido, precisamos conhecer qual local do coração cada derivação visualiza.
- Outro aspecto importante para podermos calcular o eixo é lembrarmos das aulas de física e da decomposição dos vetores (Figura 4.4).

SISTEMA DE EIXOS

- Vários vetores vão sendo formados e se deslocam no espaço à medida em que vai ocorrendo o processo de ativação (despolarização e repolarização). O eletrocardiograma é capaz de analisar tridimensionalmente esse processo. A despolarização ventricular (evento de maior importância no processo de ativação) representa o eixo elétrico do coração no plano frontal. Através do cálculo do eixo elétrico podemos visualizar as derivações e sua relação espacial com o coração e dessa maneira, por exemplo, determinarmos a parede onde está acontecendo determinado evento patológico como o infarto com supradesnivelamento do segmento ST. Veremos a partir de agora como podemos determiná-lo e quais as principais causas que provocam desvio de eixo (Figura 4.5).

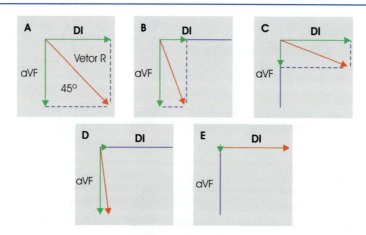

FIGURA 4.4 – Nas figuras acima, são demonstradas 5 situações, considerando R como o vetor resultante (em vermelho) e as setas verdes como a projeção do vetor nas derivações DI e aVF. Em A, temos o vetor R a 45° e, portanto, sua projeção é igual em DI e aVF. Em B, temos o vetor R mais próximo de aVF e, desta forma, sua projeção é bem maior em aVF do que em DI; em C visualizamos a situação oposta. Já em D, o vetor está tão próximo de aVF que a projeção em DI é pequena. Em E, o vetor está em DI e, portanto, perpendicular a aVF, não sendo evidenciada a projeção em aVF.

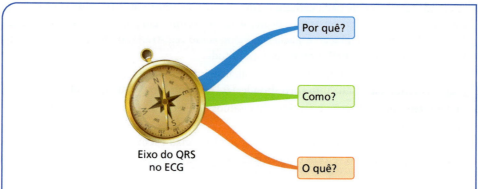

FIGURA 4.5 – O cálculo do eixo do QRS é de suma importância para a compreensão de determinados eventos patológicos como, por exemplo, a localização da parede em que está ocorrendo o infarto do miocárdio.

- A determinação do eixo no plano frontal utiliza as derivações periféricas. Os primeiros ECG foram realizados utilizando-se as derivações bipolares DI, DII e DIII. DI registra a diferença de potencial entre o braço direito e o braço esquerdo e, portanto, projeta-se em um plano horizontal de 0°; DII registra a diferença entre o braço direito e a perna esquerda; DIII, a diferença entre o braço esquerdo e a perna esquerda (Figura 4.6).
- As derivações unipolares dos membros, por sua vez, registram os potenciais no braço direito (aVR), braço esquerdo (aVL) e perna (aVF) e projetam-se, respectivamente, a -150°, -30° e 90°.

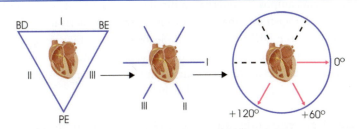

FIGURA 4.6 – À esquerda, visualizamos o triângulo de Einthoven composto pelas derivações bipolares. Considerando o coração e "deslocando" essas derivações para um ponto central, foi criado um sistema de eixos, inicialmente composto por esses 3 eixos e, posteriormente, após a junção das derivações unipolares dos membros, por 6 eixos.

- Estas 6 derivações (sistema hexa-axial) permitem a determinação da orientação no plano frontal, identificando se o vetor está indo para a direita, para a esquerda, para cima ou para baixo (Figura 4.7).

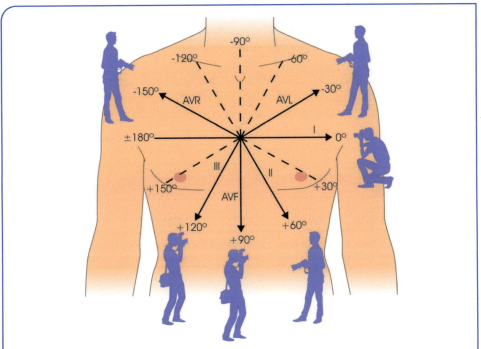

FIGURA 4.7 – Mostra-se o sistema de 6 eixos e qual local do coração cada derivação "enxerga". Como exemplo, podemos ver na figura que as derivações DII, DIII e aVF enxergam a parede inferior, e DI e a aVL, a lateral.

- A partir do sentido do eixo cardíaco podemos dividir o sistema hexa-axial em dois hemicampos. Para isso, basta que imaginemos uma linha que passe perpendicularmente em relação à direção do eixo cardíaco. Por exemplo, vamos considerar que o eixo cardíaco tem o mesmo sentido que a derivação DI, a derivação aVF estará perpendicularmente e dividirá DI em hemicampos à esquerda e à direita (Figura 4.8). A derivação DI registrará QRS positivo e aVF registrará uma derivação isoelétrica. As derivações do hemicampo à esquerda de aVF (aVL e DII) formarão complexos QRS positivos, enquanto aVR e DIII formarão QRS negativos (por terem sentidos que se afastam do eixo cardíaco que está em DI). Outro exemplo: se o eixo cardíaco estiver em DII (+60º), a derivação aVL estará perpendicular e dividirá a derivação DII em dois hemicampos. A derivação DII registrará um QRS positivo enquanto aVL um complexo isoelétrico. As derivações DI, aVF e DIII terão sentidos parecidos ao eixo cardíaco a +60º (DII) e consequentemente, formarão complexos positivos. Já a derivação aVR registrará complexo QRS negativo (sentido oposto ao eixo a +60º) (Figura 4.8).

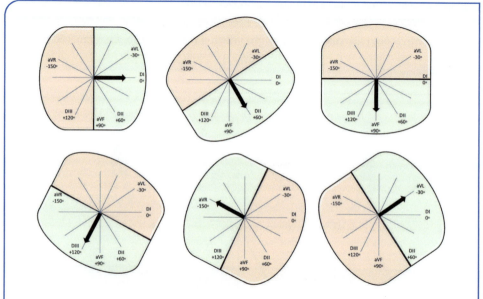

FIGURA 4.8 – Conceito de hemicampo – a partir do eixo elétrico podemos dividir o sistema hexa-axial em hemicampos. As derivações que se encontram no hemicampo com sentido semelhante ao eixo, formarão complexos QRS positivos (hemicampo em verde). Já as derivações que se encontram no hemicampo com sentido que se afastam do eixo, formarão complexos negativos (hemicampo em vermelho).

- Como vimos na Figura 4.7 as derivações DI e aVF são perpendiculares e dividem o coração em 4 quadrantes. 0° a 90°, 90° a 180°, 0° a -90° e -90° a -180° (Figura 4.9).
- O cálculo do eixo é fácil, desde que se sigam determinados passos dentro do sistema hexa-axial. Mostraremos 4 formas diferentes para determinarmos o eixo elétrico.

  1. Forma tradicional:
- O primeiro passo para localizar o eixo é olhar para DI e aVF – se o QRS é predominantemente positivo (a soma das áreas das ondas positivas é maior que a das negativas) em DI e aVF, o eixo está entre 0° e 90°, positivo em DI e negativo em aVF entre 0° e -90°, negativo em DI e positivo em aVF entre 90° e 180° e negativo nos dois entre -90° e -180°.

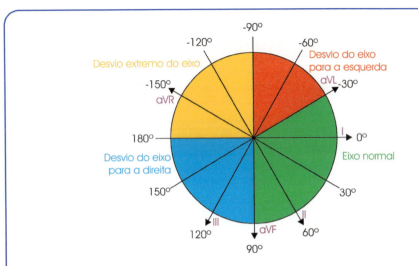

FIGURA 4.9 – Repare que o eixo cardíaco pode ser normal, representado pela cor verde (-30° a 90°), desviado para a esquerda (vermelho), desviado para a direita (azul) ou apresentar desvio extremo do eixo (amarelo).

- Agora que localizamos o quadrante, o próximo passo é tentarmos achar alguma derivação na qual o QRS encontre-se isoelétrico, ou seja, a soma das áreas das deflexões positivas seja igual à soma das negativas. Como vimos anteriormente, nesse caso o vetor resultante do QRS (o eixo) estará perpendicular àquela derivação. Por exemplo, se estiver isoelétrico em aVF, o eixo estará em DI, que é a derivação perpendicular a aVF e, portanto, a 0°. Por isso, é importante lembrar quais derivações são perpendiculares entre si (DI e aVF, DII e aVL e DIII e aVR).
- Outro exemplo: se é DI positivo, aVF negativo e DII isoelétrico, qual será o eixo? Olhando DI e aVF, localizamos o quadrante entre 0° e -90°, e após definirmos o quadrante vamos identificar qual derivação é perpendicular a DII, nesse caso é aVL e, portanto, verificamos que o eixo está a -30°; caso DII fosse negativo o eixo estaria entre -30° e 90°.
- E se não existir uma derivação isodifásica? Nessas situações, utilizamos a derivação mais parecida por aproximação daquela que seria uma isodifásica normalmente (aquela com uma fase positiva e outra negativa). Uma dica é que geralmente, a derivação isodifásica vai ser aquela derivação do plano frontal com menor amplitude.
- Outra possibilidade para estimarmos o eixo, quando não há derivação com QRS isoelétrico é, após definir o quadrante (vamos considerar neste caso de 0° a 90°), devemos verificar em qual derivação o QRS resultante (área das ondas positivas menos a das negativas) tem a maior amplitude, se em DI ou aVF. Como vimos anteriormente, na Figura 4.4, quanto temos duas derivações perpendiculares, quanto maior a projeção em uma derivação, mais próximo o QRS estará dela e mais distante da outra derivação. Se a amplitude do QRS for igual em DI e aVF, o eixo estará próximo de 45°; se a amplitude for maior em aVF, estará entre 45° e 90°; e, se for maior em DI, entre 0° e 45°. Para o cálculo exato do eixo, o ideal seria utilizar derivações semelhantes, isto é, comparar as bipolares (DI, DII e DIII) ou as unipolares aumentadas (aVR, aVL e aVF) entre si. Entretanto, é muito mais fácil usar DI e aVF e, na prática, o resultado do cálculo terá uma variação muito pequena.

> **DICAS**
>
> ► Observe, inicialmente, as derivações DI e aVF para determinar o posicionamento do vetor em um dos quatro quadrantes. Se o registro é positivo, tanto em DI quanto em aVF o eixo está entre 0° e 90°.
> ► Quanto mais próximo o sentido do vetor de uma derivação, maior será a amplitude. Se a amplitude é maior em DI do que em aVF, por exemplo, o eixo está mais próximo de DI e, portanto, entre 0° e 45°.

2. Forma prática em 2 passos:

• Através dessa forma podemos definir rapidamente o eixo usando apenas 2 passos. Primeiro, localizamos a derivação isodifásica ou a mais próxima da que seria isodifásica. Partindo-se dessa derivação, buscamos nos dois hemicampos formados a derivação que se encontra a 90°. O eixo estará no lado do hemicampo em que àquela derivação a 90° apresentar QRS positivo (Figuras 4.10 e 4.11).

Como saber qual o eixo quando o QRS é isodifásico em determinada derivação?
O primeiro passo é localizar o quadrante através da polaridade de DI e aVF e depois ver qual derivação é perpendicular àquela com QRS isodifásico. Abaixo colocaremos as duas possibilidade de valores, e para saber qual delas representa o eixo é só checar o quadrante localizado previamente.

Derivação com QRS isodifásico	Eixo Opção 1 (mais frequente)	Eixo Opção 2
DI	+90°	-90°
DII	-30°	+150°
DIII	+30°	-150°
aVF	0°	180°
aVL	+60°	-120°
aVR	+120°	-60°

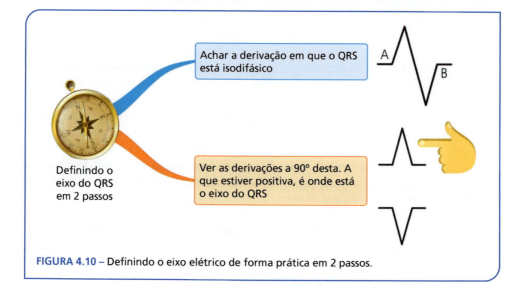

FIGURA 4.10 – Definindo o eixo elétrico de forma prática em 2 passos.

Como Definir o Eixo no ECG? 53

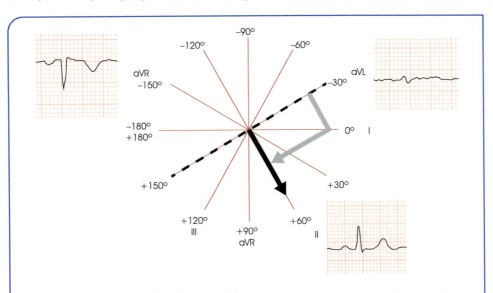

FIGURA 4.11 – Exemplo prático de como definir o eixo elétrico em 2 passos. Acha-se a derivação isodifásica (aVL), buscamos as derivações que estão mais próximas à 90° (DII e aVR). aVR é uma derivação negativa enquanto DII é positiva. Logo o eixo deverá estar próximo a +60°.

3. Forma super prática em 1 passo: o eixo estará próximo a derivação que tiver maior amplitude do QRS no plano frontal.

- Sabemos que o tamanho do módulo do vetor é tanto maior quanto mais paralelo o eixo estiver daquela derivação. Logo, ao olharmos o tamanho dos complexos QRS do plano frontal, o eixo estará próximo àquela derivação onde a amplitude do QRS for maior. Se a derivação de maior amplitude for mais negativa, o eixo estará no hemicampo oposto ao sentido dessa derivação. Essa forma prática será bastante útil quando conseguimos identificar uma derivação no plano frontal com uma amplitude nitidamente maior (Figuras 4.12 e 4.13). E se não existir um QRS com amplitude claramente maior? Nesse caso identificamos os dois complexos QRS maiores, o eixo estará próximo a essas derivações.

4. Regra do 1s:

- Se o QRS for predominantemente positivo ou isoelétrico em DI e DII, o eixo será fisiológico (-30° à +90°). Observemos a Figura 4.13A, as derivações DI e DII são positivos, logo o eixo é fisiológico. Já na Figura 4.13B, a derivação DII é predominantemente negativa, logo o eixo está desviado para a esquerda.

- A determinação do eixo no plano horizontal utiliza as derivações precordiais. Vetores orientados para a frente levam ao registro de ondas positivas em V1, enquanto vetores orientados para trás levam ao registro de ondas negativas (Figuras 4.14 e 4.15).

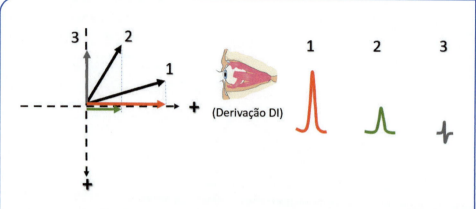

FIGURA 4.12 – Consideremos a presença de três vetores, o vetor 1 como o mais paralelo ao eixo da derivação DI, o vetor 3 como o isodifásico a DI e o vetor 2 como vetor intermediário entre os vetores 1 e 3. A projeção do vetor 1 sobre a eixo da derivação DI formará um QRS em DI com amplitude maior que o vetor 2 que está menos paralelo. Já o vetor 3 é perpendicular em relação a DI o que levará a formação de um complexo QRS isodifásico.

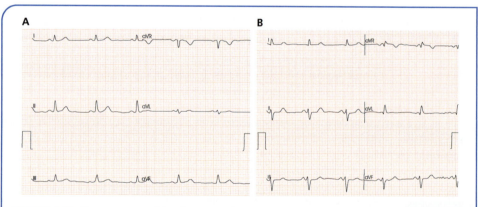

FIGURA 4.13 – Forma super prática de como achar o eixo elétrico do coração. Ao analisarmos as derivações do plano frontal, identifiquemos a derivação em que nitidamente o complexo QRS tem maior amplitude. No exemplo A, a derivação com QRS de maior amplitude está localizada na derivação DII, logo, o eixo elétrico estará próximo a 60°. No exemplo B, o QRS de maior amplitude está na derivação DIII, logo o eixo estará próximo a -60° (como DIII predomina QRS negativo, o eixo estará no hemicampo negativo de DIII).

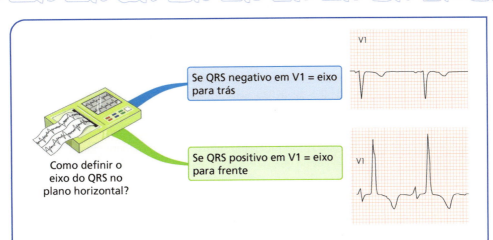

FIGURA 4.14 – O eixo do QRS no plano horizontal pode ser facilmente determinado a partir da polaridade do QRS em V1. Caso o QRS seja predominantemente positivo em V1 o eixo estará para frente. Já no caso de QRS predominantemente negativo em V1, o eixo estará para trás.

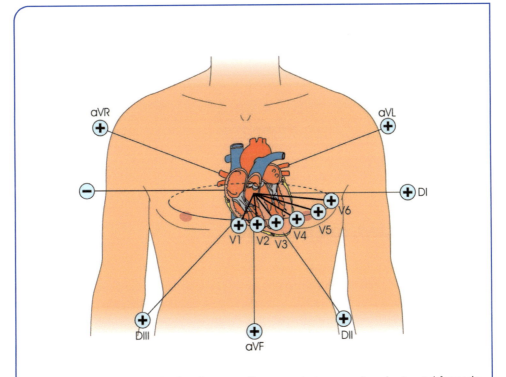

FIGURA 4.15 – Representação dos planos cardíacos; em destaque o plano horizontal formado pelas derivações precordiais (V1 a V6).

EIXO DA ONDA P

- No ritmo sinusal, a onda P se orienta no quadrante entre 0° e 90° (positiva em DI e aVF), próximo a 30° e 60° (aproximando-se do sentido de DII). Em casos de sobrecarga de átrio direito (AD), o eixo da onda P se aproxima mais dos 90°.
- No plano frontal, os desvios de onda P para outros quadrantes caracterizam ritmos atriais ectópicos. A orientação no quadrante entre 0° e -90° indica ritmo de átrio direito baixo (até -30°, com PR normal) ou ritmo juncional (entre -30° e -90°, com encurtamento do intervalo PR). A orientação para o quadrante entre -90° e -180° sugere um ritmo de átrio esquerdo (AE) baixo (desvio além de -90°, com P negativa em V5 e V6). A orientação para o quadrante entre +90° e 180°, com onda P negativa em V5 e V6, sugere um ritmo de átrio esquerdo alto. Desvios maiores que 90°, acompanhados de desvios do QRS, sugerem a presença de dextrocardia.
- No plano horizontal, a orientação da onda P é praticamente perpendicular. A sobrecarga de átrio esquerdo leva ao desvio para trás, com fase negativa > 1 mm (índice de Morris). Observe na Tabela 4.1 as características da onda P de acordo com a orientação de seu eixo e o diagnóstico do paciente.

Tabela 4.1 – Orientação do eixo da onda P – relação com suas características e o diagnóstico do paciente		
Orientação	Características	Diagnóstico
Entre 0° e 90°	Arredondada	Ritmo sinusal
Entre +60° e 90°	Pontiaguda, amplitude aumentada	Sobrecarga de átrio direito
Entre -30° e -90°	Negativa em DII, DIII, aVF, PR curto	Ritmo juncional
Entre 0° e -30°	Negativa em DIII e aVF	Ritmo de AD baixo
Além de -90° e -180°	Negativa em DI, V5 e V6	Ritmo de AE baixo
Desvio > +90°	Negativa em V5 e V6	Ritmo de AE alto
Desvio > +90°	QRS desviado para a direita	Dextrocardia
Desvio para trás (V1 negativa)	Entalhada e com duração aumentada	Sobrecarga de átrio esquerdo
Desvio para trás	Entalhada, pontiaguda, amplitude aumentada	Sobrecarga biatrial

EIXO DO COMPLEXO QRS

- Em adultos normais, o eixo elétrico do complexo QRS fica entre -30° e +90°.
- Uma dica bastante prática para afirmar que o eixo está fisiológico é observar complexos QRS positivos ou isodifásicos em DI e DII. Essa situação praticamente assegura que o eixo estará entre -30° e +90°.
- Em indivíduos brevilíneos, há tendência à horizontalização do eixo (mais próximo a 0°, amplitude maior em DI); em indivíduos longilíneos, a tendência é de verticalização (mais próximo a 90°, amplitude maior em aVF).
- Orientações diferentes determinam os desvios de eixo, conforme a Tabela 4.2.
  Observe um exemplo no ECG da Figura 4.16.

Tabela 4.2 – Possibilidades para o eixo do QRS	
Eixo normal	Eixo entre -30° e +90° QRS predominantemente positivo em DI e DII
Desvio do eixo para a esquerda	Eixo entre -30° e -90° QRS predominantemente positivo em DI e negativo em DII
Desvio do eixo para a direita	Eixo entre +90° e +180° QRS predominantemente negativo em DI e positivo em aVF
Desvio extremo do eixo	Eixo entre -90° e -180° QRS predominantemente negativo em DI e aVF
Eixo indeterminado	QRS isoelétricos ou de baixa amplitude nas derivações do plano frontal

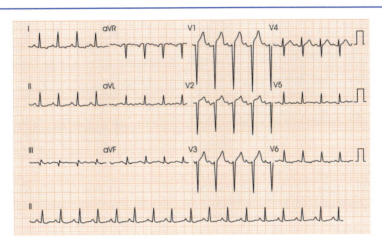

FIGURA 4.16 – Eixo normal: como o QRS está positivo em DI e aVF, o eixo encontra-se entre 0° e 90°. A amplitude do QRS está maior em DI, logo sabemos que ele está mais próximo desta derivação (entre 0° e 45°). Se reparamos em DIII a área positiva e negativa do QRS está quase igual e, portanto, o eixo está praticamente perpendicular a esta derivação (próximo de 30°). Mas se quisermos simplificar e ver apenas se o eixo está normal, olhamos DI e DII, como estão positivos, o eixo está normal (-30° e 90°).

DESVIO DO EIXO PARA A DIREITA

- O desvio do eixo para a direita é definido por um desvio para além de +90° no plano frontal (portanto, DI predominantemente negativo).
- São causas de desvio de eixo para a direita:
  - Sobrecarga ventricular direita.
  - Embolia pulmonar.
  - Bloqueio divisional posteroinferior do ramo esquerdo (BDPI).
  - Bloqueio de ramo direito.
  - Área inativa em parede lateral alta.
  - Dextrocardia.
  - Recém-nascidos.

- Indivíduos muito longilíneos.
- Troca de eletrodos das derivações periféricas.

Observe os exemplos nas Figuras 4.17 e 4.18.

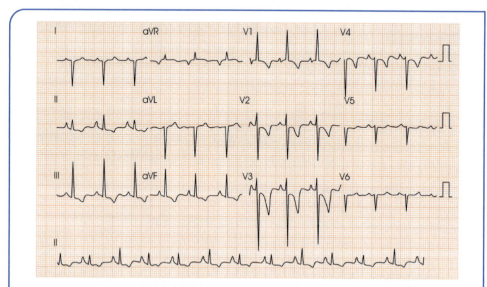

FIGURA 4.17 – Observe o QRS negativo em DI e positivo em aVF, indicando o quadrante entre 90° e 180°, neste caso como aVR positivo está além de 120°, mostrando importante desvio para a direita. Caso de paciente com hipertensão pulmonar e sobrecarga de câmaras direitas.

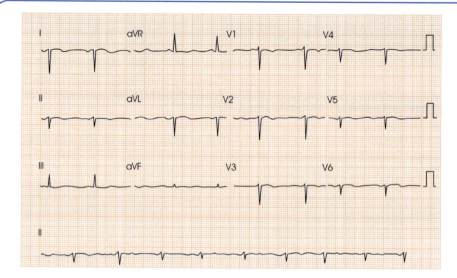

FIGURA 4.18 – Outro exemplo de desvio para a direita, QRS negativo em DI e positivo em aVF (quase isoelétrico), com eixo quase a 180°. Trata-se de caso de dextrocardia.

DESVIO DO EIXO PARA A ESQUERDA

- O desvio do eixo para a esquerda é definido por um desvio para além de -30° no plano frontal (note que o eixo de DII, a +60°, é perpendicular a -30°; portanto, teremos registros positivos em DI e predominantemente negativos em DII).
- São causas de desvio de eixo para a esquerda:
  - Bloqueio divisional anterossuperior do ramo esquerdo (BDAS).
  - Área inativa em parede inferior.
  - Sobrecarga de ventrículo esquerdo.
  - Bloqueio do ramo esquerdo (geralmente não desvia).
  - Hiperpotassemia.
  - Arritmias – distúrbios de condução, extrassístoles e taquicardias (decorrentes tanto de origem ectópica quanto de distúrbio de condução).
  - Marca-passo artificial.

  Observe os exemplos nas Figuras 4.19 e 4.20.

DESVIO EXTREMO DO EIXO

- O desvio extremo do eixo é definido por um desvio entre -90° e -180° no eixo frontal (portanto, predominantemente negativos em D1 e aVF).
- O desvio extremo do eixo é raro e encontrado, principalmente, em cardiopatias congênitas e dextrocardia.

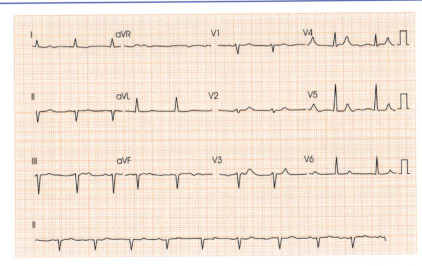

FIGURA 4.19 – Observe QRS positivo em DI e negativo em aVF, indicando o quadrante de 0° a -90°; como DII está negativo (eixo além de -30°) está desviado para a esquerda, se repararmos que a amplitude do QRS está maior em aVF do que DI, o eixo está entre -45° e -90°. Trata-se do BDAS, a principal causa de desvio do eixo para a esquerda.

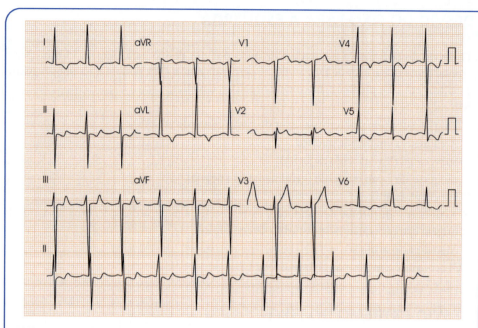

FIGURA 4.20 – Outro exemplo de desvio do eixo para a esquerda, QRS positivo em DI e negativo em aVF e DII. Caso de miocardiopatia hipertrófica.

EIXO INDETERMINADO

- Em algumas poucas situações, em que a maioria das derivações do plano frontal se apresenta com complexos QRS isoelétricos (complexos QR ou RS), casos de BRD avançado ou mesmo na presença de baixa voltagem, a determinação do eixo não poderá ser feita. Nessas situações classificamos o eixo como indeterminado (Figura 4.21).

EIXO DA ONDA T

- O vetor da repolarização é orientado para baixo, para a esquerda e para a frente, apontando para o ventrículo esquerdo, devido à maior massa dessa câmara e, geralmente, acompanham o eixo do complexo QRS.
- O eixo elétrico da onda T orienta-se entre -10° e +80°, admitindo-se 45° como valor médio.

Como Definir o Eixo no ECG? 61

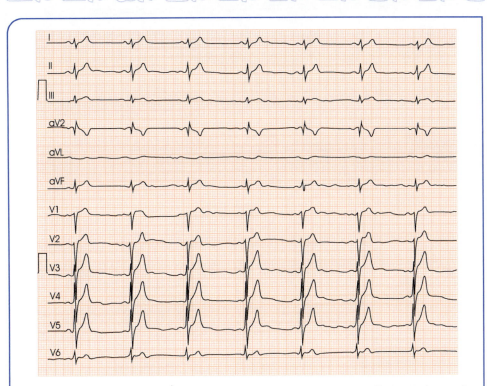

FIGURA 4.21 – Exemplo de ECG em que não é possível determinar o eixo elétrico. Podemos observar que as derivações do plano frontal são todas isoelétricas (complexo RS), impossibilitando a determinação do eixo elétrico.

LEITURAS SUGERIDAS

- Friedmann AA, Grindler J, Oliveira CAR. Diagnóstico diferencial no eletrocardiograma. 2nd ed. Barueri: Manole; 2011.
- Guyton AC, Hall JE. Tratado de Fisiologia Médica. 12th ed. Rio de Janeiro: Elsevier; 2011.
- Oliveira Neto NR. ECG: Ciência e Aplicação Clínica. 1ª edição. São Paulo: Sarvier; 2016.
- Sanches PCR, Moffa PJ. Eletrocardiograma: uma abordagem didática. 1ª edição. São Paulo: Roca; 2014.

Quais os Dois Primeiros Passos para se Interpretar um Eletrocardiograma?

5

Ivson Cartaxo Braga
Eduardo Cavalcanti Lapa Santos
Fabio Mastrocola

- O primeiro passo para a interpretação correta do eletrocardiograma (ECG) é saber a identificação do paciente (idade, gênero, peso, altura etc.) (Figura 5.1).
- Os parâmetros considerados normais do ECG são diferentes a depender da idade do paciente. Uma frequência cardíaca de 160 batimentos por minuto (bpm) é normal em um recém-nascido, mas em um adulto de 40 anos pode indicar alguma alteração patológica.
- Como será discutido no capítulo de sobrecargas ventriculares, alguns parâmetros para diagnosticar sobrecarga do ventrículo esquerdo são diferentes em homens e mulheres.

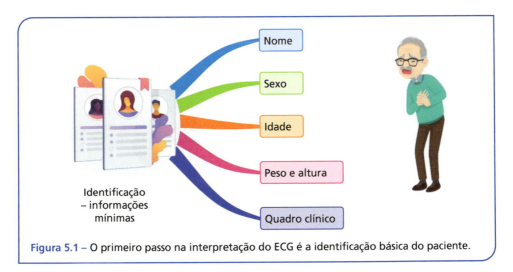

Figura 5.1 – O primeiro passo na interpretação do ECG é a identificação básica do paciente.

- A partir das informações de peso e altura é possível inferir o biotipo do paciente. Indivíduos longilíneos são altos e magros, enquanto os brevilíneos são baixos e acima do peso. Em que isso influencia o ECG? Pacientes longilíneos tendem a ter o coração mais "verticalizado", enquanto os brevilíneos possuem o coração mais horizontalizado (Figura 5.2).

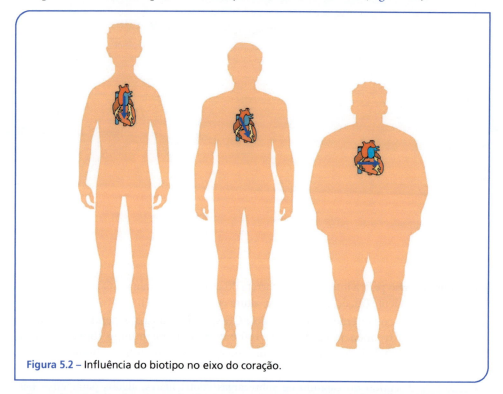

Figura 5.2 – Influência do biotipo no eixo do coração.

- Os parâmetros citados são os fundamentais, mas, obviamente, quanto mais dados o examinador souber sobre o paciente, melhor. Sintomas, alterações de exame físico, antecedentes pessoais; tudo ajuda no raciocínio eletrocardiográfico.
- Após a identificação do paciente, passa-se para o segundo passo: checar a padronização do ECG (Figura 5.3).
- O papel em que é registrado o eletrocardiograma é dividido a cada 1 mm por linhas horizontais e verticais, formando um quadrado de 1 mm de lado. A cada 5 linhas (ou 5 mm), estas se tornam mais grossas formando um quadrado maior.
- Essa divisão cria um sistema cartesiano em que o eixo horizontal representa o tempo em segundos, enquanto o eixo vertical representa a diferença de potencial em milivoltagem (mV) (Figura 5.4).
- Já no sentido vertical, um quadrado menor representa a medida da diferença de potencial de 0,1 mV. Na eletrocardiografia, adota-se a padronização usual em que 1,0 mV corresponde ao deslocamento de dez quadrados pequenos ou de dois quadrados grandes, também designado pela letra N (Figura 5.5). Essa padronização, geralmente, é representada por um retângulo de 5 mm de lado e 10 mm de altura, localizado ao lado de cada derivação eletrocardiográfica (Figura 5.6).

Quais os Dois Primeiros Passos para se Interpretar um Eletrocardiograma?

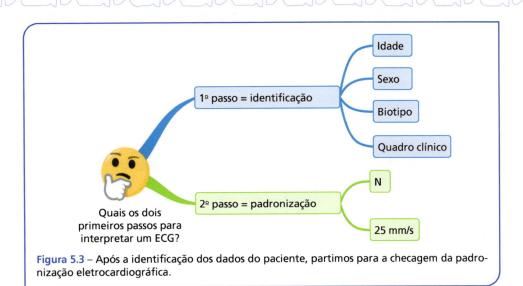

Figura 5.3 – Após a identificação dos dados do paciente, partimos para a checagem da padronização eletrocardiográfica.

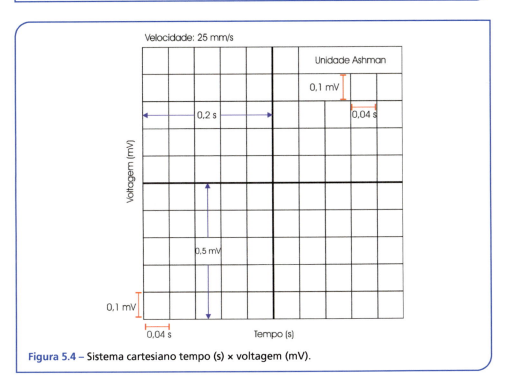

Figura 5.4 – Sistema cartesiano tempo (s) × voltagem (mV).

Resumo – padronização normal do ECG

- Velocidade de 25 mm/s – faz com que cada quadrado pequeno na horizontal corresponda a 0,04 s.
- Já na vertical – 1 quadrado pequeno = 0,1 mV.

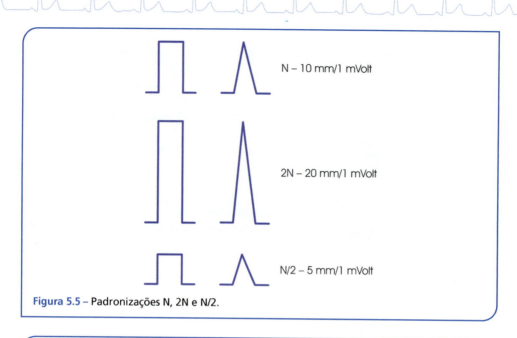

Figura 5.5 – Padronizações N, 2N e N/2.

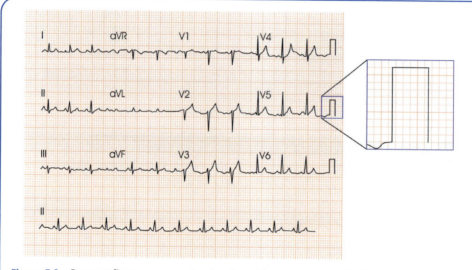

Figura 5.6 – Para confirmar que a padronização está correta em relação à amplitude deve-se olhar para este retângulo no canto do ECG. O convencional é que ele ocupe 10 quadrados pequenos na vertical.

- A velocidade padrão de deslocamento do papel é de 25 mm/s, de forma que o deslocamento de 1 mm, no sentido horizontal, corresponde a 0,04 segundo (ou 40 ms, como mostra a Figura 5.7).
- Caso essa velocidade seja aumentada para 50 mm/s, haverá a impressão de que a frequência cardíaca do paciente está mais baixa que o normal, já que os batimentos irão se distanciar um do outro (Figura 5.8). O inverso ocorre se a velocidade for reduzida para 10 mm/s (Figura 5.9).

Quais os Dois Primeiros Passos para se Interpretar um Eletrocardiograma? 67

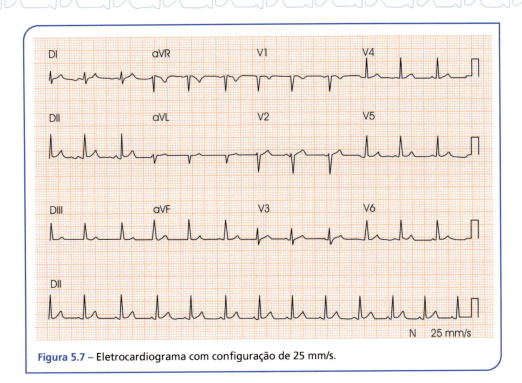

Figura 5.7 – Eletrocardiograma com configuração de 25 mm/s.

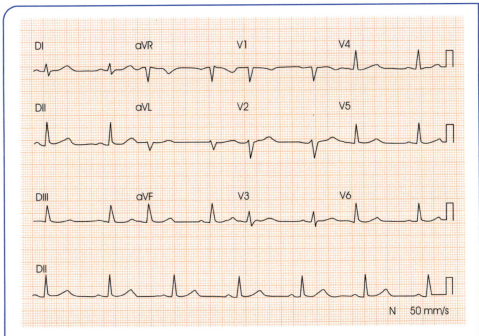

Figura 5.8 – Eletrocardiograma do mesmo paciente da Figura 5.4 realizado com velocidade de 50 mm/s.

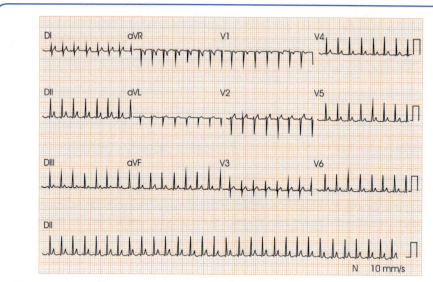

Figura 5.9 – Eletrocardiograma do mesmo paciente da Figura 5.4 realizado com velocidade de 10 mm/s.

- Há situações em que os complexos QRS do paciente possuem voltagem elevada e isto pode fazer com que o traçado não caiba no papel do ECG ou com que um QRS fique se sobrepondo ao outro. No exemplo a seguir, vemos que os complexos QRS de V1 e V2 "invadem" o território das derivações adjacentes (Figura 5.10).

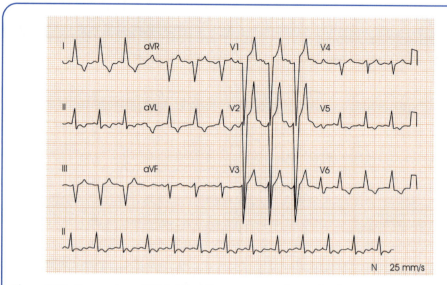

Figura 5.10 – Os complexos QRS de V1 e V2 possuem grande amplitude no traçado acima, o que faz com que eles "invadam" as derivações situadas logo abaixo.

Quais os Dois Primeiros Passos para se Interpretar um Eletrocardiograma?

- Nestes casos, pode-se alterar a padronização para N/2 ou 5 mm/1 mV, em que a diferença de potencial é registrada na metade da distância vertical usual (Tabela 5.1).
- Por outro lado, nos casos de complexos de baixa voltagem, pode-se dobrar a padronização (2 N ou 20 mm/1 mV) para melhor avaliação do traçado (ver Tabela 5.2).
- Pode-se, ainda, em determinadas situações, alterar a velocidade do papel para 50 mm/s.

Tabela 5.1 – Indicações para o uso de N/2
Nas grandes sobrecargas do ventrículo esquerdo, que apresentam R e S anormalmente elevados e que prejudicam a visualização do ECG como um todo;
Em crianças com tórax delgado, cujas ondas aparecem naturalmente muito aumentadas.

Tabela 5.2 – Indicações para o uso de 2N
ECG com complexos QRS de baixa voltagem;
Nos ECG normais para estudar melhor determinado elemento eletrocardiográfico, como, por exemplo: presença de onda Delta, fase negativa de P em V1.

- A seguir, há exemplos de ECG com a padronização alterada para exemplificar (Figuras 5.11 a 5.13).

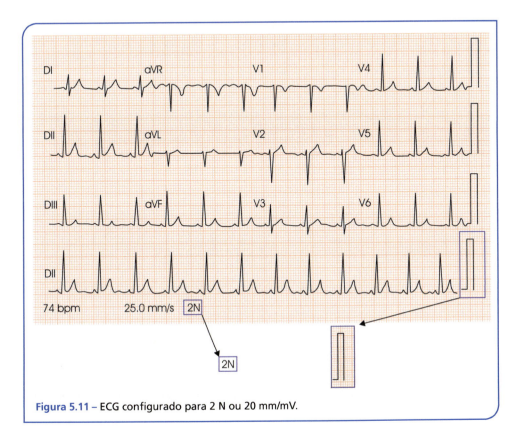

Figura 5.11 – ECG configurado para 2 N ou 20 mm/mV.

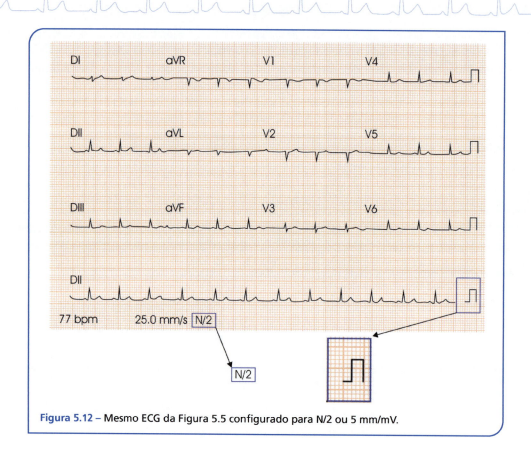

Figura 5.12 – Mesmo ECG da Figura 5.5 configurado para N/2 ou 5 mm/mV.

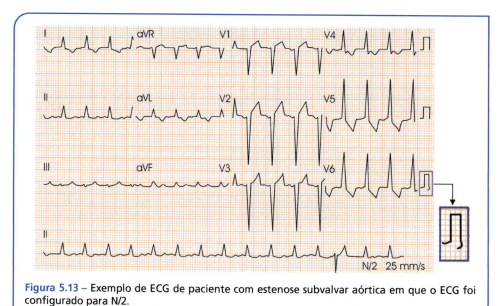

Figura 5.13 – Exemplo de ECG de paciente com estenose subvalvar aórtica em que o ECG foi configurado para N/2.

> ### Resumindo: quais os dois primeiros passos na interpretação de um eletrocardiograma?
>
> 1. Checar a identificação do paciente.
> 2. Padronização – avaliar se a velocidade está em 25 mm/s e a amplitude em N.
>
> Além dos dois passos citados, não podemos nos esquecer de checar, antes de iniciar a interpretação do exame, sua qualidade técnica, verificando a presença de artefatos ou posicionamento incorreto dos eletrodos.

Durante a realização do exame, deve-se também observar e ajustar a ativação dos filtros (filtro muscular, filtro de rede elétrica) e a faixa de frequência do sinal que deverá estar entre 0,67 Hz e 150 Hz. Essa faixa de frequência permite a análise adequada dos detalhes, reduzindo artefatos gerados pela atividade muscular e pela rede elétrica. O uso de frequências menores que 40 Hz pode eliminar deflexões de pequena amplitude ou alterar as amplitudes das ondas do ECG. Em bebês, o filtro de alta frequência poderá ser ajustado para 250 Hz, pois o eletrocardiograma desses pacientes possui elementos importantes em frequências mais altas.

LEITURAS SUGERIDAS

- Batchvarov NV, Malik M, Camm AJ. Incorrect electrode cable connection during electrocardiographic recording. Europace. 2007;9:1081-1090.
- Carneiro EF. O eletrocardiograma: 10 anos depois. 5ª edição. Rio de Janeiro: Guanabara Koogan; 1987:3-65.
- ECG tutorial: Electrical components of the ECG. Uptodate. Available from: http://www.uptodate.com/contents/ecg-tutorial-electrical-components-of-the. Acessado em março 2023.
- Electrocardiography. Medscape. Available from: https://emedicine.medscape.com/article/1894014-overview#a2. Acessado em abril de 2023.
- Friedmann AA, Grindler J, Oliveira CAR. Diagnóstico diferencial no eletrocardiograma. 2ª edição. Barueri: Manole; 2011.
- Harrigan RA. Electrode Misconnection, Misplacement and Artifact. Emerg Med Clin N Am. 2006;24:227-235.
- Kligfield P, Gettes LS, Bailey JJ, et al. AHA/ACCF/HRS Recommendations for the standardization and interpretation of the electrocardiogram: part 1: The Electrocardiogram and its Technology. JACC. 2007;49:1109-27.
- Wellens HJ. The value of the right precordial leads of the electrocardiogram. N Engl J Med. 1999;340(5):381-83.

Como Definir o Ritmo e a Frequência Cardíaca pelo Eletrocardiograma?

6

Fernando Côrtes Remisio Figuinha
Eduardo Cavalcanti Lapa Santos
Fabio Mastrocola

ANÁLISE DO RITMO

- Normalmente, o ritmo cardíaco é determinado por um estímulo elétrico que tem origem no nó sinusal.
- O nó sinusal é uma estrutura ovalada e alongada que se localiza próximo à desembocadura da veia cava superior no átrio direito (Figura 6.1).

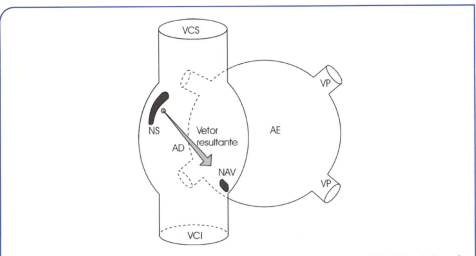

FIGURA 6.1 – Relação espacial do átrio direito (AD) e do átrio esquerdo (AE). NS: nó sinusal; NAV: nó atrioventricular; VCS: veia cava superior; VCI: veia cava inferior; VP: veia pulmonar.

- O nó sinusal inicia a atividade elétrica normal do coração porque é o marca-passo mais rápido e dominante, despolarizando-se espontaneamente, no adulto, à frequência de 50 a 99 batimentos por minutos, definindo assim os limites normais do ritmo sinusal.
- Ocorre a ativação, inicialmente, do átrio direito, seguido pela despolarização do átrio esquerdo. Assim, o vetor resultante do impulso elétrico será para a esquerda e para baixo (Figura 6.2).

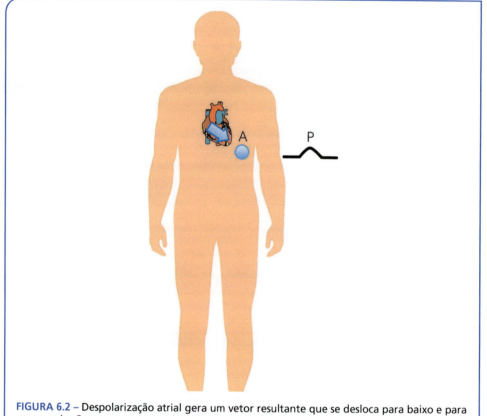

FIGURA 6.2 – Despolarização atrial gera um vetor resultante que se desloca para baixo e para a esquerda. Como este vetor está se aproximando do eletrodo A, ele gera uma onda positiva (analogia da ambulância se aproximando da pessoa), a qual recebe o nome de onda P.

- Para afirmar que o ritmo é sinusal, deve-se confirmar que os estímulos são gerados pelo nó sinusal e que são conduzidos através dos átrios até os ventrículos. Como fazer isso? Através de 3 passos.
- O primeiro passo é checar se os estímulos são realmente originados no nó sinusal. Isto pode ser feito avaliando as características da onda P.
- Assim, os estímulos gerados pelo nó sinusal originam uma onda P com eixo entre 0° e +90°. Isto pode ser confirmado pelo ECG observando que esta onda é positiva em DI e aVF, sendo negativa em aVR (Figura 6.3).
- Lembrar que pacientes brevilíneos podem apresentar o eixo da onda P mais próximo de 0°, e longilíneos, próximo de 90°.

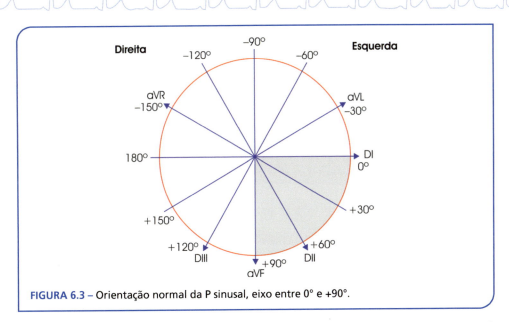

FIGURA 6.3 – Orientação normal da P sinusal, eixo entre 0° e +90°.

- A simples presença de onda P no ECG não é o suficiente para definir que o ritmo é sinusal. Se o estímulo elétrico surgir de qualquer outra localidade dos átrios, que não seja o nó sinusal, observaremos a presença de ondas P, mas estas não terão a morfologia descrita previamente. Veja o exemplo na Figura 6.4.

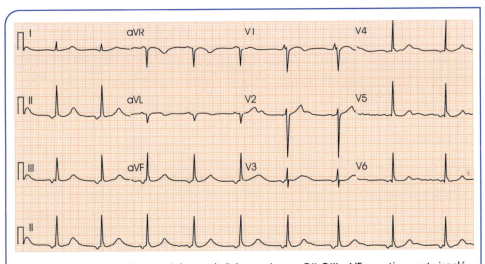

FIGURA 6.4 – Ritmo ectópico atrial. A onda P é negativa em DII, DIII, aVF e praticamente isoelétrica em DI, com eixo aproximado de -90°.

DICA
▶ A simples presença de onda P não é suficiente para afirmarmos que o ritmo é sinusal.

- OK. Mas então se tivermos a presença de onda P com eixo entre 0° e +90° podemos então dizer que o ritmo é sinusal? Ainda não. É importante checar se todos os batimentos possuem ondas P com a mesma morfologia. Isto porque há uma alteração em que ora os batimentos surgem do nó sinusal, ora surgem de outras localidades dos átrios. Neste caso, até podem existir ondas P com eixo entre 0° e +90°, mas isso não é constante em todos os batimentos. Veja o exemplo na Figura 6.5.

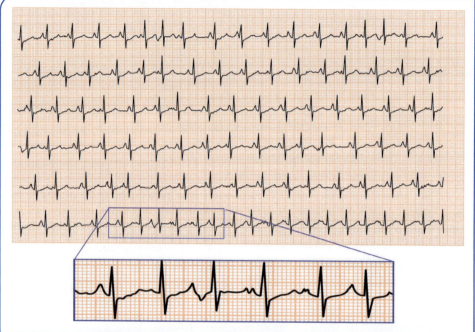

FIGURA 6.5 – Neste ECG, podemos observar que a morfologia das ondas P se modifica ao longo do traçado. Isso mostra que o ritmo não é sinusal. Trata-se de arritmia chamada de taquicardia atrial multifocal (ver maiores detalhes no capítulo de taquicardias com QRS estreito).

- Resumindo, além de ter eixo entre 0° e +90°, é importante que as ondas P tenham morfologia igual ao longo dos batimentos (esse é o segundo passo). Preenchidos estes dois critérios, podemos afirmar então que o ritmo é sinusal? Ainda não. Basta lembrar a definição de ritmo sinusal sobre a qual falamos no começo do capítulo: "para afirmar que o ritmo é sinusal, tem-se que confirmar que os estímulos são gerados pelo nó sinusal e que são conduzidos através dos átrios até os ventrículos". Ou seja, para o ritmo ser sinusal, os estímulos gerados pelos átrios (ondas P) têm que ser conduzidos até os ventrículos (terceiro passo), gerando assim o complexo QRS.

  Esta definição é importante, porque há situações em que os estímulos elétricos gerados pelo nó sinusal simplesmente são bloqueados ao chegar ao nó atrioventricular. Nesses casos, como não chega nenhum estímulo atrial aos ventrículos, os mesmos terminam se despolarizando "por conta própria", sem relação com os estímulos atriais. Há, dessa forma, ondas P e complexos QRS, mas eles não possuem uma relação de causa e efeito. Veja exemplo na Figura 6.6.

- Resumindo: no ritmo sinusal, cada onda P tem que ser seguida por um complexo QRS.

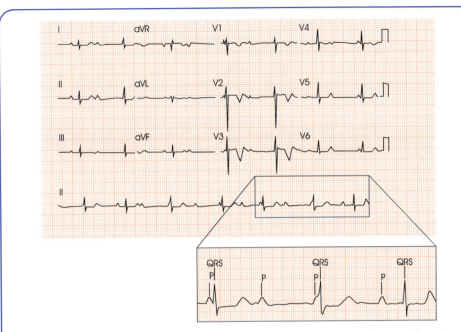

FIGURA 6.6 – No ECG acima, podemos observar que as ondas P ocorrem de forma independente dos complexos QRS. Não há uma relação de causa e efeito entre os dois. Isso mostra que o estímulo elétrico atrial (onda P) não se propaga para os ventrículos. Trata-se de um bloqueio atrioventricular total (BAVT).

- Dessa forma, podemos resumir os critérios para se definir que o ritmo é sinusal da seguinte forma (Figura 6.7).
- Quando os três critérios não são preenchidos, tem-se uma alteração do ritmo, ou seja, arritmia cardíaca.

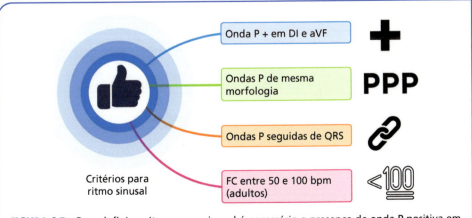

FIGURA 6.7 – Para definir o ritmo como sinusal é necessário a presença de onda P positiva em DI, DII e aVF e negativa em aVR, com mesma morfologia e cada onda P seja seguida por um complexo QRS.

ANÁLISE DA FREQUÊNCIA CARDÍACA

Definido o ritmo, passaremos para a análise da frequência cardíaca.

Há basicamente duas formas de se fazer isso:

- A primeira forma é mais precisa, contudo, mais trabalhosa: podemos dividir 1.500 pelo número de milímetros (contar número de quadrados pequenos) entre 2 complexos QRS (intervalo R-R).
- Utilizamos esse número porque, como a velocidade padrão do papel no eletrocardiograma é de 25 mm/s, em 60 segundos (ou 1 minuto), seriam percorridos 1.500 mm, como mostra a Figura 6.8.
- A segunda forma, menos precisa, contudo mais prática e rápida: dividir 300 pelo número de quadrados grandes (de 5 mm) entre os R-R (Figura 6.9).

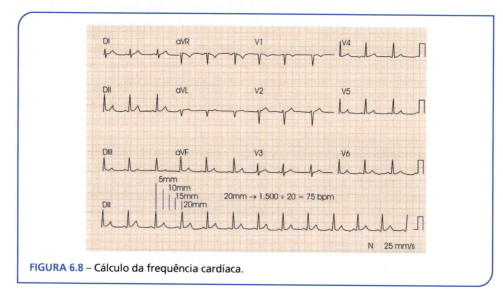

FIGURA 6.8 – Cálculo da frequência cardíaca.

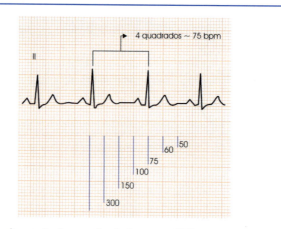

FIGURA 6.9 – Amostra de quadrado grande, de 5 mm, no ECG.

Como Definir o Ritmo e a Frequência Cardíaca pelo Eletrocardiograma?

- Assim, uma distância entre o R-R de dois quadrados grandes (que seria 10 mm) representaria uma FC de 150 bpm; de três quadrados, 100 bpm; de quatro quadrados, 75 bpm; de cinco quadrados, 60 bpm, e assim por diante (Figura 6.10).

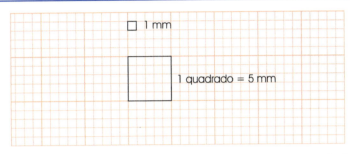

FIGURA 6.10 – Cálculo da frequência cardíaca baseada na distância entre os quadrados de 5 mm.

- As duas regras, vistas anteriormente, servem para calcular a frequência cardíaca em pacientes com ritmo regular. Mas e se o ritmo não for regular? Nesses casos, podemos usar a dica a seguir:

> **Como calcular a frequência cardíaca quando o ritmo é irregular?**
>
> ▸ Olhar DII longo, o registro equivale a um período de 10 segundos, portanto, devemos contar o número de complexos QRS e multiplicar por 6 para chegarmos a frequência cardíaca por minuto ((Figuras 6.11 e 6.12).

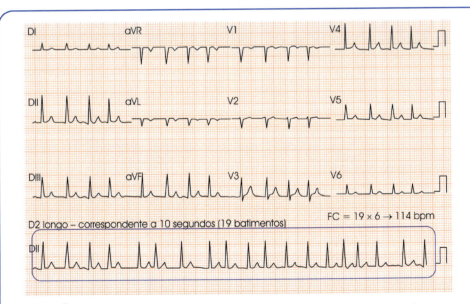

FIGURA 6.11 – Exemplo da regra prática para cálculo da frequência cardíaca em pacientes com ritmo irregular.

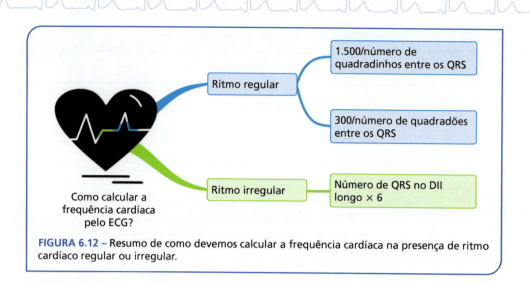

FIGURA 6.12 – Resumo de como devemos calcular a frequência cardíaca na presença de ritmo cardíaco regular ou irregular.

LEITURAS SUGERIDAS

- Samesima N, God EG, Kruse JCL, Leal MG, Pinho C, França FFAC, Pimenta J, et al. Diretriz da Sociedade Brasileira de Cardiologia sobre a Análise e Emissão de Laudos Eletrocardiográficos – 2022. Arq. Bras. Cardiol. 2022;119(4):638-80.
- Spodick DH. Normal sinus heart rate: Sinus tachycardia and sinus bradycardia redefined. Am Heart J. 1992;124(4):1119-1121.
- Yang XS, Beck GJ, Wilkoff BL. Redefining Normal Sinus Heart Rate. J Am Coll Cardiol. 1995;25(2):193A.

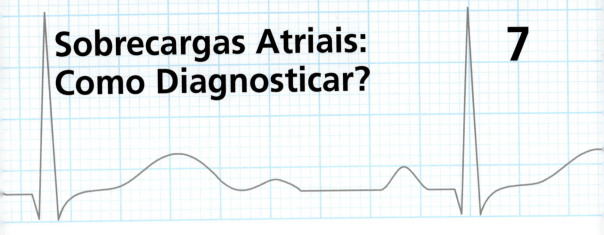

Sobrecargas Atriais: Como Diagnosticar?

7

Fabio Figueiredo Costa
Eduardo Cavalcanti Lapa Santos
Fabio Mastrocola
Ivson Cartaxo Braga

INTRODUÇÃO

- Nos capítulos anteriores, abordamos os aspectos básicos do eletrocardiograma normal. A partir deste capítulo, veremos as alterações patológicas que podem ser identificadas através do método.
- Vamos seguir um roteiro de interpretação do ECG baseado na sequência das suas ondas. Primeiro, veremos as alterações da onda P, seguido das anormalidades do intervalo PR. Na sequência, abordaremos o complexo QRS, o segmento ST e a onda T. Por fim, veremos as condições que podem levar à modificação da duração do intervalo QT.
- Começamos, então, pela onda P. As principais alterações que podem ser diagnosticadas pela onda P são as sobrecargas atriais.
- A despolarização atrial inicia-se no nó sinusal, situado na junção da veia cava superior (VCS) com o átrio direito (AD). É representada no eletrocardiograma pela onda P (Figura 7.1).
- A despolarização do AD ocorre antes da do átrio esquerdo (AE), já que o nó sinusal está localizado no AD. A primeira parte da onda P, portanto, corresponde à despolarização do AD e a segunda, do AE (Figura 7.2).
- O vetor resultante da despolarização dos átrios, como já vimos nos capítulos anteriores, se direciona para a esquerda e para baixo (Figura 7.3).
- Por que as sobrecargas atriais aumentam a amplitude ou a duração da onda P? Basta lembrar, como já vimos nos capítulos anteriores, que quanto maior a quantidade de miócitos despolarizados por um estímulo elétrico, maior a voltagem da onda resultante ou da sua duração. Por isso que o complexo QRS (resultado da despolarização dos ventrículos) tem voltagem superior à da onda P (resultado da despolarização atrial). Desta forma, a sobrecarga atrial faz com que as células musculares nas paredes atriais aumentem de tamanho (hipertrofia), o que

gera uma onda P com amplitude maior que o normal na sobrecarga atrial direita e com maior duração na sobrecarga atrial esquerda.
- A onda P deve ser medida na derivação em que for maior, geralmente em DII.
- Podemos utilizar critérios eletrocardiográficos diretos e indiretos para o diagnóstico das sobrecargas atriais.

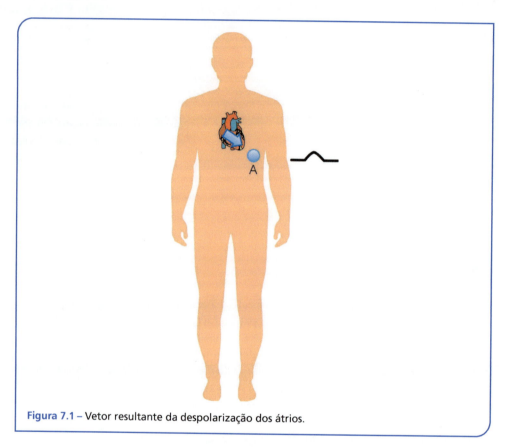

Figura 7.1 – Vetor resultante da despolarização dos átrios.

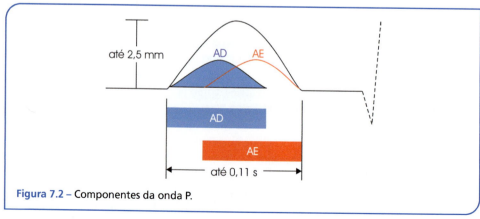

Figura 7.2 – Componentes da onda P.

Sobrecargas Atriais: como Diagnosticar?

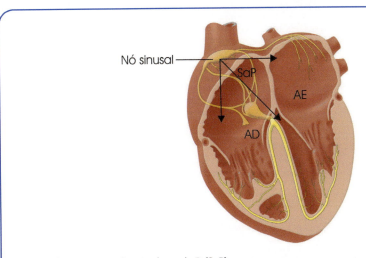

Figura 7.3 – Vetor resultante da onda P (SaP).

Quais os critérios para dizer que a onda P é normal?
- Eixo: próximo a +60° (pode variar de 0° a +90°).
- Amplitude: até 2,5 mm ou 2 quadradinhos e meio (0,25 mV).
- Duração: inferior a 110 ms (menor que 3 quadradinhos).

DICA
- A principal manifestação eletrocardiográfica das sobrecargas atriais é o aumento da amplitude e/ou da duração da onda P.

SOBRECARGA ATRIAL DIREITA (SAD)

- Há diversas patologias que podem cursar com sobrecarga do átrio direito (Figura 7.4):
- O posicionamento do SÂP mais próximo de DI (0°) que de DIII (120°) promoverá o surgimento de uma onda P de DI maior que de DIII, onda "P *congenitale*", comum nas cardiopatias congênitas. Já o posicionamento do SÂP mais próximo de DIII que de DI promoverá o surgimento de uma onda P de DIII maior que de DI, onda "P *pulmonale*", comum nas cardiopatias adquiridas (Figura 7.5).
- Na sobrecarga atrial direita o vetor resultante da despolarização dos átrios usualmente se desloca para a direita e para a frente, diminuindo a orientação habitual para a esquerda. Há aumento da voltagem da onda P.

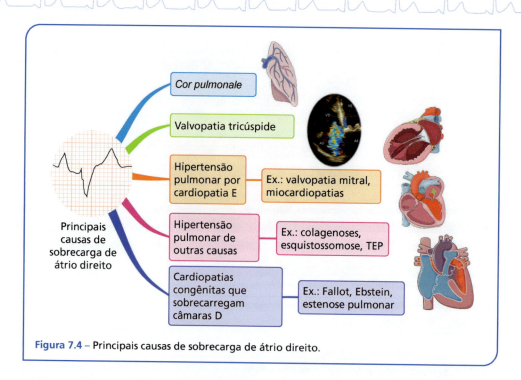

Figura 7.4 – Principais causas de sobrecarga de átrio direito.

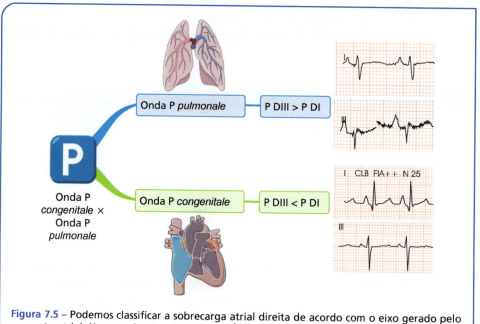

Figura 7.5 – Podemos classificar a sobrecarga atrial direita de acordo com o eixo gerado pelo aumento atrial. No caso do eixo da onda P (SÂP) para esquerda (mais próximo de DI do que de DIII, teremos uma onda P tipo "*congenitale*", comum nas cardiopatias congênitas. No caso da SÂP estiver mais para direita (próximo a DIII), teremos uma onda P tipo "*pulmonale*" mais presente em cardiopatias adquiridas.

Critérios

- Aumento da parte da onda P que representa o AD, traduzido por aumento da amplitude da onda, além de 2,5 mm (medida na derivação em que ela é maior – geralmente em DII). Este é o principal critério para se diagnosticar SAD. O aumento da amplitude costuma causar um aspecto apiculado da onda P (Figuras 7.6 a 7.8).
- Fase positiva da onda P em V1 com amplitude ≥ 1,5 mm (Figura 7.9).
- Índice de Macruz < 1: duração da onda P/duração do segmento PR – medido do final da onda P ao início do QRS. De acordo com Macruz e colaboradores, a relação entre a duração da onda P e a duração do segmento PR em pessoas normais vai de 1 a 1,6, com valor médio de 1,2. Em casos de sobrecarga atrial direita a duração da onda P não se altera, mas o intervalo PR aumenta, à custa de aumento na duração do segmento PR, provocando diminuição da relação da duração onda P/segmento PR.
- Sinal de Peñaloza e Tranchesi: complexos QRS de baixa voltagem em V1, contrastando com amplitude normal ou aumentada em V2. Como o AD cresce muito, a derivação V1, ao invés de ver a parede septal do VE, termina "enxergando" mais o AD (Figura 7.10).
- Sinal de Sodi-Pallares: presença de complexos QR, Qr, qR ou qRS em V1 (Figura 7.11).

> **DICA**
> ▶ O sinal de Peñaloza e Tranchesi é importante no diagnóstico de SAD, principalmente nas situações em que não visibilizamos a onda P, como a fibrilação atrial.

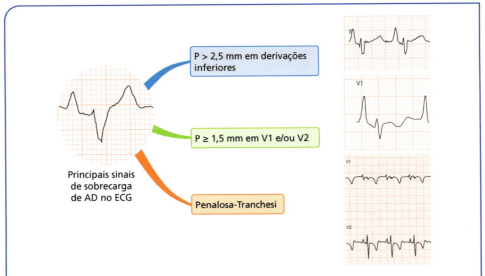

Figura 7.6 – Na sobrecarga de átrio direito podemos encontrar ondas P com duração > 2,5 mm e de aspecto apiculado em derivações inferiores, presença de fase positiva da onda P em V1/V2 ≥ 1,5 mm e a presença de Sinal de Penalosa-Tranchesi (presença de complexo QRS de baixa amplitude em V1 seguida de súbito aumento da amplitude a partir de V2).

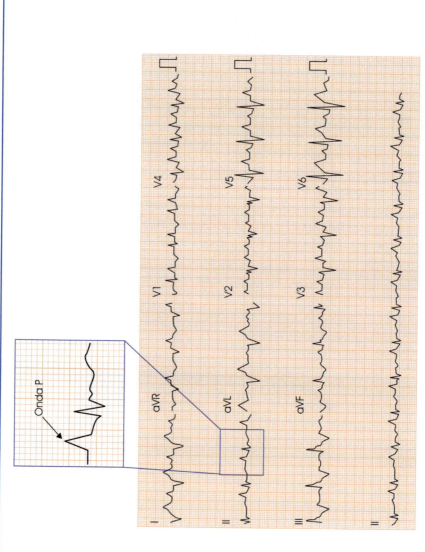

Figura 7.7 – ECG com sinais de SAD. Notar amplitude aumentada de onda P em várias derivações. No detalhe, destaque da derivação DII do mesmo ECG mostrando onda P com amplitude > 2,5 mm. Notar, também, ondas P apiculadas em DII e P em DIII > que P em DI (*P congenitale*). Trata-se de criança com anomalia de Ebstein.

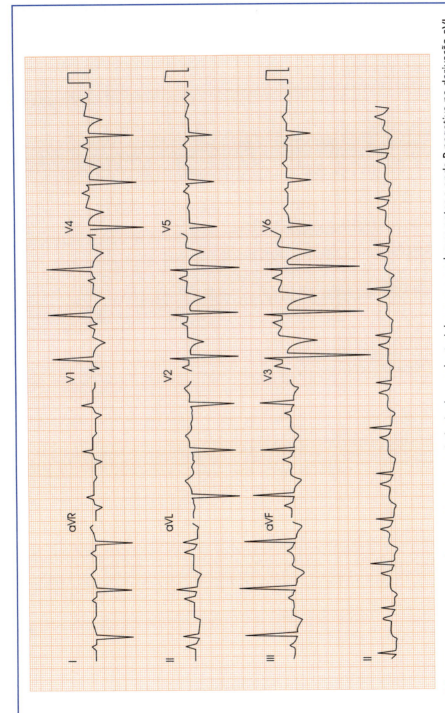

Figura 7.8 – ECG de paciente com Eisenmenger por persistência do canal arterial, em que podemos notar a onda P negativa na derivação aVL (indicando que o SÂP está além de +60°); outros critérios de SAD podem ser: amplitude > 2,5 mm em DII, ondas P apiculadas em DII, e amplitude da fase positiva de P > 1,5 mm em V1.

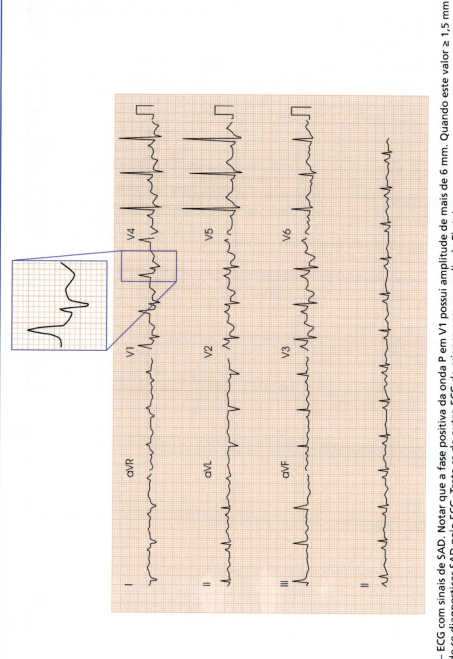

Figura 7.9 – ECG com sinais de SAD. Notar que a fase positiva da onda P em V1 possui amplitude de mais de 6 mm. Quando este valor ≥ 1,5 mm em V1, pode-se diagnosticar SAD pelo ECG. Trata-se de outro ECG de criança com anomalia de Ebstein.

Sobrecargas Atriais: como Diagnosticar? 89

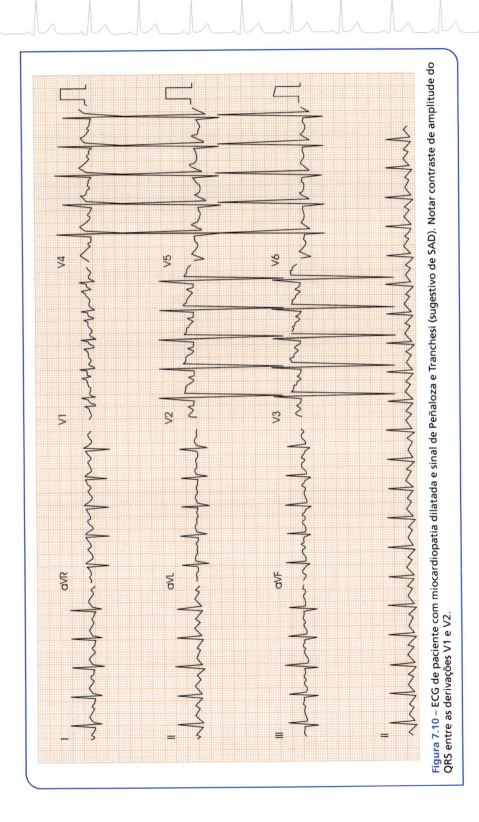

Figura 7.10 – ECG de paciente com miocardiopatia dilatada e sinal de Peñaloza e Tranchesi (sugestivo de SAD). Notar contraste de amplitude do QRS entre as derivações V1 e V2.

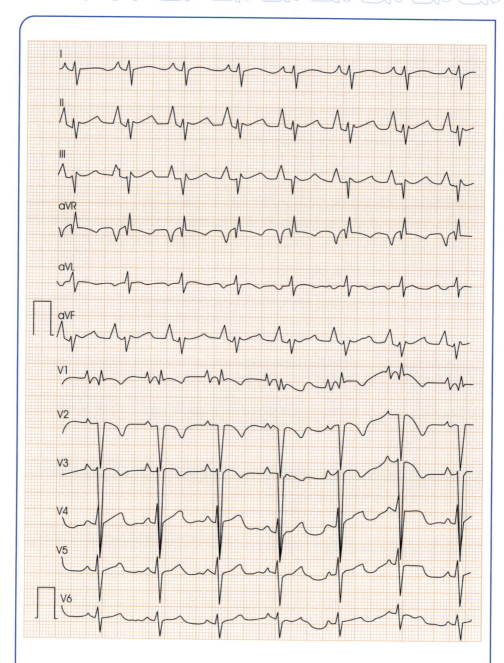

Figura 7.11 – Paciente com DPOC e *cor pulmonale*: amplitude da onda P > 2,5 mm em DII, onda P apiculada em DII, desvio de SAP para a direita (onda P negativa em aVL), sinal de Peñaloza e Tranchesi (entre V1 e V2) e sinal de Sodi-Pallares em V1 (presença de qR). Reparar também que a onda em DIII > P em DI (chamada de P *pulmonale*).

- A presença de SAD em pacientes com doença pulmonar obstrutiva crônica (DPOC) indica doença mais grave e com sobrevida reduzida.
- Critérios de SAD no ECG: apresentam baixa sensibilidade, porém alta especificidade para o diagnóstico. Isto significa que sua ausência no ECG não descarta a presença de SAD. Contudo, quando o eletrocardiograma estiver alterado é alta a probabilidade de realmente existir a sobrecarga (Quadro 7.1).

Quadro 7.1 – Critérios Eletrocardiográficos de Sobrecarga Atrial Direita
Critérios diretos:
• Amplitude da onda P > 2,5 mm (0,25 mV).   • Aspecto apiculado da onda P.   • Padrão "*plus-minus*" nas precordiais direitas, com fase positiva com amplitude ≥ 1,5 mm.   • Desvio do SÂP para a direita.   • Índice de Macruz < 1 (duração da onda P/duração do segmento PR – não confundir com intervalo PR; o segmento PR corresponde ao período do final da onda P ao início do complexo QRS).
Critérios Indiretos:
• Sinal de Peñaloza e Tranchesi.   • Sinal de Sodi-Pallares.

- SAD está associada a maior ocorrência de taquiarritmias supraventriculares, incluindo fibrilação atrial.

DICA

▸ Em paciente adulto com sinais de sobrecarga de câmaras direitas sem sinais de acometimento de câmaras esquerdas no ECG, deve-se pensar em 2 hipóteses principais:

1. Estenose pulmonar
2. Hipertensão pulmonar

▸ Para diferenciar estas 2 hipóteses, basta auscultar o paciente. Se houver sopro sistólico ejetivo no foco pulmonar, pensa-se na primeira hipótese. Se sopro ausente, hipertensão pulmonar é mais provável.

SOBRECARGA ATRIAL ESQUERDA (SAE)

A Sobrecarga Atrial Esquerda (SAE) pode ter várias causas, listadas na Figura 7.12.

Critérios

- Onda P de duração aumentada: aumento da segunda metade da onda P, refletindo em aumento da sua duração, ≥ 120 ms (3 quadradinhos), medida na derivação de maior duração, em geral DII (Figuras 7.13 a 7.15).
- Índice de Morris: é a fase negativa da onda P em V1 com área maior que 1 mm² (1 quadradinho de duração × 1 quadradinho de amplitude). Tem especificidade de cerca de 90% para diagnóstico de sobrecarga atrial esquerda (Figuras 7.13, 7.14 e 7.16).
- Onda P bífida e entalhada (Figuras 7.13 e 7.17): voltagem (amplitude) do segundo componente (átrio esquerdo) da onda P maior que a do primeiro (átrio direito), havendo uma distância entre os picos da onda P entalhada maior ≥ 40 ms entre os picos. Sensibilidade baixa (20%), porém, também com especificidade elevada (90%) para o diagnóstico de SAE.

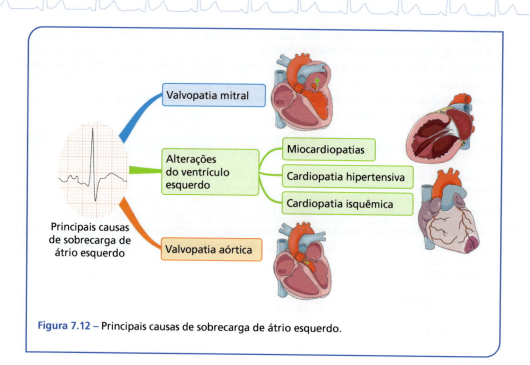

Figura 7.12 – Principais causas de sobrecarga de átrio esquerdo.

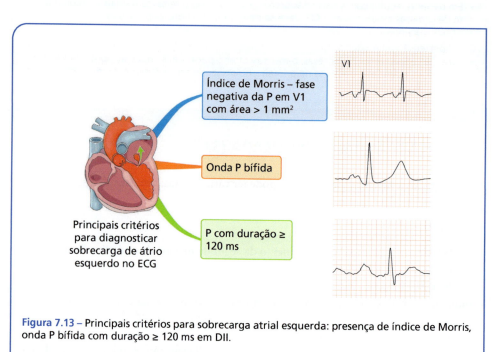

Figura 7.13 – Principais critérios para sobrecarga atrial esquerda: presença de índice de Morris, onda P bífida com duração ≥ 120 ms em DII.

Sobrecargas Atriais: como Diagnosticar? 93

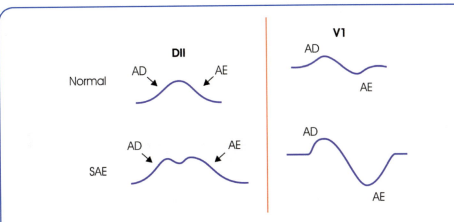

Figura 7.14 – Aumento da duração do componente do AE na onda P, o que prolongará sua duração para além de 110 ms, sugestivo de SAE.

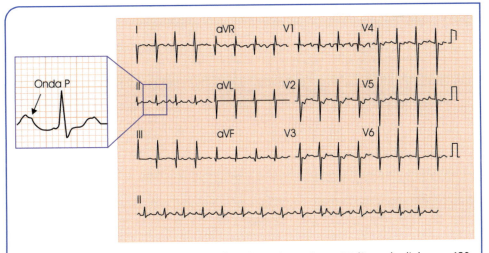

Figura 7.15 – ECG mostrando onda P com duração prolongada em DII (3 quadradinhos ou 120 ms). O normal é a onda P ter duração de até 110 ms. Trata-se de paciente com miocardiopatia dilatada e sobrecarga de câmaras esquerdas e direitas.

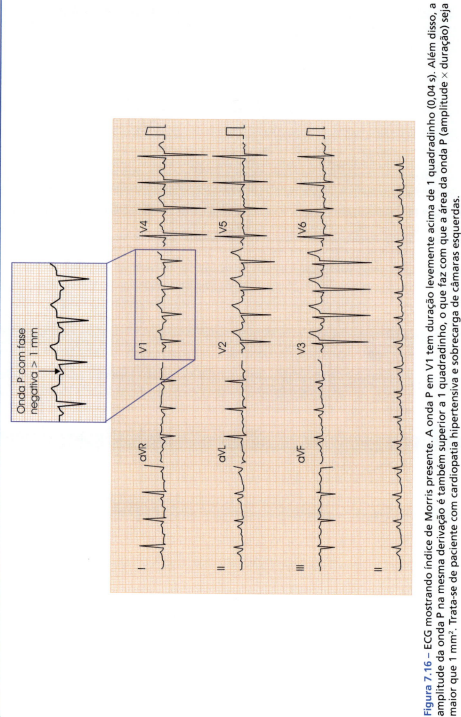

Figura 7.16 – ECG mostrando índice de Morris presente. A onda P em V1 tem duração levemente acima de 1 quadradinho (0,04 s). Além disso, a amplitude da onda P na mesma derivação é também superior a 1 quadradinho, o que faz com que a área da onda P (amplitude × duração) seja maior que 1 mm². Trata-se de paciente com cardiopatia hipertensiva e sobrecarga de câmaras esquerdas.

Sobrecargas Atriais: como Diagnosticar?

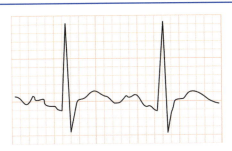

Figura 7.17 – Presença de onda P bífida em derivação DII.

- Índice de Macruz > 1,6: duração da onda P/duração do segmento PR – medido do final da onda P ao início do QRS. Nos casos de sobrecarga atrial esquerda a duração da onda P se altera, prolongando-se, mas o intervalo PR permanece normal. Ocorre aumento no numerador da relação onda P/segmento PR.
- Desvio do SÂP para a esquerda. O eixo da onda P normalmente fica entre 0º e +90º. Caso o SÂP esteja acima de 0º sugere haver SAE. O SÂP pode sugerir SAE mesmo quando está nos limites da normalidade. Exemplo: paciente que antes apresentava eixo da onda P a +60º e que na evolução apresenta SÂP a 0º deve ter desenvolvido SAE. Isto justificaria a mudança da orientação do vetor resultante da despolarização atrial.

DICA

▶ A maioria dos pacientes com fibrilação atrial (FA) possui SAE. Como nesta arritmia a ausência de ondas P impossibilita o uso dos critérios vistos previamente para diagnóstico da SAE, considera-se a fibrilação atrial como sinal indireto de SAE. Outro ponto interessante é que a SAE pode ser causa ou consequência da FA. A sobrecarga desta câmara gera fibrose das paredes do átrio, o que por sua vez pode desencadear a arritmia. Neste caso, a SAE é a causa da FA. Por outro lado, nos casos em que ocorre FA inicialmente sem SAE, a arritmia faz com que o átrio esquerdo fique sem contração eficaz. Como esta contribui com 30% do esvaziamento do AE, cria-se um estado de sobrecarga desta câmara, o que gera SAE após certo tempo. Neste caso, a SAE é consequência da FA.
▶ Resumindo: FA no ECG = sinal indireto de SAE.

Critérios eletrocardiográficos de sobrecarga atrial esquerda

Critérios diretos:
▶ Aumento da duração da onda P: ≥ 120 ms.
▶ Índice de Morris.
▶ Onda P bífida e entalhada com intervalo entre os ápices ≥ 40 ms.
▶ Desvio do SÂP para a esquerda.
▶ Índice de Macruz > 1,6.

Critério indireto:
▶ Fibrilação atrial.

Correlações Clínicas

- Não é incomum observar sobrecarga atrial esquerda com duração da onda P normal e índice de Morris presente (critério eletrocardiográfico mais sensível e mais específico para o diagnóstico de sobrecarga atrial esquerda).
- Da mesma forma que na SAD, os critérios de SAE no ECG demonstram baixa sensibilidade, porém, alta especificidade para o diagnóstico da SAE (Figura 7.18).
- A presença de SAE em cardiopatia isquêmica está associada à disfunção ventricular esquerda mais grave e a maior comprometimento valvar nas valvopatias aórtica e mitral.
- SAE também está associada a maior ocorrência de taquiarritmias supraventriculares, incluindo fibrilação atrial.

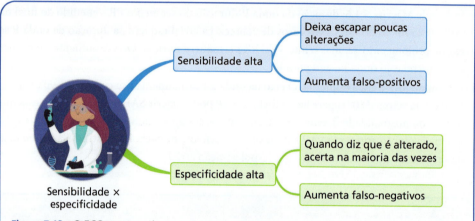

Figura 7.18 – O ECG como qualquer outro teste diagnóstico em medicina é um exame que apresenta sensibilidade e especificidade. Um teste muito sensível, em caso de estar normal, reduz a probabilidade de doença. Já um teste muito específico, em caso de estar alterado, aumenta a probabilidade de ser um verdadeiro doente. Por exemplo, a presença de critérios eletrocardiográficos para sobrecargas atriais tem sensibilidade baixa e especificidade alta. Ou seja, quando presentes, é mais provável que realmente existam alterações estruturais atriais (maior possibilidade de acerto), porém, quando ausentes há uma maior possibilidade de não identificar pacientes que verdadeiramente apresentem alterações estruturais (deixa escapar o diagnóstico).

SOBRECARGA BIATRIAL

Critérios

- A resultante do SÂP costuma estar nos limites normais.
- Aumento combinado de amplitude (> 2,5 mm) e duração (≥ 120 ms) da onda P em DII.
- Componente inicial positivo da onda P em V1 com amplitude ≥ 1,5 mm e componente final negativo com duração ≥ 40 ms e profundidade de 1 mm (Índice de Morris).
- A combinação dos critérios anteriormente descritos para SAD e SAE pode ser observada na Figura 7.19.

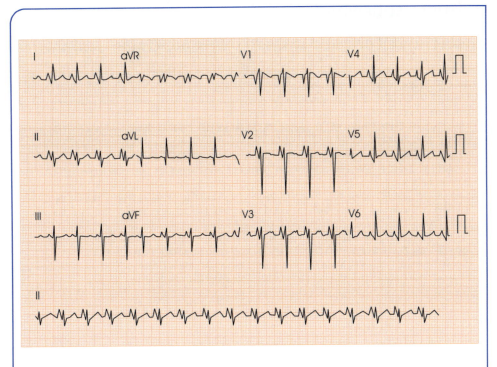

Figura 7.19 – Paciente com sobrecarga biatrial. Apresenta amplitude da onda P de DI maior que a onda P de DIII, típico de sobrecarga biatrial nas cardiopatias congênitas. Associação de critérios de sobrecarga atrial: amplitude da onda P > 2,5 mm em DII (SAD) e componente negativo da onda P de V1 ≥ 40 ms, além de área ≥ 1 mm^2 (Índice de Morris). Apresenta ainda critérios de sobrecarga ventricular esquerda (ver em capítulo específico).

Critérios eletrocardiográficos de sobrecarga biatrial

- Aumento combinado de amplitude (> 2,5 mm) e duração (≥ 120 ms) da onda P em DII.
- Componente inicial positivo da onda P em V1 com amplitude ≥ 1,5 mm e componente final negativo com duração ≥ 40 ms e profundidade de 1 mm (Índice de Morris).
- Combinação dos critérios anteriormente descritos para SAD e SAE.

Causas de sobrecarga biatrial

Causas congênitas:
- Comunicação interatrial.
- Síndrome de Lutembacher (comunicação interatrial associada à estenose mitral).

Causas adquiridas:
- Estenose mitral associada à hipertensão pulmonar.
- Estenose mitral associada à insuficiência tricúspide.
- Estenose mitral e tricúspide.

LEITURAS SUGERIDAS

- Hancock EW, Deal BJ, Mirvis DM, Okin P, Kligfield P, Gettes LS. AHA/ACCF/HRS recommendations for the standardization and interpretation of the electrocardiogram. Part V: electrocardiogram changes associated with cardiac chamber hypertrophy: a scientific statement from the American Heart Association Electrocardiography. J Am Coll Cardiol. 2009;53(11):992-1002.
- Macruz R, Perloff JK, Case RB. A method for the electrocardiographic recognition of atrial enlargement. Circulation. 1958;17:882.
- Morris JJ, Estes EH Jr, Whalen RE, Thompson HK, McIntosh HD. P-wave analysis in valvular heart disease. Circulation. 1964;29:242-52.
- Riera AR, Uchida AH, et al. Eletrocardiograma – Teoria e Prática. São Paulo: Manole; 2011.
- Romhilt DW, Estes EH Jr. A point-score system for the ECG diagnosis of left ventricular hypertrophy. Am Heart J. 1968;75:752-8.
- Samesima N, God EG, Kruse JCL, Leal MG, Pinho C, França FFAC, Pimenta J, et al. Diretriz da Sociedade Brasileira de Cardiologia sobre a Análise e Emissão de Laudos Eletrocardiográficos – 2022. Arq. Bras. Cardiol. 2022;119(4):638-80.
- Sokolow M, Lyon TP. The ventricular complex in left ventricular hypertrophy as obtained by unipolar precordial and limb leads. Am Heart J. 1949;38(2):273-94. http://doi.org/10.1016/0002-9343(47)90055-7.
- Zipes DP, Libby P, Bonow RO, Mann DL, Tomaselli GF. Braunwald's Heart Disease: A Textbook of Cardiovascular Medicine, 11th Edition, 2019; Chapter 12. Electrocardiography. New York: Saunders.

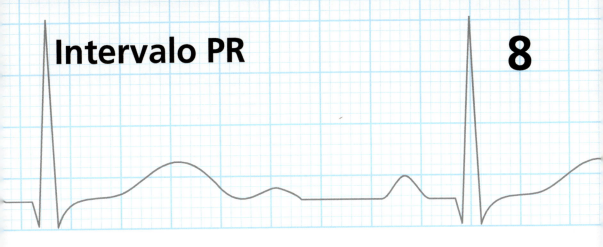

Intervalo PR 8

Fabrício Anjos de Andrade
Fabio Mastrocola
Ivson Cartaxo Braga

DEFINIÇÃO

O intervalo PR (PRi) é o tempo medido do início da onda P até o início do complexo QRS.
1. O intervalo PR representa o intervalo entre a despolarização das células do nó sinusal até o início da despolarização do miocárdio ventricular. Ou seja, engloba a ativação (despolarização) das células dos átrios e o retardo que o nó AV faz sobre o estímulo elétrico.
2. Não devemos confundir o intervalo PR com o segmento PR. O segmento PR (PRs) é uma região isoelétrica que começa no final da onda P e termina no início do complexo QRS (Figura 8.1).

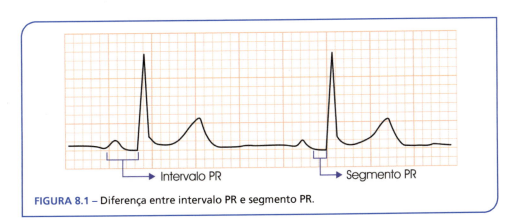

FIGURA 8.1 – Diferença entre intervalo PR e segmento PR.

INTERVALO PR NORMAL

- O intervalo PR normal mede de 120 a 200 ms (3-5 quadradinhos) (Figura 8.2). Ele pode variar em função da frequência cardíaca e da idade. É mais curto em crianças e com o aumento da frequência cardíaca e tende a ser mais longo com o aumento da idade.
- Devido à variação do intervalo PR em função da frequência cardíaca e da idade, utilizam-se tabelas, como a de Davignon, para definir os valores máximos considerados normais. Entretanto, de uma maneira geral, será adotado como 200 ms o limite superior da normalidade em adultos.

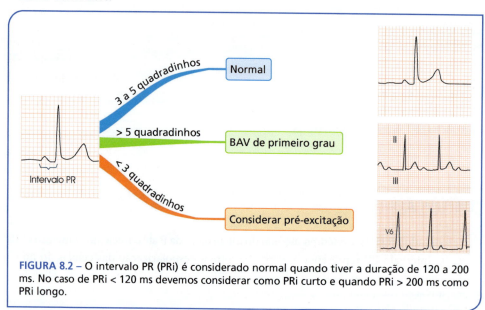

FIGURA 8.2 – O intervalo PR (PRi) é considerado normal quando tiver a duração de 120 a 200 ms. No caso de PRi < 120 ms devemos considerar como PRi curto e quando PRi > 200 ms como PRi longo.

INTERVALO PR CURTO

- O intervalo PR curto (< 120 ms ou 3 quadradinhos, no adulto) pode ocorrer por diversas causas:
  1. Ritmo atrial ectópico ou ritmo juncional: o impulso elétrico inicia-se no átrio em local diferente do nó sinusal ou no próprio nó AV (ritmo juncional), consequentemente, o tempo percorrido entre o início da despolarização atrial até o início da despolarização do miocárdio ventricular é menor (Figura 8.3).
  2. Condução AV acelerada: fisiologicamente, alguns indivíduos possuem uma condução mais rápida pelo nó AV e o retardo do impulso elétrico é menor, logo, o início da despolarização do miocárdio ventricular é mais rápida (Figura 8.4).
  3. Presença de feixe anômalo ou via acessória: pré-excitação – existe uma conexão anormal entre o átrio e o ventrículo, logo o impulso elétrico seguirá esse "caminho alternativo" e não passará pela condução mais lenta (retardo fisiológico) do nó AV. Consequentemente, o início da despolarização ventricular ocorrerá em menor tempo (Figura 8.5).

Intervalo PR 101

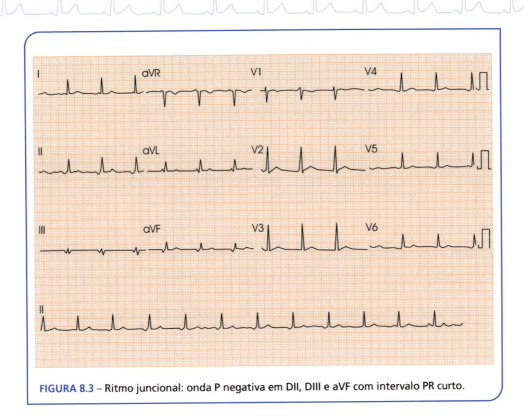

FIGURA 8.3 – Ritmo juncional: onda P negativa em DII, DIII e aVF com intervalo PR curto.

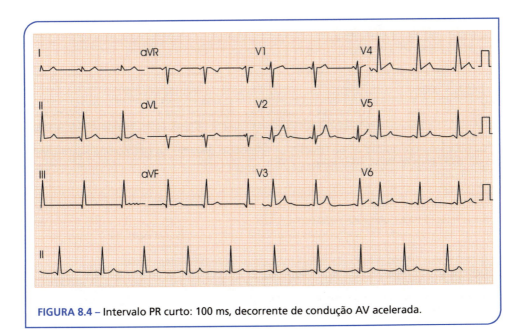

FIGURA 8.4 – Intervalo PR curto: 100 ms, decorrente de condução AV acelerada.

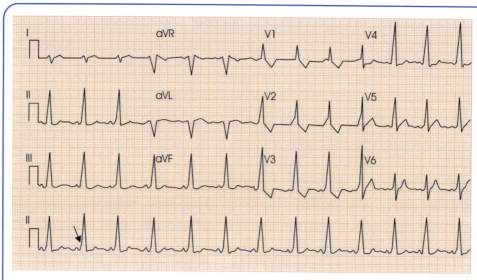

FIGURA 8.5 – Pré-excitação ventricular: PR curto, onda delta (seta), QRS alargado, alteração da repolarização ventricular.

Quais as causas de intervalo PR curto?

1. Ritmo atrial ectópico ou ritmo juncional.
2. Condução AV acelerada.
3. Pré-excitação (síndrome de Wolff-Parkinson-White).

DICA – o que é a síndrome de Wolff-Parkinson-White (WPW)?

Síndrome é um conjunto de sinais e sintomas. Para o diagnóstico da síndrome de WPW devemos ter os sintomas relacionados aos episódios de taquiarritmias, como palpitações, síncope, pré-síncope, associados a alterações específicas no ECG (Figura 8.6).
Quando são encontradas as 4 alterações características descritas no eletrocardiograma a seguir, chamamos de WPW manifesto:
1. PR curto.
2. Onda delta.
3. QRS alargado.
4. Alteração da repolarização ventricular.

Observação: se existirem as alterações eletrocardiográficas, mas sem qualquer sintoma atual ou prévio, chamamos apenas de pré-excitação ventricular e não de síndrome de WPW.
Caso não existam todas as 4 características, chamamos de WPW inaparente.
Lembrar que as alterações eletrocardiográficas do WPW podem ser intermitentes.
Se não houver qualquer alteração no eletrocardiograma, mas existir documentação de taquiarritmia por reentrada atrioventricular (via acessória) através do estudo eletrofisiológico, estamos diante do WPW oculto (condução retrógrada pela via acessória).

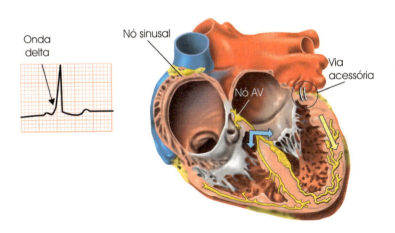

FIGURA 8.6 – Wolff-Parkinson-White – Mostra a ativação pela via acessória (amarelo), gerando a onda delta, e pela via nodal normal (azul). Explicações detalhadas no quadro a seguir.

Qual o significado da onda delta?

As vias acessórias apresentam uma condução mais rápida do que a habitual pelo nó AV e, devido a isso, proporcionam uma despolarização ventricular precoce. Entretanto, a partir desse momento, a propagação do impulso elétrico será mais lenta, pois ocorrerá através dos cardiomiócitos e não do sistema especializado de condução, gerando uma onda precoce, porém de duração mais lenta, chamada de onda delta. O efeito final no complexo QRS será decorrente da fusão entre a ativação inicial pela via acessória e a posteriormente pela via nodal.

Lembrar que pode existir, também, a onda delta sem o intervalo PR curto na variante de Mahaim e PR curto (decorrente da via acessória) sem delta na síndrome de Lown-Ganong-Levine. Entretanto, vários autores não consideram mais a existência da síndrome de Lown-Ganong-Levine, ela seria apenas uma variante da normalidade (condução AV acelerada), e o PR curto não teria relação direta com as arritmias encontradas.

INTERVALO PR LONGO

- O atraso na condução do impulso elétrico pode ocorrer em três níveis: na condução intra-atrial, dentro do nó AV ou ao nível do sistema His-Purkinje. O aumento do PR > 200 ms (> 5 mm) é denominado bloqueio atrioventricular (BAV) de 1° grau (Figura 8.8). As várias condições clínicas que podem levar ao alargamento do intervalo PRi estão ilustradas na Figura 8.7.
    A. Doenças degenerativas do sistema de condução como doença de Lev e de Lenègre.
    B. Tônus vagal exacerbado: atletas bem treinados podem apresentar BAV de 1° grau em função do aumento do tônus vagal.

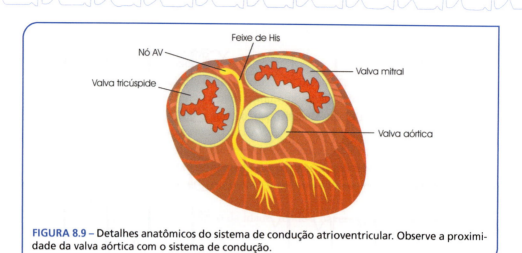

FIGURA 8.9 – Detalhes anatômicos do sistema de condução atrioventricular. Observe a proximidade da valva aórtica com o sistema de condução.

- A seguir, apresentamos exemplos de cada alteração:
    1. Bloqueio AV de 2º grau Mobitz I: existe um aumento progressivo do intervalo PR, seguido de uma onda P bloqueada (fenômeno de Wenckebach) (Figura 8.10).

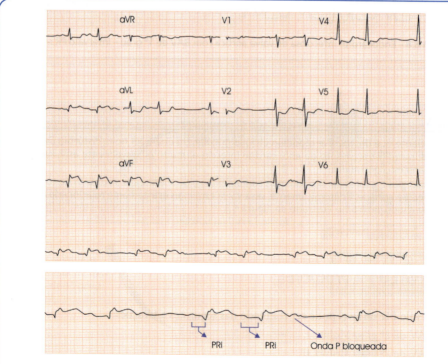

FIGURA 8.10 – BAV de 2º grau Mobitz I: aumento progressivo do intervalo PR até o bloqueio da condução AV, onda P não sendo conduzida. ECG gentilmente cedido pelo Dr. Pedro Veronese. PRi = intervalo PR.

2. Bloqueio AV de 2° grau Mobitz II: ocorre uma falha súbita e intermitente da condução do impulso elétrico (P bloqueada) dos átrios para os ventrículos, com intervalo PR fixo (normal ou prolongado) (Figura 8.11).

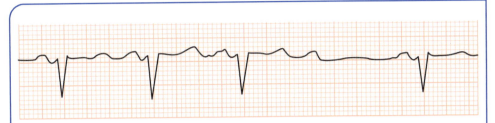

FIGURA 8.11 – BAV de 2° grau Mobitz II: observe que ocorre uma falha súbita e intermitente da condução do impulso elétrico (P bloqueada) dos átrios para os ventrículos, com intervalo PR fixo. ECG gentilmente cedido pelo Dr. Pedro Veronese.

3. Dissociação AV: morfologia da onda P constante, assim como a morfologia do complexo QRS, e o intervalo PR é muito variável. Trata-se, muito provavelmente, de dissociação atrioventricular (AV). A dissociação AV ocorre no bloqueio atrioventricular total (BAVT), no qual os impulsos gerados pelo nó sinusal não são conduzidos aos ventrículos, acarretando perda da relação entre a P e o QRS (Figura 8.12).

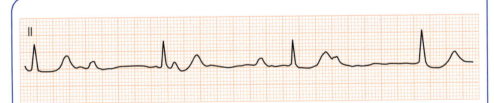

FIGURA 8.12 – BAVT: não existe correlação entre a atividade elétrica atrial e ventricular, o que se traduz no ECG por ondas P não relacionadas ao QRS. Notar o intervalo PR extremamente variável.

4. Marca-passo atrial mutável: PRi variável, assim como a morfologia da onda P. Reconhecido eletrocardiograficamente pela presença de, pelo menos, 3 morfologias de ondas P. Os intervalos PP e PR, frequentemente, são variáveis, podendo ocorrer ondas P bloqueadas. Quando apresenta FC maior que 100 é chamado de taquicardia atrial multifocal (Figura 8.13).
5. Dupla via de condução nodal: quando ocorre PRi curto alternando com PR longo, sendo a morfologia da onda P constante, deve-se suspeitar de dupla via de condução nodal. Apesar de a dupla via de condução nodal não ser rara, sua identificação no eletrocardiograma não é habitual.

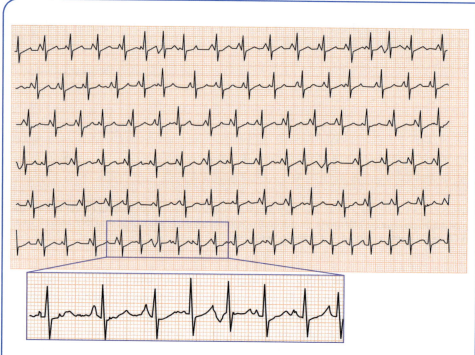

FIGURA 8.13 – Taquicardia atrial multifocal. Notar as diferentes morfologias de onda P presentes.

DICA

- Na presença de dissociação AV, sempre pensar em BAVT. Entretanto, a dissociação não é sinônimo de BAVT e indica que existem dois ritmos independentes, um comandando os átrios e outro nos ventrículos, e pode ocorrer tanto nas bradicardias como nas taquicardias, como, por exemplo, na ventricular.
- Existe um tipo de dissociação que é chamada de isorrítmica, na qual a frequência do nó sinusal (bradicardia sinusal) fica ligeiramente inferior à do automatismo da junção atrioventricular e, devido a isso, os ventrículos serão despolarizados pelos estímulos juncionais e os átrios ainda continuarão a ser despolarizados pelo estímulo do nó sinusal. Para diferenciar do BAVT, é só olhar a frequência das ondas P, que deve ser inferior ou muito próxima da frequência do complexo QRS (por exemplo, frequência da P de 48 e do QRS de 52 por minuto); já no BAVT, a frequência do QRS é nitidamente inferior, em geral abaixo de 40, com complexo QRS largo quando o escape for abaixo da bifurcação do feixe de His ou estreito, se for acima.

Resumindo:
- Ondas P e QRS dissociados + frequência das ondas P > frequência dos QRS = BAVT.
- Ondas e QRS dissociados + frequência das ondas P < frequência dos QRS = dissociação isorrítmica (desde que frequência do QRS < 100 bpm e frequências atrial e ventricular bem próximas).

SEGMENTO PR

- O segmento PR pode evoluir com infradesnivelamento ou supradesnivelamento. As principais causas de modificações no segmento PR são pericardite aguda e infarto atrial.
    1. **Pericardite aguda:** o eletrocardiograma da pericardite aguda mostra, tipicamente, elevação difusa do segmento ST com concavidade voltada para cima e infradesnivelamento do segmento PR, observada em cerca de 80% dos pacientes. Para maiores detalhes, ver capítulo sobre supradesnivelamento do segmento ST de causa não isquêmica (Figura 8.14).
    2. **Infarto atrial:** é um evento raro. A maioria dos infartos atriais é consequência de doença cardíaca aterosclerótica. Além da doença aterosclerótica, o infarto atrial tem sido, menos frequentemente, associado a: doença pulmonar obstrutiva crônica com *cor pulmonale* e artérias coronárias normais; hipertensão pulmonar primária; distrofia muscular; ataxia de Friedreich e intoxicação por fosfeto de alumínio.

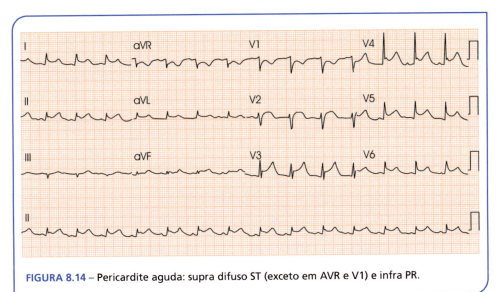

FIGURA 8.14 – Pericardite aguda: supra difuso ST (exceto em AVR e V1) e infra PR.

Quais as causas de infradesnivelamento do segmento PR?

1. Pericardite.
2. Infarto atrial.

Qual a causa de supradesnivelamento do segmento PR?

1. Infarto atrial.

LEITURAS SUGERIDAS

- Friedmann AA, Grindler J, Oliveira CAR. Diagnóstico diferencial no eletrocardiograma. São Paulo: Manole; 2007.
- Mendes RGG, Evora PRB. Infarto atrial. Entidade clínica nem sempre reconhecida. Arq Bras Cardiol. 1999;72.
- Pastore CA, Grupi CJ, Moffa PJ, Ramires JAF. Eletrocardiografia atual- curso do serviço de eletrocardiografia do INCOR. 2ª ed. Rio de Janeiro: Atheneu; 2008.
- Shakir DK, Arafa SOE. Right atrial infarction, atrial arrhythmia and inferior myocardial infarction form a missed triad: A case report and review of the literature. Can J Cardiol. 2007;23(12):995-997.
- Zipes DP, Libby P, Bonow RO, Mann DL, Tomaselli GF. Braunwald's Heart Disease: A Textbook of Cardiovascular Medicine, 11th edition, 2019; Chapter 12. Electrocardiography. New York: Saunders.

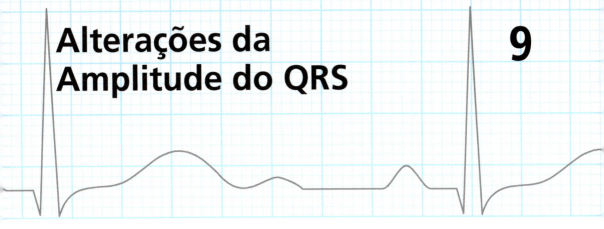

Alterações da Amplitude do QRS

9

Fabio Mastrocola
Eduardo Cavalcanti Lapa Santos
Dirceu Thiago Pessoa de Melo
Ivson Cartaxo Braga

INTRODUÇÃO

- O complexo QRS representa a ativação elétrica ventricular. Como a massa do ventrículo esquerdo (VE) é duas a três vezes maior que a do ventrículo direito (VD), podemos afirmar que o complexo QRS representa majoritariamente a atividade elétrica do VE.
- A amplitude do QRS pode estar aumentada em situações em que há aumento da massa ventricular. Isso ocorre porque o aumento do tamanho e número de fibras miocárdicas determina aumento do potencial elétrico.
- O aumento da massa ventricular pode ocorrer por sobrecarga de pressão (exemplo: hipertensão, estenose aórtica, estenose da valva pulmonar) ou sobrecarga de volume (insuficiência aórtica, insuficiência mitral).
- Em alguns casos, pode ser geneticamente determinada, como ocorre na miocardiopatia hipertrófica.

> **DICA**
> Reserva-se o diagnóstico de hipertrofia do ventrículo esquerdo (HVE) para métodos de imagem que visualizem diretamente o coração (exemplo: ecocardiograma, ressonância magnética cardíaca). Como o eletrocardiograma avalia sinais indiretos da HVE, o diagnóstico feito por este método é o de sobrecarga ventricular esquerda (SVE).

- A amplitude do QRS é influenciada, além da massa ventricular, por outros inúmeros fatores, como gênero (sendo maior em homens), idade, raça (em geral maior em afrodescendentes) e biotipo.

- A sobrecarga de pressão habitualmente cursa com hipertrofia concêntrica (aumento da espessura relativa da parede ventricular e da massa cardíaca). Por sua vez, a sobrecarga de volume cursa com hipertrofia excêntrica (aumento da massa cardíaca com elevação do volume da cavidade ventricular) (Figura 9.1).

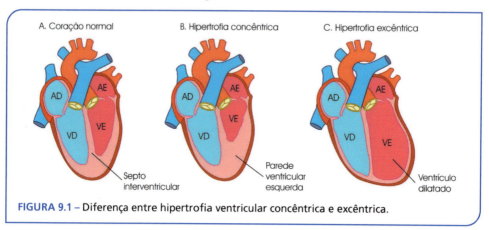

FIGURA 9.1 – Diferença entre hipertrofia ventricular concêntrica e excêntrica.

- Não é possível distinguir de maneira confiável essas duas condições com o uso do eletrocardiograma e, portanto, a classificação clássica entre sobrecarga sistólica ou diastólica pelo ECG deve ser evitada, como bem ressalta a diretriz americana de eletrocardiografia.
- Pode ocorrer aumento da amplitude do QRS mesmo na ausência de hipertrofia ventricular, em virtude de particularidades na anatomia da caixa torácica (exemplo: indivíduos longilíneos, mulheres mastectomizadas). Isto ocorre pelo aumento da superfície de contato e maior proximidade dos ventrículos com a parede do tórax.
- A amplitude do QRS pode estar reduzida em situações em que há fibrose miocárdica significativa com perda de potencial elétrico (exemplo: amiloidose, doença de Chagas, cardiopatia isquêmica) ou quando fatores extracardíacos afastam a parede dos ventrículos da parede torácica (exemplo: indivíduos obesos, mulheres com mamas volumosas, doenças pulmonares, derrame pericárdico).
- Em algumas situações, a interpretação das alterações da amplitude do QRS pode ser mais difícil. São exemplos: presença de bloqueios de ramo, síndromes de pré-excitação e marca-passo definitivo.

Causas de aumento de amplitude de QRS
1. Sobrecarga ventricular.
2. Particularidades da anatomia torácica (exemplo: indivíduos longilíneos, pacientes mastectomizadas).
3. Outras situações: crianças, adolescentes, vagotonia, atletas.

Causas de baixa amplitude de QRS
1. Presença de fibrose miocárdica (exemplo: infarto prévio).
2. Derrame pericárdico volumoso.
3. Fatores extracardíacos que afastam as paredes dos ventrículos da superfície torácica (exemplo: pneumotórax, enfisema, derrame pleural volumoso, obesidade, mamas volumosas).

CAUSAS DE AUMENTO DA AMPLITUDE DO COMPLEXO QRS

Sobrecarga ventricular esquerda (SVE)

- A sobrecarga do ventrículo esquerdo é um fator preditor independente de eventos cardiovasculares, como evolução para insuficiência cardíaca, acidente vascular encefálico e mortalidade de origem cardíaca. Portanto, sua identificação pelo eletrocardiograma, que é de baixo custo e amplamente disponível, torna-se importante na prática clínica. O tratamento medicamentoso otimizado reduz a morbimortalidade e pode reverter as alterações eletrocardiográficas.

- Sugerimos colocar no laudo eletrocardiográfico o termo sobrecarga e não hipertrofia ventricular esquerda, já que esse termo se refere a um achado histopatológico e/ou anatômico. Entretanto, como a presença de sobrecarga no ECG tem boa correlação com a presença de HVE em autópsias e/ou exames de imagem, alguns autores optam por utilizar o termo HVE no laudo.

- Existem inúmeros escores para avaliação de sobrecargas ventriculares; os mais utilizados são os critérios relacionados ao aumento de voltagem do QRS.

> **DICA**
>
> De modo geral, os escores eletrocardiográficos para diagnóstico de SVE apresentam boa especificidade e limitada sensibilidade. Em outras palavras: são confiáveis quando alterados, porém, escores normais não são capazes de afastar a presença de sobrecarga.

- O eletrocardiograma pode estar normal nas fases iniciais da hipertrofia miocárdica, uma vez que pequenos aumentos na massa ventricular não são capazes de produzir aumento significativo da amplitude do QRS. Este fato explica a limitada sensibilidade do exame. Nessa situação, exames de imagem como ecocardiograma e ressonância magnética cardíaca apresentam excelente acurácia e são os mais indicados.

- A sobrecarga ventricular esquerda leva ao aumento do vetor e do tempo de ativação que se direciona para trás e para esquerda. Por esse motivo, ocorre o aumento da amplitude da onda R nas derivações à esquerda (DI, aVL e V4-V6) e aumento da profundidade da onda S nas derivações à direita (DIII, aVR, V1-V3). Também há atraso na repolarização ventricular ocasionando anormalidades do segmento ST e da onda T nas derivações laterais (Figura 9.2).

- A seguir demonstraremos os critérios mais utilizados na prática clínica para o diagnóstico eletrocardiográfico de SVE:

  A sensibilidade e especificidade dos critérios apresenta grande variação, dependendo da população estudada. Na população americana, a sensibilidade média nos estudos foi menor que 50% e a especificidade, próxima de 90%. Devido à baixa sensibilidade, é frequente o ECG ser considerado alterado por um critério e negativo em outro. Por isso, a utilização de vários critérios aumenta a probabilidade de diagnosticar a SVE. Sugerimos utilizar, rotineiramente, pelo menos os três principais: Sokolow-Lyon, Cornell e de Romhilt-Estes.

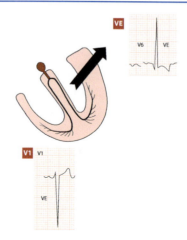

FIGURA 9.2 – A sobrecarga ventricular esquerda leva ao aumento da amplitude da onda R nas derivações à esquerda (DI, aVL e V4-V6) e aumento da profundidade da onda S nas derivações à direita (DIII, aVR, V1-V3). Também há atraso na repolarização ventricular ocasionando anormalidades do segmento ST e da onda T nas derivações laterais.

Critério de Sokolow-Lyon

S V1 + R de V5 ou V6 > 35 mm (critério original)

Existe o critério de Sokolow-Lyon-Rappaport, que inclui a possibilidade de utilizar o S de V2 também com R de V5 ou V6 > 35 mm. Observe a Figura 9.2.
Os critérios de voltagem foram validados em pacientes acima de 35 anos; o seu uso nos menores de 35 anos é limitado. Alguns autores consideram aumentar o valor de corte para 40 mm.
Outro critério de voltagem criado por Sokolow é o R de aVL > 11 mm.
Observe a Figura 9.3.

Critério de Cornell (voltagem)

- R aVL + S V3 > 28 mm se sexo masculino
- R aVL + S V3 > 20 mm se sexo feminino

Observe a Figura 9.4.

Critério de pontos de Romhilt-Estes (Figura 9.5)	
3 pontos	Amplitude aumentada – Onda R ou S ≥ 20 mm no plano frontal (derivações periféricas) ou ≥ 30 mm no plano horizontal (precordiais)
3 pontos	Alteração de ST-T (*strain*) na ausência de digital
3 pontos	Sobrecarga atrial esquerda (índice de Morris: componente final negativo da p em V1 ≥ 0,04 s e amplitude ≥ 1 mm, ou seja, maior ou igual a 1 quadradinho de área)
2 pontos	Desvio do eixo SÂQRS para a esquerda, além de -30° (positivo em DI e negativo em DII e aVF)
1 ponto	QRS alargado ≥ 0,09 s sem padrão de bloqueio de ramo
1 ponto	Tempo de ativação ventricular (intervalo entre início do QRS e pico da onda R) ≥ 0,05 s em V5 e V6
1 ponto	Alteração de ST-T (*strain*) na presença de digital

Escore de 5 pontos = SVE, se 4 pontos SVE provável.
Sensibilidade: 58%; Especificidade: 97%.

Alterações da Amplitude do QRS 115

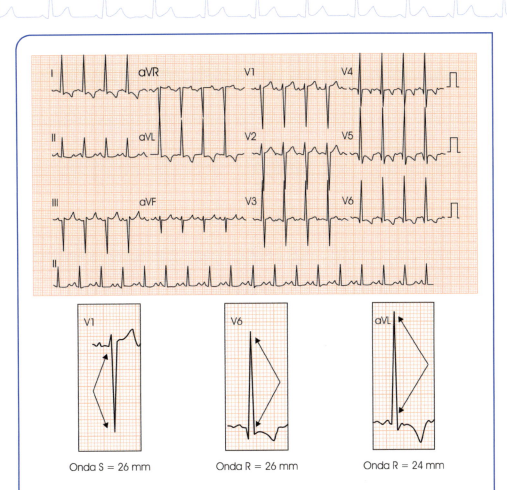

FIGURA 9.3 – No ECG acima, pode-se observar os 2 critérios de Sokolow. Somando-se a onda S em V1 (26 mm) com a onda R em V6 (26 mm), obtivemos o resultado de 52 mm, bastante superior aos 35 mm propostos originalmente por Sokolow-Lyon. Ao olhar exclusivamente para aVL, percebemos que a onda R apresenta amplitude de 24 mm, superior ao limite de 11 mm.

Critério de Peguero Lo Presti
É considerado positivo quando a soma da amplitude da maior onda S em qualquer derivação com a onda S de V4 for ≥ 28 mm em homens e ≥ 23 mm em mulheres.

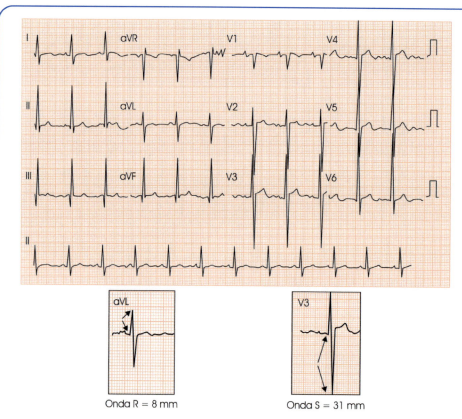

FIGURA 9.4 – Diagnóstico de SVE pelo critério de Cornell. Trata-se de homem com insuficiência aórtica importante. Ao somarmos a amplitude da onda R de aVL (8 mm) com a amplitude da onda S em V3 (31 mm) chegamos a 39 mm, superior, portanto, ao limite de 28 mm proposto pelo critério de Cornell.

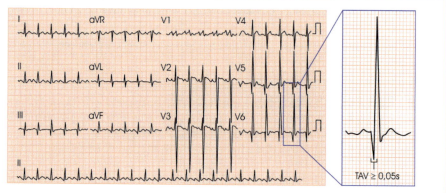

FIGURA 9.5 – O tempo de ativação ventricular (TAV), também denominado deflexão intrinsecoide, é medido do início do complexo QRS até o pico da onda R. Se maior ou igual a 0,05 s em V5 ou V6, pontua 1 ponto no escore de Romhilt-Estes.

- O que é o *strain* e por que a presença do *strain* durante o uso de digital vale menos pontos?
  O termo *"typical strain"* foi introduzido em 1941 e significava as alterações no segmento ST e onda T que eram decorrentes da sobrecarga imposta ao ventrículo esquerdo e sua consequente hipertrofia. É representado no eletrocardiograma por depressão do segmento ST descendente e convexa, principalmente em derivações laterais esquerdas (DI, aVL, V5 e V6), associadas a inversão da onda T de forma assimétrica (descenso lento e ascensão mais rápida). É um termo ainda muito utilizado e faz parte de vários critérios de SVE, como o de Romhilt-Estes. Entretanto, a última diretriz americana de padronização de laudos eletrocardiográficos recomenda evitar seu uso, uma vez que outras doenças, como a miocardiopatia hipertrófica, apresentam as alterações de *strain* ao ECG, sem necessariamente serem decorrentes de sobrecarga (no caso da miocardiopatia hipertrófica é determinada geneticamente, podendo apresentar sobrecarga nas formas obstrutivas). O termo mais recomendado seria: alterações da repolarização ventricular (Figuras 9.6 e 9.7). Mesmo com estas considerações, acreditamos que a identificação do padrão de *strain* continua importante pela sua associação com HVE significativa e aumento nos desfechos cardiovasculares.
- Nas Figuras 9.8 a 9.10, colocamos exemplos de eletrocardiogramas com SVE.

> **DICA – Como fazer o diagnóstico de SVE usando apenas uma derivação?**
> Como vimos no Capítulo 4, uma derivação que enxerga muito bem o VE é aVL; o critério original de SVE proposto por Sokolow em 1949 foi R de aVL > 11 mm. Recentemente, Courand e colaboradores viram que o R de aVL > 10 mm tinha boa correlação com HVE identificada na ressonância cardíaca, já o R de aVL < 5 mm praticamente descartava a HVE. Quando o R estiver entre 5 e 10 mm, devemos utilizar outros critérios, como o de Romhilt-Estes ou Cornell.

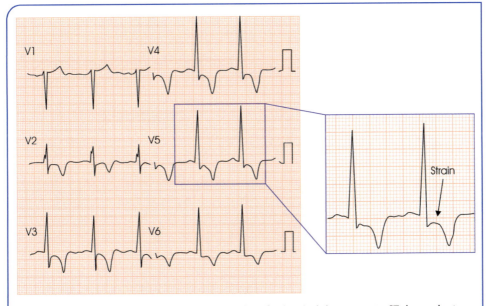

FIGURA 9.6 – Padrão de *strain* típico, mostrando infradesnível do segmento ST descendente e com convexidade superior, associado a T invertida e assimétrica em paciente com critérios para SVE por voltagem (Sokolow-Lyon > 35 mm).

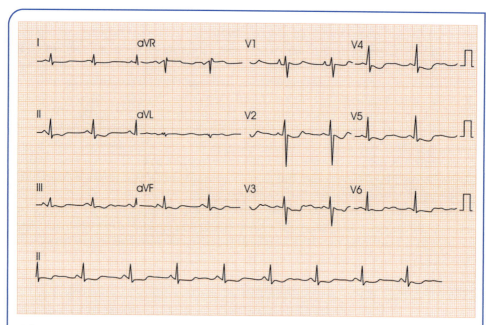

FIGURA 9.7 – Paciente em uso de digital, com ECG mostrando ritmo sinusal, com FC de 54 bpm, apresentando infradesnível do segmento ST descendente com aspecto de "colher de pedreiro". O fato de o digital poder alterar o segmento ST faz com que esta alteração tenha menor valor e por isso receba apenas 1 ponto no escore de Romhilt-Estes.

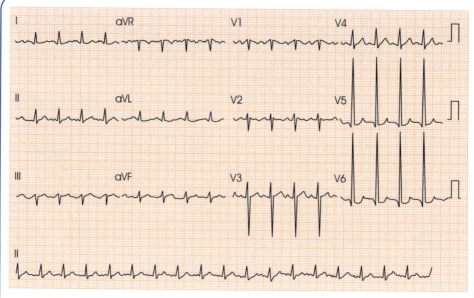

FIGURA 9.8 – Paciente com insuficiência mitral importante. Observe sinais de amplitude aumentada do QRS. Presença de SVE pelo critério Sokolow-Lyon: S V1+ RV5 ou RV6 > 35 mm.

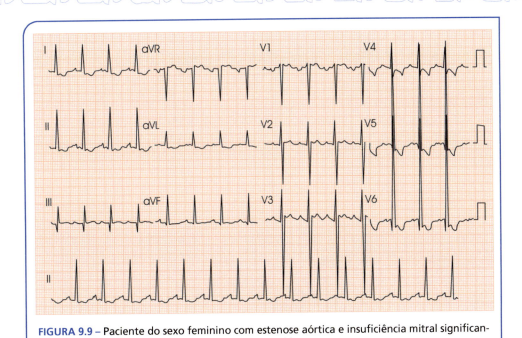

FIGURA 9.9 – Paciente do sexo feminino com estenose aórtica e insuficiência mitral significantes. Observe pelo critério de Cornell R aVL + SV3 > 20 mm.

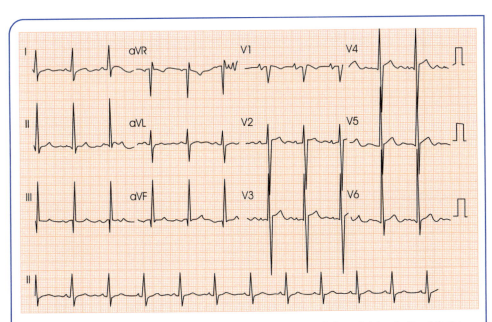

FIGURA 9.10 – Paciente com insuficiência aórtica importante. Pelos critérios de Romhilt-Estes: R em derivações periféricas (DII) > 20 mm (3 pontos) + Morris (3 pontos). Já temos 6 pontos, diagnóstico de SVE.

Sobrecarga ventricular direita (SVD)

- A presença de sobrecarga ventricular direita provoca o aumento do vetor de ativação ventricular direita que se direciona para frente e para direita. No eletrocardiograma serão formadas ondas R amplas em V1-V2 e ondas S profundas nas derivações esquerdas (V5-V6, DI e aVL) (Figura 9.11).

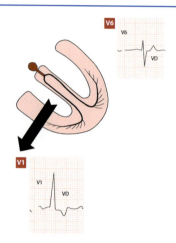

FIGURA 9.11 – A sobrecarga ventricular direita leva a aumento do vetor de ativação ventricular direita, o que justifica a presença de ondas R amplas em derivações precordiais direitas e ondas S profundas nas derivações à esquerda (V5-V6, DI e aVL).

- As principais causas de sobrecarga ventricular direita são: hipertensão pulmonar secundária a valvopatias, miocardiopatias, doenças pulmonares, cardiopatias congênitas, colagenoses, embolia pulmonar, esquistossomose, idiopática, entre outras. Observe as Figuras 9.12 a 9.14.

DICA
Como o ventrículo direito apresenta menor massa que o VE, é necessário aumento da massa do VD em duas a três vezes para que encontremos expressão eletrocardiográfica sugestiva de SVD.

Critérios para diagnóstico de sobrecarga ventricular direita (SVD)

- **Desvio do eixo para a direita:** eixo QRS > + 110° no adulto
- **Ondas R com alta voltagem em V1 (R > 6 mm)** com morfologia Rs, qR, qRs ou R puro
- Relação R/S > 1 em V1
- Onda S em V5 > 10 mm
- Onda S em V6 > 3 mm
- Soma de R de V1 + S V5-V6 > 10,5 mm (critério proposto por Sokolow-Lyon no mesmo artigo que gerou o clássico índice de SVE já descrito previamente)
- Padrão *strain* (infradesnível descendente com T negativa e assimétrica) em V1, V2, V3

Observe a Figura 9.12.

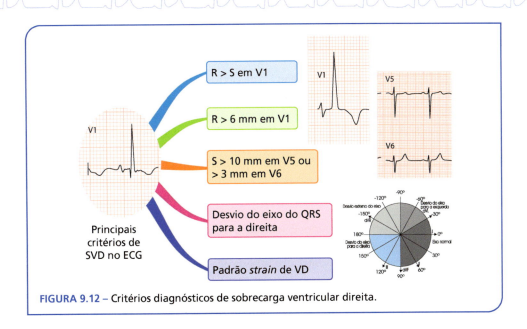

FIGURA 9.12 – Critérios diagnósticos de sobrecarga ventricular direita.

- Vendo os critérios citados previamente, podemos notar que boa parte deles se baseia em detectar a presença de onda R ampla (R > S) em V1. Por que isto acontece na sobrecarga de ventrículo direito? Basta lembrar da figura que representa a distribuição dos eletrodos precordiais (Figura 9.13).

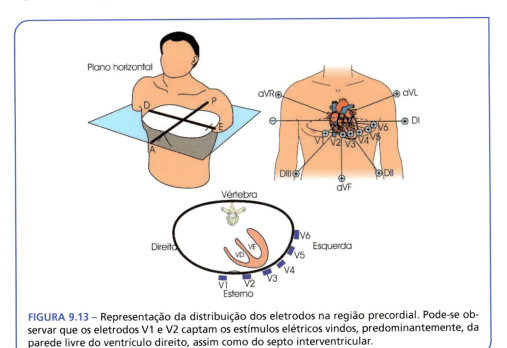

FIGURA 9.13 – Representação da distribuição dos eletrodos na região precordial. Pode-se observar que os eletrodos V1 e V2 captam os estímulos elétricos vindos, predominantemente, da parede livre do ventrículo direito, assim como do septo interventricular.

- V1 assim como V2 captam a energia elétrica proveniente da parede livre do ventrículo direito, é fácil entender que, caso ela esteja hipertrofiada, irá gerar ondas R amplas nestas derivações.
- Nas Figuras 9.14 a 9.16, colocamos exemplos de eletrocardiogramas com SVD.
- Mas há outras causas de ondas R amplas em V1 e V2 que não a sobrecarga de VD? Sim.
- A primeira causa para a qual podemos chamar a atenção é a cardiomiopatia hipertrófica septal. Nesta doença de origem genética, o septo interventricular apresenta importante aumento de sua espessura. Como vimos na Figura 9.13, V1 e V2 captam energia elétrica vinda tanto da parede livre do VD quanto do septo interventricular. Assim, quanto este está hipertrofiado, costumam surgir ondas R de grande amplitude em V1 e V2 (Figura 9.17).
- Outra causa de onda R ampla em V1 e V2 será vista em maiores detalhes no próximo capítulo: são as anormalidades de condução pelo ramo direito do feixe de His. A presença de onda R ou R' ampla em V1 faz parte dos critérios diagnósticos destas alterações (Figura 9.18).
- Uma alteração eletrocardiográfica já vista no capítulo anterior e que pode causar onda R ampla em V1 é a pré-excitação ventricular através de via acessória. Dependendo da localização desta via o estímulo inicial que despolariza o VE pode ir em direção a V1, causando assim uma onda R ampla nesta derivação (Figura 9.19).
- Doenças que podem levar a um deslocamento do coração para a direita também podem levar a essa alteração eletrocardiográfica (ondas R amplas em V1 e V2). Por quê? Quando o coração é deslocado para a direita do paciente, as derivações V1 e V2 passam a captar, predominantemente, o estímulo elétrico vindo do septo/parede livre do VE. Como esta região tem uma massa muscular mais elevada que o VD, a amplitude das ondas R geradas também será maior.

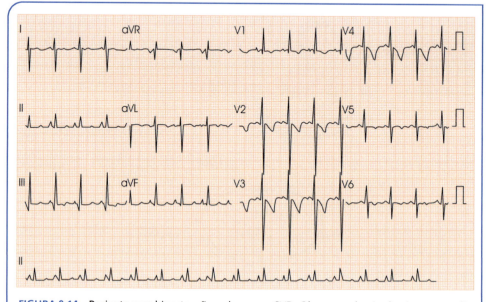

FIGURA 9.14 – Paciente com hipertensão pulmonar e SVD. Observe o desvio do eixo para a direita e para a frente, com aumento da amplitude da onda R em V1 (12 mm), com R/S > 1 nesta derivação e padrão *strain* em V1, V2, V3. Notam-se ondas S profundas em V5 e V6.

Alterações da Amplitude do QRS 123

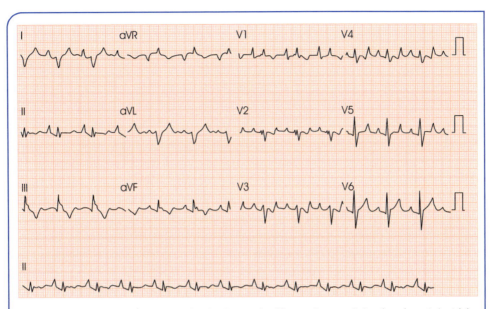

FIGURA 9.15 – Paciente com anomalia de Ebstein (malformação congênita da valva tricúspide). Observe o desvio do eixo para a direita e para a frente, padrão *strain* em V1, V2, V3 e ondas S profundas (> 5 mm) em V5 e V6. Além disso, há critérios para sobrecarga de AD com onda P de grande amplitude em DII (> 2,5 mm).

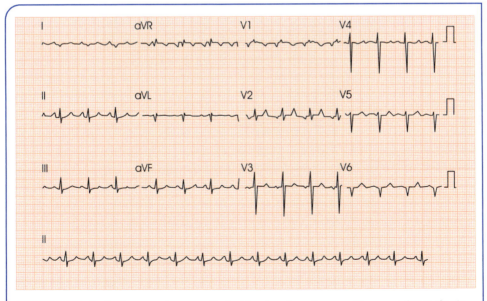

FIGURA 9.16 – Paciente com estenose mitral e hipertensão pulmonar. Observe o desvio do eixo para a direita e para a frente, ondas S profundas (> 10 mm) em V5.

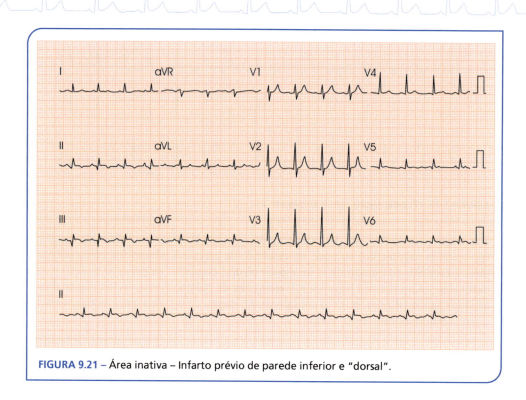

FIGURA 9.21 – Área inativa – Infarto prévio de parede inferior e "dorsal".

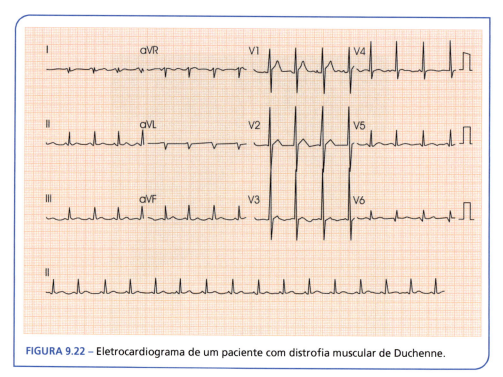

FIGURA 9.22 – Eletrocardiograma de um paciente com distrofia muscular de Duchenne.

- Para facilitar a memorização das causas de ondas R amplas em V1 e V2, fizemos o seguinte mnemônico:

> **Causas de ondas R amplas em V1 e V2 – mnemônico CARDIOPAPERS**
>
> **CARDIO**miopatia hipertrófica septal
> **P**arede lateral infartada (classicamente denominado infarto posterior/dorsal)
> **A**normalidades no ramo direito
> **P**ré-excitação ventricular
> **E**rro na colocação dos eletrodos
> **R**epuxamento do coração para a direita
> **S**obrecarga de ventrículo direito

Sobrecarga biventricular

- Na sobrecarga biventricular, ocorre associação de critérios de SVE e SVD com predomínio de um ou de outro dependendo das características anatômicas de cada paciente. Este achado é mais comum em cardiopatias graves, com sobrecarga das quatro câmaras cardíacas.

> **Quando pensar em sobrecarga biventricular (Figura 9.23)**
>
> O achado mais comum é eixo elétrico de QRS no plano frontal, desviado para a direita, associado a critérios de voltagem para SVE (Cornell, Sokolow):
> ► Eixo QRS > +90°.
> ► Complexos QRS isodifásicos amplos, de tipo R/S, nas precordiais intermediárias de V2 a V4 (fenômeno de Katz-Wachtel).
> ► S profundas em V5 e V6.
> ► Critérios para sobrecarga de átrio D.

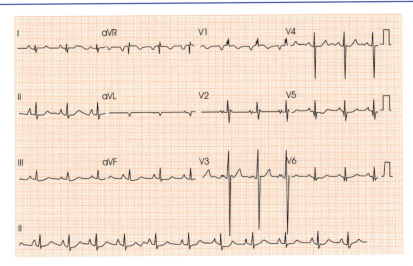

FIGURA 9.23 – Sobrecarga biventricular. Onda R ampla em V1 associada a índice de Cornell positivo. Nota-se, também, sobrecarga de átrio esquerdo (índice de Morris) e sobrecarga de átrio D (P em DII > 2,5 mm), com eixo próximo a +90°. Trata-se de paciente com miocardiopatia dilatada.

Causas de redução da amplitude do complexo QRS

- O complexo QRS pode apresentar amplitude reduzida (baixa voltagem) nas situações em que há intensa fibrose cardíaca – com consequente perda de potencial elétrico – ou quando estruturas extracardíacas se interpõem entre os ventrículos e a parede do tórax. Observe alguns exemplos nas Figuras 9.24 a 9.27.

> **DICA**
>
> Para falarmos que há baixa voltagem, a amplitude de todos os complexos QRS deve ser menor que 5 mm no plano frontal e menor que 10 mm nas derivações precordiais (plano horizontal). Ocasionalmente a baixa voltagem pode ser encontrada em apenas um dos planos.

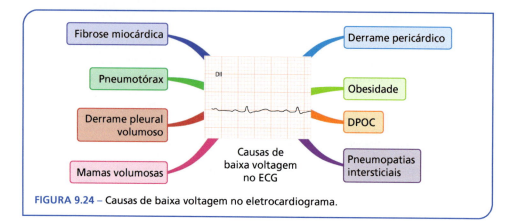

FIGURA 9.24 – Causas de baixa voltagem no eletrocardiograma.

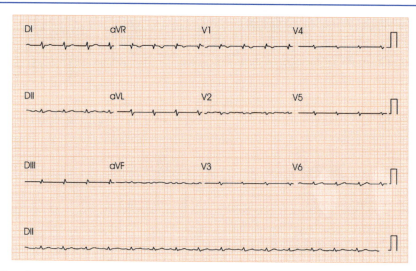

FIGURA 9.25 – Paciente com obesidade mórbida (300 kg) e síndrome de Pickwick com hipertensão pulmonar. Observe os complexos QRS de baixa amplitude e desvio do eixo para a direita, sugerindo a presença de SVD.

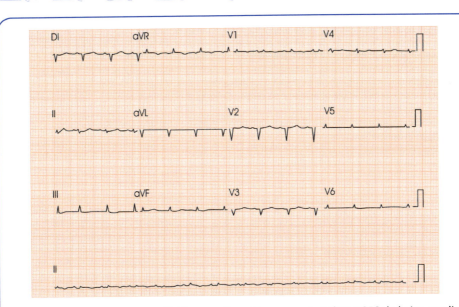

FIGURA 9.26 – Paciente com amiloidose cardíaca. Observe os complexos QRS de baixa amplitude. Nessa doença ocorre depósito de substância amiloide no miocárdio e fibrose, gerando tecido eletricamente inativo.

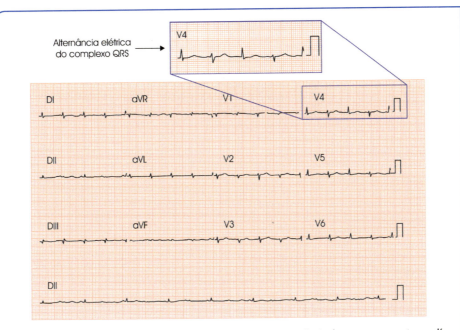

FIGURA 9.27 – Paciente com derrame pericárdico importante e sinais de tamponamento cardíaco. Observe complexos QRS de baixa voltagem e com alternância elétrica (variação na amplitude do QRS). O aumento do líquido pericárdico determina maior movimentação do coração. ECG gentilmente cedido pelo Dr. Eduardo Alberto Castro Roque.

LEITURAS SUGERIDAS

- Friedmann AA, Grindler J. ECG: Eletrocardiologia Básica. 1ª ed. São Paulo: Sarvier; 2008.
- Hancock EW, Deal BJ, Mirvis DM, Okin P, Kligfield P, Gettes LS. AHA/ACCF/HRS: Recommendations for the Standardization of Electrocardiogram, Part V. Circulation. 2009;119(10):e251-e261.
- Pastore CA, Grupi CJ, Moffa PJ, Ramires JAF. Eletrocardiologia Atual: Curso do Serviço de Eletrocardiologia do InCor. 2ª ed. São Paulo: Atheneu; 2008.
- Romhilt WD, Estes EH. A point-score system for the ECG diagnosis of left ventricular hypertrophy. Am Heart J. 1968;75(6):752-758.
- Samesima N, God EG, Kruse JCL, Leal MG, Pinho C, França FFAC, Pimenta J, et al. Diretriz da Sociedade Brasileira de Cardiologia sobre a Análise e Emissão de Laudos Eletrocardiográficos – 2022. Arq. Bras. Cardiol. 2022;119(4):638-80.

Alterações da Duração e Orientação do Complexo QRS

10

Eduardo Cavalcanti Lapa Santos
Fabio Mastrocola
Dirceu Thiago Pessoa de Melo
Ivson Cartaxo Braga

INTRODUÇÃO

- A ativação elétrica dos ventrículos ocorre através de um sistema especializado de fibras de condução (Figura 10.1). As partes mais importantes deste sistema são o feixe de His e seus ramos, direito e esquerdo.

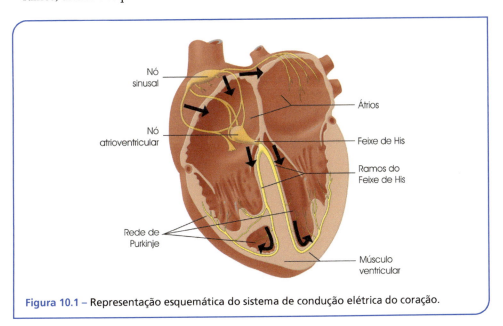

Figura 10.1 – Representação esquemática do sistema de condução elétrica do coração.

- Qual a grande utilidade do sistema de condução? Por que o impulso elétrico não pode simplesmente ser conduzido através das células cardíacas em geral? A grande vantagem do sistema de condução é o fato de ser formado por células especializadas que transmitem o impulso elétrico a uma velocidade quatro vezes maior que as outras células cardíacas (responsáveis pela contração). Fazendo uma analogia, é como se as fibras do sistema de condução representassem ruas enquanto as outras células cardíacas formassem juntas um terreno bastante irregular e difícil de ser percorrido (Figura 10.2).

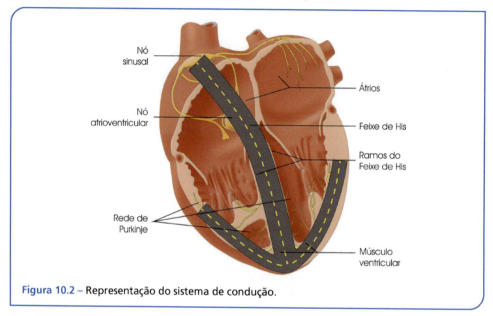

Figura 10.2 – Representação do sistema de condução.

- Estamos falando, neste capítulo, de ativação ventricular (complexo QRS). Então, o que acontece quando o estímulo elétrico percorre o sistema de condução normal? Seria o equivalente a termos vários carros percorrendo uma rua de via dupla. Ou seja, eles chegariam rápido ao seu destino. Voltando para o ECG, isso significaria que o estímulo elétrico (carros) percorreria rápido o seu destino através dos ramos esquerdo e direito do feixe de His (rua com via dupla) chegando por fim ao seu destino (células miocárdicas). Ou seja, como a estimulação é rápida, o complexo QRS resultante tende a ser de curta duração (quanto mais rápida a ativação ventricular, mais rápido/estreito é o complexo QRS).

  A duração normal do complexo QRS é de 0,08 s a 0,11 s (Figura 10.3).
- Digamos, agora, que devido a alguma doença, uma das faixas da rua que vai para os ventrículos esteja bloqueada (Figura 10.4).
- O que vai ocorrer com o fluxo de carros? Ficará mais lento, obviamente. Na analogia com o ECG, a transmissão do impulso elétrico para as células ventriculares ficaria mais lenta e, assim, o complexo QRS ficaria também mais lento/alargado, como vemos na Figura 10.5.
- Acabamos de descrever o que ocorre nos bloqueios dos ramos do feixe de His. Quando ocorre o bloqueio de um destes ramos, a despolarização ventricular passa a ser feita de forma alterada. O principal sinal disto é o prolongamento do complexo QRS além dos seus limites considerados normais.

Alterações da Duração e Orientação do Complexo QRS 133

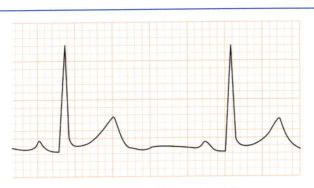

Figura 10.3 – Complexo QRS de duração normal (cerca de 0,08 s).

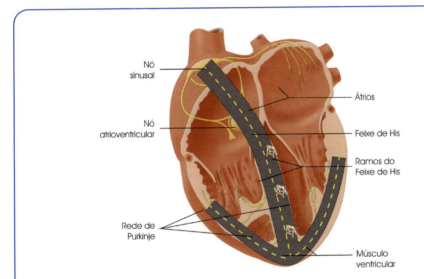

Figura 10.4 – Simulação de que uma das faixas da rua, que representa o ramo esquerdo do feixe de His, esteja com o caminho até os ventrículos bloqueados.

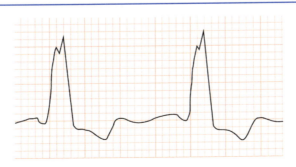

Figura 10.5 – Complexo QRS de duração aumentada (> 0,12 s).

- Esta será a única alteração vista? Não! Basta lembrar de como ocorre a despolarização ventricular normal para entender que outras alterações irão ocorrer nos bloqueios de ramo (Figuras 10.6 a 10.8).

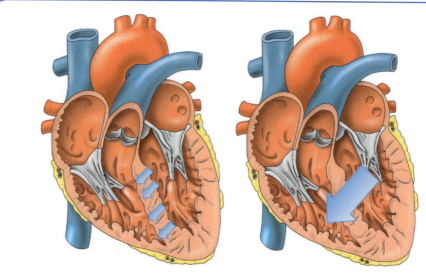

Figura 10.6 – Primeiro vetor da despolarização ventricular. É gerado pela ativação septal e se direciona para a direita do paciente e para baixo.

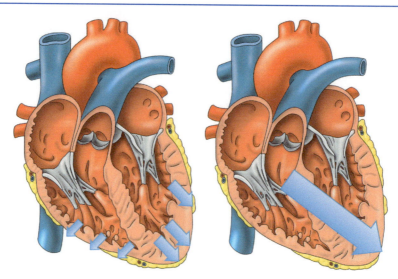

Figura 10.7 – Segundo vetor da despolarização ventricular. É gerado pela ativação das paredes livres de ambos os ventrículos. Como o ventrículo esquerdo tem massa maior que a do direito, o vetor resultante tende a direcionar-se para a esquerda e para baixo.

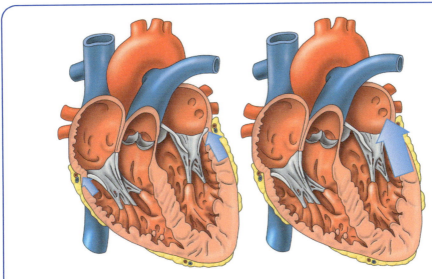

Figura 10.8 – Terceiro vetor da despolarização ventricular. É gerado pela ativação da porção basal dos ventrículos. Tende a apontar para cima e para a direita.

- As figuras apresentadas mostram a ativação ventricular normal. Quando há bloqueio do ramo esquerdo ou direito dos feixes de His, esta sequência será inevitavelmente modificada, o que pode gerar mudança na direção dos vetores, como veremos mais à frente no capítulo. Isso alterará a morfologia normal do complexo QRS nas diferentes derivações.
- Por fim, também observaremos, nos bloqueios de ramo, alterações da repolarização ventricular (representada no ECG pelo segmento ST e pela onda T). Por quê? Isso ocorre devido ao atraso na despolarização ventricular nas regiões relacionadas ao ramo bloqueado, que proporciona, ao mesmo tempo, áreas que já estão se repolarizando, enquanto outros locais ainda estão na despolarização. Isso gera alterações no segmento ST e na onda T.
- Veremos, a seguir, as principais características dos bloqueios de ramo esquerdo e direito.
- Os critérios para o diagnóstico dos bloqueios de ramo que serão utilizados neste capítulo são todos baseados na Diretriz da Sociedade Brasileira de Cardiologia sobre Análise e Emissão de Laudos Eletrocardiográficos-2022.
- A presença de alguns tipos de bloqueio, principalmente o bloqueio de ramo esquerdo, aumenta consideravelmente a chance de doença cardíaca subjacente, o que indica a necessidade da solicitação de exames complementares, como o ecocardiograma, para investigação de cardiopatia estrutural.
- Em pacientes com cardiopatia, a presença de bloqueio de ramos pode fornecer informações em relação à etiologia. Como exemplos, podemos citar a presença de BRD + BDAS na doença de Chagas e de BRE na cardiopatia hipertensiva.
- Em pacientes com síndrome coronariana aguda, o reconhecimento de bloqueios de ramo novos pode fornecer informações sobre a provável artéria acometida, prognóstico e definição de terapias de recanalização (trombólise, angioplastia de urgência).

Quais as características principais dos bloqueios de ramo? (Figura 10.9)

1. Alargamento do QRS, pois parte da despolarização ventricular é feita pelos cardiomiócitos que têm condução mais lenta que o sistema especializado.
2. Alterações na morfologia do QRS, já que a despolarização ventricular não é feita na sequência convencional.
3. Alterações da repolarização ventricular, pois antes de terminar a despolarização (mais lenta que o normal), parte do ventrículo já está repolarizando.

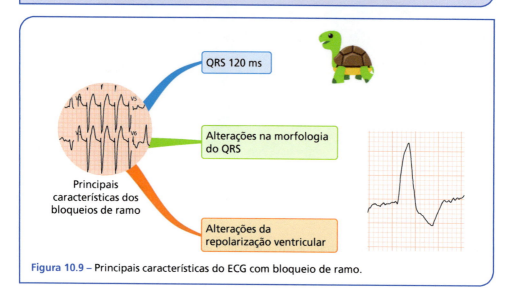

Figura 10.9 – Principais características do ECG com bloqueio de ramo.

BLOQUEIO DE RAMO DIREITO

- O BRD é uma alteração eletrocardiográfica muito comum na prática clínica, tendo uma prevalência de cerca de 2%-3% da população. Sua prevalência aumenta com a idade, de forma que cerca de 18% das pessoas, acima de 80 anos, apresentam essa alteração. Não é necessariamente uma alteração com significado clínico, pois poderá ser encontrada em pessoas sem doença estrutural cardíaca. As principais causas patológicas de BRD estão listadas a seguir:

Causas de bloqueio de ramo direito
- Idiopático.
- Degenerativo: decorrente da calcificação e fibrose do sistema de condução.
- Doença de Chagas.
- Lesão valvar aórtica (principalmente após troca de valva aórtica).
- Como complicação de um infarto agudo do miocárdio indicando lesão proximal na artéria descendente anterior (DA) e extensa área isquêmica, conferindo pior prognóstico (Figura 10.14).
- Miocardiopatias.
- Defeitos congênitos do septo interventricular.
- Após cirurgia de correção da tetralogia de Fallot.

- A parte inicial da despolarização ventricular é realizada principalmente pelo ramo esquerdo. Assim, o bloqueio de ramo direito não costuma afetar de forma significativa a porção inicial do QRS. No BRD as alterações mais marcantes ocorrem na parte final do QRS.
- No processo de ativação do bloqueio de ramo direito, há inicialmente, a ativação septal (vetor 1 – da esquerda para direita), seguida pela ativação da parede livre do VE (vetor 2 – da direita para esquerda) e por fim, a ativação retardada do VD (vetor 3 – da esquerda para direita e para frente) (Figura 10.10).
- O vetor 2 formará a onda S em V1 e a onda R em V6. Já o vetor 3 formará as ondas S empastadas em DI, aVL, V5 e V6 e presença de R' em V1 (Figuras 10.11 a 10.13).

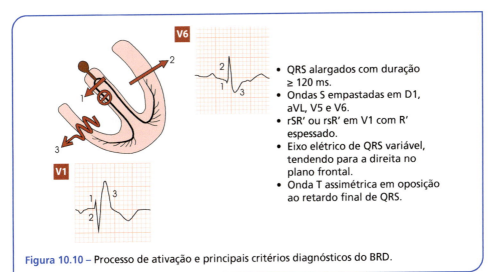

- QRS alargados com duração ≥ 120 ms.
- Ondas S empastadas em D1, aVL, V5 e V6.
- rSR' ou rsR' em V1 com R' espessado.
- Eixo elétrico de QRS variável, tendendo para a direita no plano frontal.
- Onda T assimétrica em oposição ao retardo final de QRS.

Figura 10.10 – Processo de ativação e principais critérios diagnósticos do BRD.

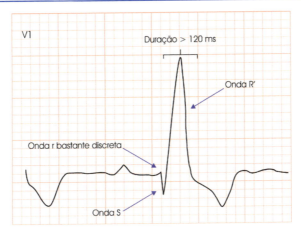

Figura 10.11 – No ECG acima podemos observar os 3 primeiros critérios citados na tabela. O QRS é superior a 120 ms (critério obrigatório). Observa-se que o complexo QRS é predominantemente positivo em V1. Por fim, há morfologia de rsR' onde pode-se notar nitidamente que a alteração resultante do BRD se localiza principalmente na parte final do QRS.

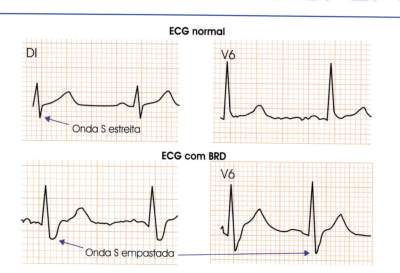

Figura 10.12 – Podemos observar acima como, na vigência de BRD, a onda S torna-se empastada, alargada nas derivações laterais. A comparação com o ECG normal torna este aspecto ainda mais perceptível.

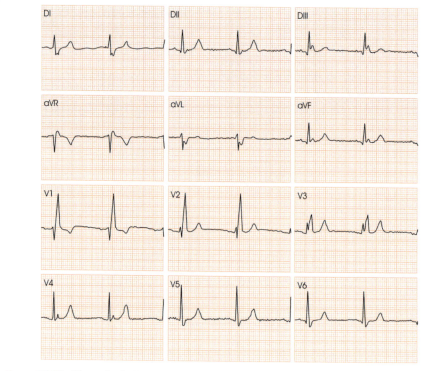

Figura 10.13 – Bloqueio de Ramo Direito (BRD). Observe o QRS > 120 ms, positivo em V1 e com ondas S lentas, especialmente em DI, V5 e V6.

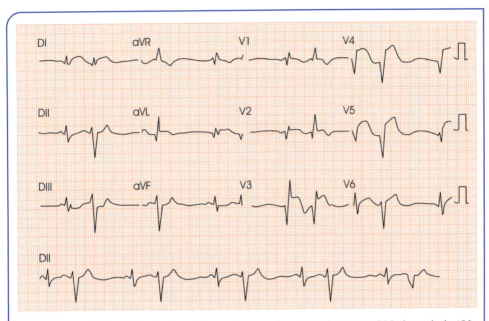

Figura 10.14 – BRD + IAM anterior extenso não reperfundido. Observar o QRS alargado (> 120 ms), com morfologia rsR' em V1, associado à corrente de lesão subepicárdica anterior extensa (supradesnivelamento do segmento ST de V1 a V6, DI e aVL). O aparecimento de BRD associado ao IAM anterior confere pior prognóstico devido à grande área isquêmica, usualmente associada a oclusão proximal da descendente anterior. Há bigeminismo ventricular.

DICA

▶ Quando QRS estiver alargado (igual ou maior que 120 ms ou 3 quadradinhos), olhar para V1: se positivo sugere BRD.
No BRD, o impulso elétrico encontra-se muito lentificado pelo ramo direito do feixe de His. Dessa forma, ocorre primeiro a ativação elétrica do VE. Em seguida, ocorre ativação do VD de maneira lenta pelos cardiomiócitos. Esta ativação determina na porção final do QRS, alargamento e desvio das forças finais em direção ao VD, que se localiza anteriormente ao VE.
▶ BRD = considerar pedir sorologia para doença de Chagas.

- Os livros clássicos de eletrocardiografia classificavam os bloqueios de ramos em graus 1, 2 e 3. Entretanto, tanto a diretriz brasileira como a americana não utilizam mais esta classificação.
- Chamamos de Bloqueio de Ramo Direito quando os critérios descritos na tabela anterior estiverem presentes. Caso a morfologia seja sugestiva, mas com QRS inferior a 120 ms, chamamos de distúrbio de condução pelo ramo direito (Figura 10.15).
- Geralmente, esse padrão pode aparecer como uma variante da normalidade em atletas e crianças, como também ser reproduzido no caso do eletrodo V1 ser colocado acima ou a direita da posição normal (4º espaço intercostal direito na linha hemiclavicular direita). Patologias que cursam com aumento do VD (CIA, cardiomiopatia arritmogênica do VD, hipertensão pulmonar, *cor pulmonale*, embolia pulmonar e DPOC), também estão associadas ao surgimento do distúrbio de condução do ramo direito.

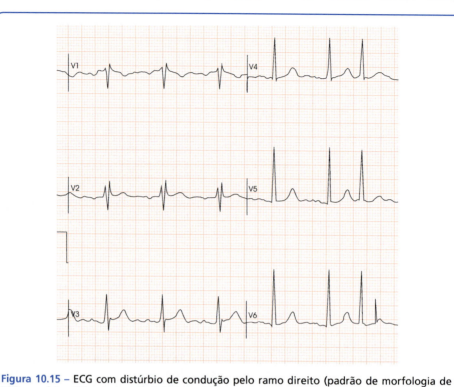

Figura 10.15 – ECG com distúrbio de condução pelo ramo direito (padrão de morfologia de BRD – padrão rSR' com duração inferior a 120 ms.

BLOQUEIO DE RAMO ESQUERDO

- Ao contrário do BRD, o BRE, geralmente, está associado a doenças estruturais (cardiopatia hipertensiva, isquêmica, valvopatias, cardiomiopatias e doenças degenerativas do sistema de condução) e é encontrado em cerca de 5% das pessoas com mais de 80 anos.

Causas de bloqueio de ramo esquerdo

- Idiopático.
- Degenerativo (doença de Lev-Lenègre: calcificação e fibrose do sistema de condução. Pode levar, em graus mais extremos, a BAVT).
- Secundário a cardiopatias (cardiopatia hipertensiva, isquêmica, dilatada, valvopatias).
- Distúrbio hidroeletrolítico, principalmente hipercalemia.
- Isquemia miocárdica.
- Como complicação de infarto agudo do miocárdio anterior extenso com lesão grave na descendente anterior.
- Funcionais (aberrância de condução):
  ◊ Taquicardia – dependentes.
  ◊ Bradicardia – dependentes.

- O processo de ativação tem início no lado direito do septo e da parede livre do VD (vetor 1 – da direita para esquerda), seguida pela ativação transseptal (vetor 2 – da direita para esquerda) e por fim, a ativação lenta das partes lateral e basal do VE (vetor 3 – da direita para esquerda) (Figura 10.16).
- Os vetores 1 e 2 são responsáveis pela formação da parte inicial dos complexos QRS em V6, enquanto o vetor 3 formará os entalhes vistos nessas derivações.

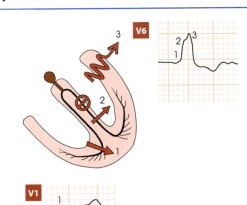

- QRS alargados com duração ≥ 120 ms.
- Ausência de "q" em D1, aVL, V5 e V6.
- Eixo elétrico de QRS entre -30° e +60°.
- Ondas R alargadas e com entalhes e/ou empastamentos médio-terminais em D1, aVL, V5 e V6.
- Depressão de ST e T assimétrica em oposição ao retardo médio-terminal.

Figura 10.16 – Processo de ativação e principais critérios diagnósticos do BRE.

- O vetor 1, além de ir da direita para esquerda, poderá ter a orientação para frente ou para trás. No caso de estar para frente, terá morfologia "rS" em V1 e em caso de estar para trás, formará complexos de morfologia "QS".
- Uma das principais alterações no processo de ativação do BRE é a mudança do sentido da ativação septal, que diferentemente da despolarização fisiológica, ocorrerá da direita para esquerda, o que justifica a ausência de ondas Q nas derivações V5 e V6 (Figura 10.17).

DICA

Em pacientes com insuficiência cardíaca congestiva, a presença do BRE representa um fator de risco independente para mortalidade. Em casos selecionados, principalmente quando o QRS tem duração > 150 ms e o paciente apresenta sintomas refratários ao tratamento clínico, terapias específicas podem ser consideradas com o objetivo de reduzir a dissincronia cardíaca gerada pelo bloqueio (implante de marca-passo biventricular para terapia de ressincronização).

DICA

- Quando QRS alargado olhar para V1: se negativo, pensar em BRE e checar se os outros critérios estão presentes.
- No BRE, o impulso elétrico ocorre de forma bem mais lenta pelo ramo esquerdo do feixe de His. Dessa forma, toda a ativação do VE ocorre através dos cardiomiócitos, determinando um QRS largo, porém com orientação normal (para a esquerda e para trás).

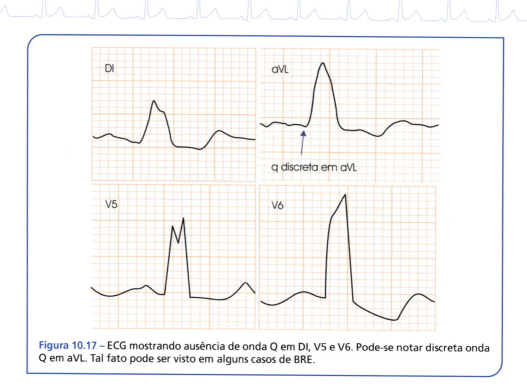

Figura 10.17 – ECG mostrando ausência de onda Q em DI, V5 e V6. Pode-se notar discreta onda Q em aVL. Tal fato pode ser visto em alguns casos de BRE.

- Nas Figuras 10.18 a 10.21 veremos exemplos de eletrocardiogramas com BRE.

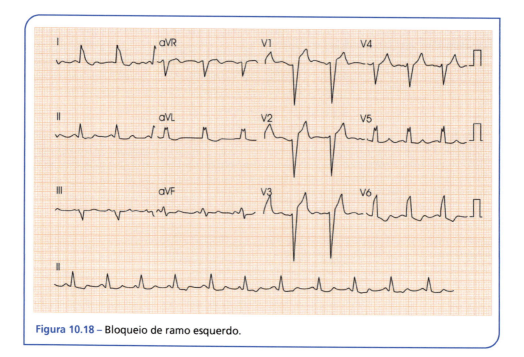

Figura 10.18 – Bloqueio de ramo esquerdo.

Alterações da Duração e Orientação do Complexo QRS 143

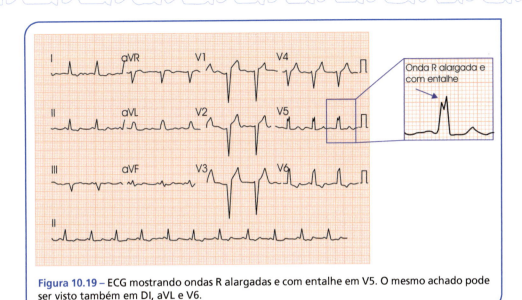

Figura 10.19 – ECG mostrando ondas R alargadas e com entalhe em V5. O mesmo achado pode ser visto também em DI, aVL e V6.

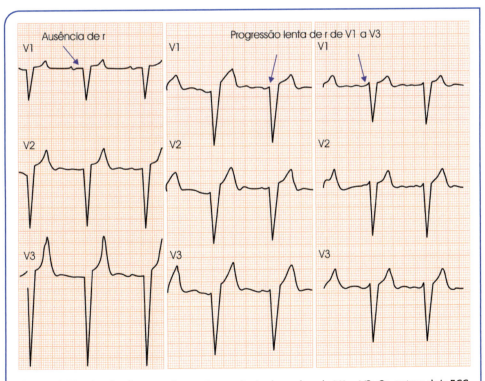

Figura 10.20 – O primeiro traçado mostra ausência de onda r de V1 a V3. Os outros dois ECG mostram uma lenta progressão de onda R ao longo destas mesmas derivações. Ambos os padrões podem ser encontrados no paciente com BRE.

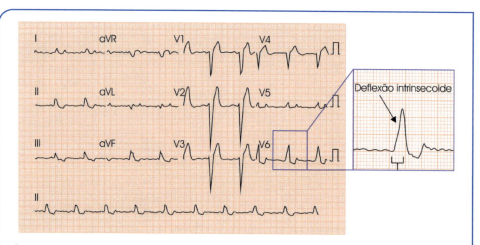

Figura 10.21 – O tempo de ativação ventricular também é chamado de deflexão intrinsecoide. É medido avaliando-se o intervalo de tempo entre o início do complexo QRS e o pico da onda R. No BRE é comum que este parâmetro seja ≥ 50 ms em V5 e V6. No ECG acima observa-se que a deflexão intrinsecoide chega a ter duração próxima a 120 ms.

- É possível dar o diagnóstico de sobrecarga de ventrículo esquerdo (SVE) na presença de BRE? Sim! Quando há BRE, alguns critérios de SVE continuam sendo aplicáveis (exemplo: Sokolow-Lyon > 35 mm e R aVL > 11 mm). Veja as informações a seguir com base na Diretriz da Sociedade Brasileira de Cardiologia sobre a Análise e Emissão de Laudos Eletrocardiográficos – 2022.

Critérios para diagnosticar sobrecarga de ventrículo esquerdo na presença de bloqueio de ramo esquerdo

1. Presença de sobrecarga de átrio esquerdo associada (sinal indireto).
2. Duração do QRS > 150 ms.
3. Onda R em aVL > 11 mm.
4. Ondas S em V2 > 30 mm e em V3 > 25 mm.
5. Eixo do complexo QRS acima de -40°.
6. Presença de índice de Sokolow-Lyon > 35 mm.

Observe as Figuras 10.22 e 10.23.

- Com isso, encerramos a parte de bloqueios de ramo, certo? Não exatamente. No início do capítulo, mostramos uma representação esquemática do sistema de condução do coração bastante simples para facilitar o entendimento. A questão é que há outras estruturas que não foram mencionadas, propositadamente, naquela imagem. O ramo esquerdo do feixe de His, na verdade, não é apenas uma estrutura única como representada previamente, mas sim se divide em vários sub-ramos ou divisões (Figura 10.24).
- Na nossa analogia das ruas, seria como se a rua principal representada pelo ramo esquerdo emitisse algumas ruas menores, chamadas de divisões. Como estas "ruas" são secundárias, se ocorrer algum bloqueio nas mesmas, isto não é o suficiente para atrasar muito o fluxo de veículos. Ou seja, bloqueios nestas divisões não chegam a alargar o QRS, mas podem causar mudanças na morfologia/orientação do complexo QRS. Veremos isso a seguir.

Alterações da Duração e Orientação do Complexo QRS   145

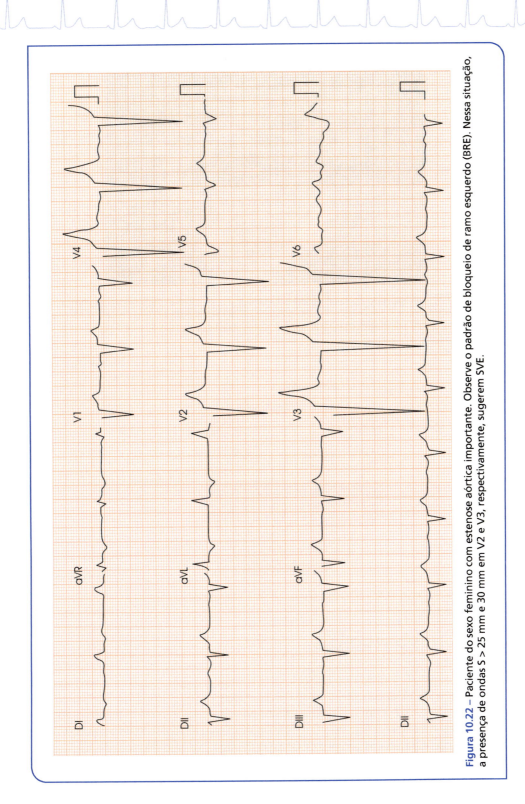

Figura 10.22 – Paciente do sexo feminino com estenose aórtica importante. Observe o padrão de bloqueio de ramo esquerdo (BRE). Nessa situação, a presença de ondas S > 25 mm e 30 mm em V2 e V3, respectivamente, sugerem SVE.

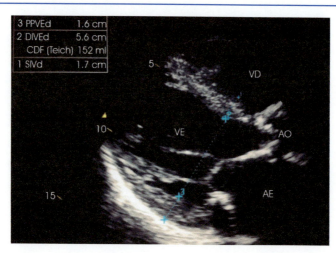

Figura 10.23 – Imagem do ecocardiograma do caso anterior, revelando hipertrofia ventricular esquerda concêntrica. Em casos normais, a espessura do septo e da parede posterior não deve ultrapassar 9 mm em mulheres e 10 mm em homens. Neste caso, tem 17 mm.

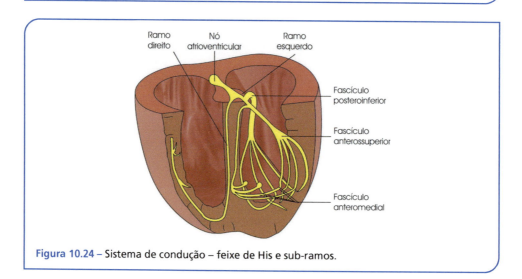

Figura 10.24 – Sistema de condução – feixe de His e sub-ramos.

BLOQUEIOS DIVISIONAIS

- O ramo esquerdo se divide em fascículos anterossuperior, posteroinferior e anteromedial. Chamamos de bloqueios divisionais, aqueles bloqueios que ocorrem nesses fascículos. Embora não aconteça um comprometimento por completo do ramo esquerdo, a despolarização ventricular será feita pelo fascículo oposto, levando ao desvio do eixo elétrico sem aumento de duração dos complexos QRS (< 120 ms). No caso do bloqueio do fascículo anterossuperior (BDASE), o eixo desviará para esquerda, enquanto no bloqueio posteroinferior (BDPI), o eixo estará desviado para direita (Figuras 10.25 e 10.26).

Alterações da Duração e Orientação do Complexo QRS

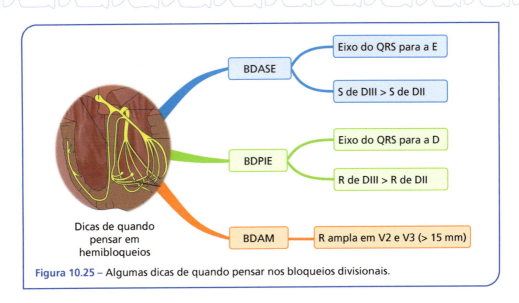

Figura 10.25 – Algumas dicas de quando pensar nos bloqueios divisionais.

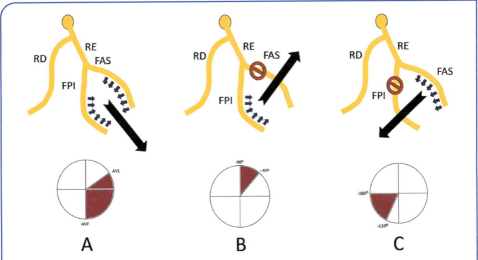

Figura 10.26 – Processo de ativação nos bloqueios divisionais. Em A, temos o processo de ativação normal. Em B, devido ao bloqueio no fascículo anterossuperior, o eixo ficará desviado para a esquerda. Em C, pelo bloqueio do fascículo posteroinferior, o eixo se deslocará para a direita. RE: ramo esquerdo; RD: ramo direito; FAS: fascículo anterossuperior esquerdo; FPI: fascículo posteroinferior esquerdo.

- Do ponto de vista anatômico, o fascículo posteroinferior é mais curto e espesso e recebe irrigação tanto pela artéria descendente anterior como pela descendente posterior. Essas diferenças anatômicas justificam o fato do BDPI ser mais raro, mas quando presente, geralmente indica a presença de lesão mais extensa do sistema de condução. Quando presente, muitas vezes está associada a outros distúrbios de condução como o bloqueio de ramo direito (bloqueio bifascicular).

- O BDASE é o mais comum entre os bloqueios divisionais (anatomia mais favorável para envolvimento com processos patológicos), podendo ser encontrado mesmo em indivíduos sem doença estrutural cardíaca (achado benigno). No entanto, quando presente no contexto de doença estrutural (cardiopatia hipertensiva, doença coronariana, doença de Chagas, miocardiopatias, valvopatia aórtica), alguns estudos mostram associação com pior prognóstico. Em um trabalho coorte, Mandyam et al. encontraram associação do BDAS em pessoas idosas com risco de fibrilação atrial, insuficiência cardíaca e morte.

Bloqueio divisional anterossuperior esquerdo

Critérios para bloqueio divisional anterossuperior (BDAS)

1. Eixo elétrico de QRS ≥ -45°.
2. rS em DII, DIII e aVF com S em DIII maior que SII; QRS com duração < 0,12 s.
3. Onda S de DIII com amplitude superior a 15 mm ou área equivalente (alguns autores não consideram esta amplitude como critério obrigatório).
4. qR em DI e aVL com tempo da deflexão intrinsecoide maior que 0,05 s ou qRs com "s" mínima em DI.
5. qR em aVL com R empastado.
6. Progressão lenta da onda r de V1 até V3.
7. Presença de S de V4 a V6.
► Dica: observe DI e DII, se ambos negativos e S de DIII > S de DII, pensar em BDAS esquerdo.
Observe as Figuras 10.27 a 10.30.

DICA

► BRD + BDAS = lembrar de doença de Chagas.

Bloqueio divisional anteromedial esquerdo

Critérios para bloqueio divisional anteromedial (BDAM)

Antes de pensar em BDAM é necessário excluir sobrecarga ventricular direita, infarto dorsal e hipertrofia septal. Na ausência dessas condições, observamos desvio da força bloqueada para a frente. Os critérios e até mesmo a própria existência do BDAM não são consenso entre os autores, escolhemos os utilizados na diretriz brasileira:

1. Onda R ≥ 15 mm em V2 e V3 ou desde V1, crescendo para as derivações precordiais intermediárias e diminuindo de V5 para V6.
2. Crescimento súbito da onda "r" de V1 para V2 ("rS" em V1 para R em V2).
3. Duração do QRS < 0,12 s.
4. Ausência de desvio do eixo elétrico de QRS no plano frontal (ou seja, não há desvio para a direita, o QRS não será negativo em DI).
5. Ondas T em geral negativas nas derivações precordiais direitas.
Observe a Figura 10.31.

Alterações da Duração e Orientação do Complexo QRS 149

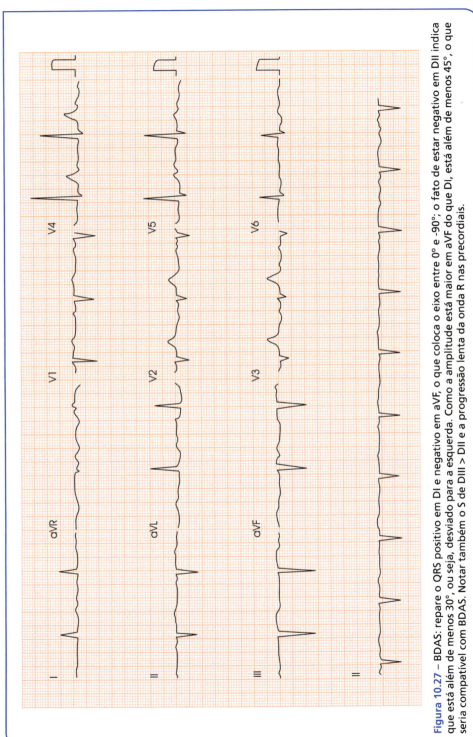

Figura 10.27 – BDAS: repare o QRS positivo em DI e negativo em aVF, o que coloca o eixo entre 0° e -90°; o fato de estar negativo em DII indica que está além de menos 30°, ou seja, desviado para a esquerda. Como a amplitude está maior em aVF do que DI, está além de menos 45°, o que seria compatível com BDAS. Notar também o S de DIII > DII e a progressão lenta da onda R nas precordiais.

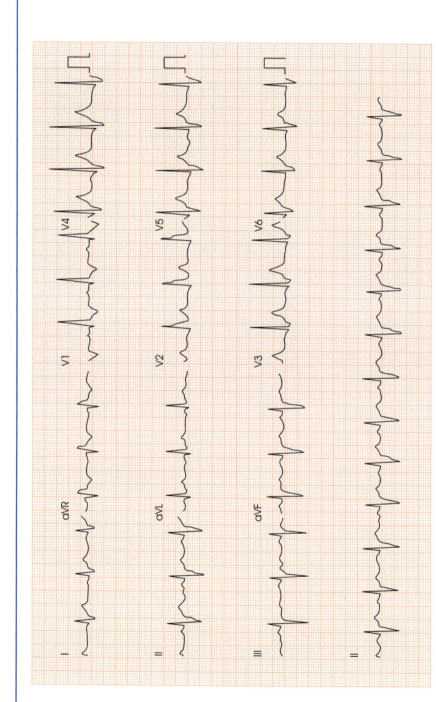

Figura 10.28 – Paciente com cardiopatia chagásica. Bloqueio de ramo direito (BRD) associado a bloqueio divisional anterossuperior esquerdo (BDAS). Observe o eixo do QRS positivo em DI e negativo em aVF, com amplitude em aVF > DI e onda S em DIII > S em DII. Além disso, observar o alargamento do QRS, com morfologia rsR' em V1 e S empastado em DI e V6.

Alterações da Duração e Orientação do Complexo QRS

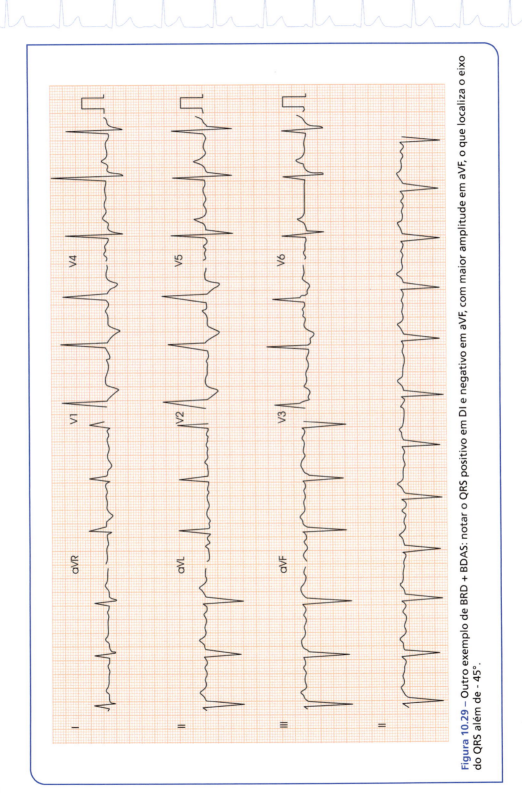

Figura 10.29 – Outro exemplo de BRD + BDAS: notar o QRS positivo em DI e negativo em aVF, com maior amplitude em aVF, o que localiza o eixo do QRS além de - 45°.

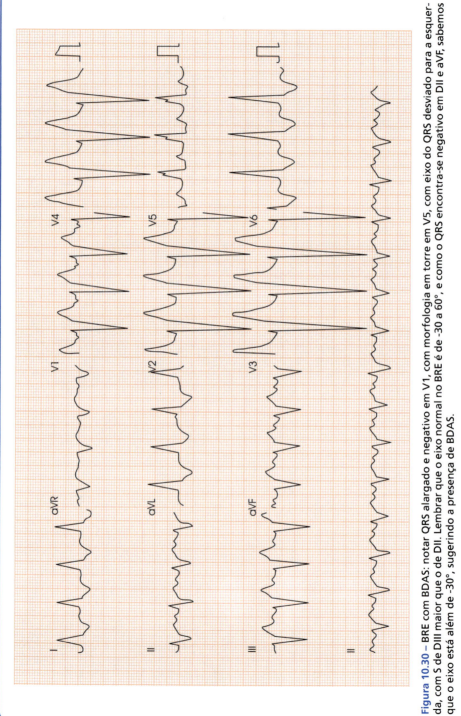

Figura 10.30 – BRE com BDAS: notar QRS alargado e negativo em V1, com morfologia em torre em V5, com eixo do QRS desviado para a esquerda, com S de DIII maior que o de DII. Lembrar que o eixo normal no BRE é de -30 a 60°, e como o QRS encontra-se negativo em DII e aVF, sabemos que o eixo está além de -30°, sugerindo a presença de BDAS.

Alterações da Duração e Orientação do Complexo QRS

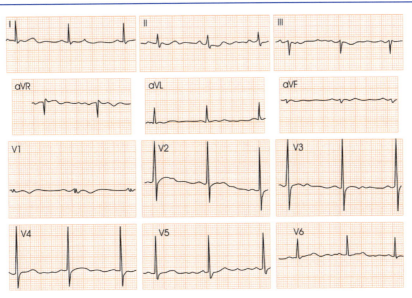

Figura 10.31 – Bloqueio divisional anteromedial (BDAM). Observe a transição súbita de polaridade de V1 para V2 e o desvio do eixo para a frente, com ondas "r" amplas em V2 e V3. Fonte: Gentilmente cedido pelo Dr. Faustino França.

Bloqueio divisional posteroinferior esquerdo

Critérios para bloqueio divisional posteroinferior esquerdo (BDPI)

Antes de pensar em BDPI, deve-se excluir SVD, área eletricamente inativa lateral e biotipo constitucional longilíneo.
1. Eixo elétrico de QRS no plano frontal orientado para a direita > +90°.
2. qR em DII, DIII e aVF com R3 > R2 com voltagem acima de 10 mm e deflexão intrinsecoide > 0,05 s.
3. Tempo de deflexão intrinsecoide aumentado em aVF, V5-V6 maior ou igual a 50 ms (0,05 s).
4. rS em DI com duração < 0,12 s; pode ocorrer progressão mais lenta de "r" de V1-V3.
5. Onda S de V2 a V6.
▶ Dica: pensar em BDPI se houver desvio do QRS para a direita (negativo em DI e positivo em aVF) sem uma causa identificável, principalmente se for descartada a SVD (Figura 10.32).

Quando pensar nos bloqueios divisionais

1. BDAS – desvio para a esquerda > 45° - QRS positivo em DI e negativo em aVF, DII e DIII, com S de DIII maior que o de DII.
2. BDAM – ondas R amplas V2, V3 e que aparecem abruptamente de V1 para V2, crescendo de V2 para V3, com mais de 15 mm. É diagnóstico de exclusão, devendo-se descartar principalmente SVD.
3. BDPI com desvio marcante do eixo para a direita, negativo em DI e positivo em aVF, com R de DIII maior que DII e presença de q em derivações inferiores. Também é diagnóstico de exclusão.

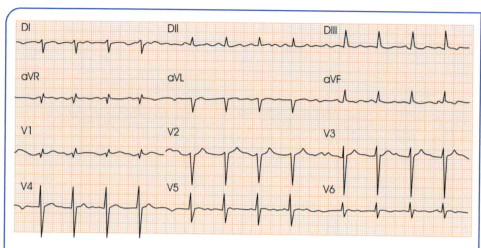

Figura 10.32 – Bloqueio divisional posteroinferior (BDPI). Observe o eixo desviado para a direita no plano frontal (> +90°), com qR em DII, DIII e aVF e R em DIII > R em DII e voltagem maior que 10 mm.

Bloqueio bifascicular

- Associação entre bloqueio divisional e outro bloqueio intraventricular do sistema de condução.
- O mais comum é o BRD + BDASE (doença de Chagas, doença degenerativa do sistema de condução, valvopatia aórtica, cardiopatia isquêmica).
- BRE + BDASE.
- BRE + BDPI: quando presente sugere associação com SVD ou cardiopatia congênita.
- BRD + BDPI (doença de Chagas, cardiopatia isquêmica): incomum, mas quando presente, sugere existência de lesão mais extensa do sistema de condução.

Bloqueio trifascicular

- Associação entre bloqueio bifascicular com aumento do intervalo PR (BAV 1º grau).
- BRD + BDASE + BAV 1º grau.
- BRE completo + BAV 1º grau (alguns autores colocam o BRE como um tipo de bloqueio bifascicular).
- Risco aumentado de evolução para BAV avançados e necessidade de marca-passo.

Bloqueio de ramo mascarado

- Complexos QRS com morfologia de BRD no plano horizontal (R ou rR' em V1) associado à morfologia de BRE com BDAS nas derivações do plano frontal.
- Geralmente associada à doença estrutural grave (doença de Chagas, cardiopatia isquêmica) e risco aumentado de necessidade de marca-passo.

LEITURAS SUGERIDAS

- Friedmann AA, Grindler J. ECG: eletrocardiologia básica. 1. ed. São Paulo: Sarvier; 2008.
- Ikeda T. Right Bundle Branch Block: Current Considerations. Curr Cardiol Rev. 2021;17(1):24-30.
- Nielsen JB, Strandberg SE, Pietersen A, Graff C, Holst AG; Copenhagen ECG Study. Left anterior fascicular block and the risk of cardiovascular outcomes. JAMA Intern Med. 2014 Jun;174(6):1001-3.
- Pastore CA, Grupi CJ, Moffa PJ, Ramires JAF. Eletrocardiologia Atual: Curso do Serviço de Eletrocardiologia do InCor. 2. ed. São Paulo: Atheneu; 2008.
- Samesima N, God EG, Kruse JCL, Leal MG, Pinho C, França FFAC, Pimenta J, et al. Diretriz da Sociedade Brasileira de Cardiologia sobre a Análise e Emissão de Laudos Eletrocardiográficos – 2022. Arq Bras Cardiol. 2022;119(4):638-80.
- Surawicz B, Childers R, Deal BJ, Gettes LS. AHA/ACCF/HRS Recommendations for the Standardization and Interpretation of the Electrocardiogram. Part III: Intraventricular Conduction Disturbances. A Scientific Statement From the American Heart Association Electrocardiography and Arrhythmias Committee. J Am Coll Cardiol. 2009;53(11):976-981.

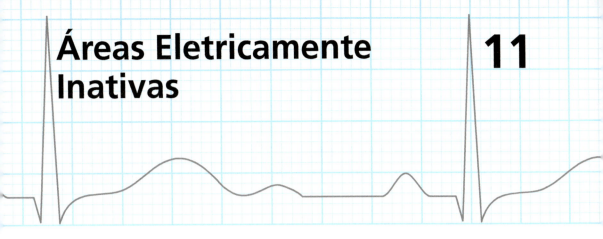

Áreas Eletricamente Inativas

11

Pedro Gabriel Melo de Barros e Silva
Fabio Mastrocola
Ivson Cartaxo Braga

INTRODUÇÃO

- A identificação de áreas eletricamente inativas (AEI), como o próprio termo denomina, representa a presença no coração de tecido sem atividade elétrica ao registro eletrocardiográfico.
- Fibrose miocárdica (mais comum), granulomas e doenças infiltrativas são exemplos de mecanismos que geram áreas eletricamente inativas ao eletrocardiograma.
- Lembrar que há outras causas de fibrose além do infarto do miocárdio, como na evolução de miocardites e em miocardiopatias (Figura 11.1).
- A presença de onda Q patológica em duas ou mais derivações é a representação eletrocardiográfica clássica de uma área eletricamente inativa.

CAUSAS DE ÁREAS ELETRICAMENTE INATIVAS

- A fibrose miocárdica é o tecido eletricamente inativo mais comum e, geralmente, é secundária ao infarto do miocárdio. Áreas eletricamente inativas no eletrocardiograma (ECG) surgem na fase aguda do infarto e podem ser transitórias (perda temporária de função eletrofisiológica por isquemia sem necrose significativa) ou permanentes, como sequela de fibrose local (mais comum nos casos de infarto com elevação do segmento ST, mas pode ocorrer também no infarto sem elevação do segmento ST). Dessa forma, as ondas Q estão relacionadas à perda da capacidade do tecido de ser ativado ou excitado, em virtude da alteração do potencial de ação.

> **DICA**
>
> Apesar de infarto (principalmente antigo) ser sempre a primeira hipótese na presença de AEI, é importante lembrar que há outras causas de fibrose (exemplo: miocardite) e que, também em determinadas doenças, pode haver substituição ou infiltração do miocárdio eletricamente ativo por outros tipos de tecidos no coração (exemplo: granulomas na sarcoidose, infiltração de proteínas amiloides na amiloidose).

> **Causas de áreas eletricamente inativas (Figura 11.1)**
> - Infarto do miocárdio.
> - Miocardiopatias.
> - Miocardite (exemplo: viral, cardiopatia chagásica crônica).
> - Doenças granulomatosas (exemplo: sarcoidose).
> - Doenças infiltrativas (exemplo: amiloidose).
> - Causas raras (tumores cardíacos, esclerodermia, distrofia muscular).

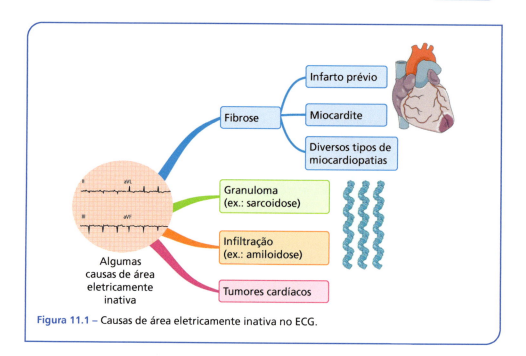

Figura 11.1 – Causas de área eletricamente inativa no ECG.

O que ocorre no ECG nestas situações?

- A ausência de atividade elétrica em uma determinada região do coração faz com que o traçado do ECG nas derivações correspondentes àquela área afetada apresente redução da fase positiva do QRS (onda r) e aumento da fase inicial negativa (onda Q), passando de um complexo qRS ou qR normal para QrS ou Qr.

- Em casos mais acentuados, não há qualquer atividade elétrica ao ECG naquela região (necrose transmural) e o complexo QRS se torna apenas QS, pois identifica apenas o vetor elétrico que segue no sentido oposto ao da derivação em questão.
- Em ambas as situações (QrS ou QS), a presença de onda Q é o ponto-chave para identificar uma área eletricamente inativa.
- A seguir, vemos exemplos de padrão normal (qRS – Figura 11.2) e áreas eletricamente inativas com onda r (padrão Qr – Figura 11.3) e sem onda R (complexo QS – Figura 11.4) nas derivações DII, DIII e aVF.

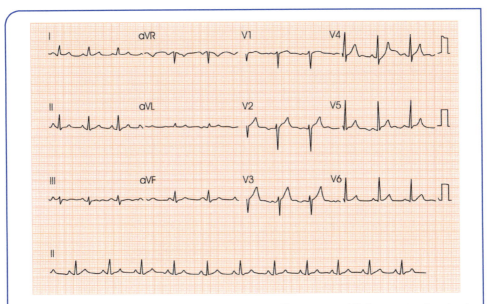

Figura 11.2 – ECG normal com pequena onda Q (normal) em DI, V5 e V6 decorrentes do primeiro vetor de despolarização septal.

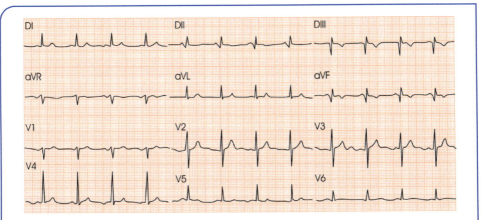

Figura 11.3 – Área inativa em derivações inferiores (DII, DIII e aVF). ECG gentilmente cedido pelo Dr. Daniel Vidigal.

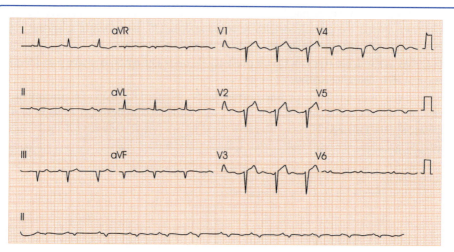

Figura 11.4 – Padrão QS nas mesmas derivações inferiores, o que denota necrose mais extensa (transmural) e ausência de atividade elétrica neste segmento. Além disso nota-se também perda da progressão da onda R na parede anterior, com área inativa de V4 a V6 (anterolateral).

CRITÉRIOS PARA DIAGNÓSTICO DE ÁREA ELETRICAMENTE INATIVA

Critérios para área eletricamente inativa

- Duração da onda Q ≥ 40 ms (1 quadrado na horizontal) em duas ou mais derivações contíguas ou redução da onda R em área onde a mesma é esperada e deveria estar presente.
- Alguns autores caracterizam também como Q patológica aquela que possui tamanho maior que 25% da amplitude do QRS.

- Há situações em que se pode identificar onda Q profunda em apenas uma derivação, e nesta situação não se pode afirmar que se trata de uma área eletricamente inativa (ver exemplo na Figura 11.5). Este padrão acontece mais frequentemente na derivação DIII.
- Desse modo, uma vez identificada a onda Q patológica em pelo menos 2 derivações contíguas, pode-se determinar a topografia conforme a Tabela 11.1.
- A divisão clássica, mostrada na Tabela 11.1, considerava também que ondas R amplas em V1 e V2 eram como imagem em espelho (alteração recíproca) de área inativa posterior. Para explicar melhor, primeiro temos que definir o que se chamava de parede posterior. Os trabalhos antigos costumavam chamar de infarto posterior a isquemia do segmento basal da parede inferior. A Figura 11.6 demonstra a divisão do ventrículo esquerdo em 17 segmentos.
- E qual a relação disso com imagem em espelho em V1? Para facilitar a visualização, observe a Figura 11.7.

Áreas Eletricamente Inativas

- Estudos antigos propunham que a parede posterior seria bem visualizada no ECG pelas derivações posteriores (V8 e V9). Se fizéssemos um ECG na fase aguda do infarto, colocando esses eletrodos, seria observada a presença de supra de ST com onda Q nessas derivações. Como o eletrodo de V1 fica oposto a essas derivações (V8 e V9 ficam no dorso do paciente e V1, como sabemos, na parte anterior do tórax), o V1 enxergaria a imagem "em espelho" do que V8 e V9 enxergam. Ou seja, o supra com onda Q em V8 e V9 viraria infra com onda R em V1. Após a fase aguda, a tendência é o supra sumir e ficar apenas a onda Q em V8 e V9. Analogamente, a tendência é ficar apenas a onda R ampla em V1. Só que isso não ocorre na prática.

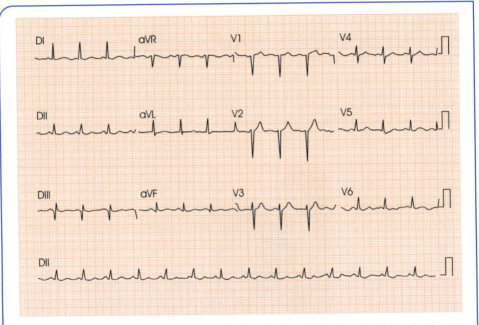

Figura 11.5 – Presença de fase negativa profunda isolada em D3. Como não há ondas Q patológicas em DII ou aVF, isso não preenche critério para área eletricamente inativa, sendo considerado um achado normal, sem significado patológico.

Tabela 11.1 – Determinação da topografia quando identificada a onda Q patológica	
Parede anterior	V1, V2 e V3 – anterosseptal V1-V4 – anterior V3 e V4 ou V3, V4 e V5 – anterior localizada V4 a V6, DI e aVL – anterolateral V1 a V6, DI e aVL – anterior extenso
Parede lateral	V5 e V6 – lateral baixa DI e aVL – lateral alta
Parede inferior	DII, DIII, aVF
Parede dorsal	V7, V8 e V9
Parede livre do ventrículo direito	V3R, V4R (derivações direitas)

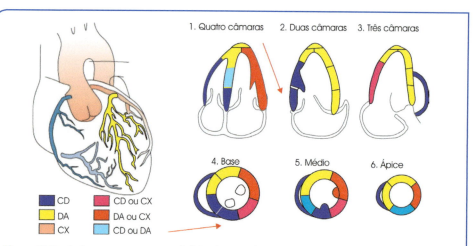

Figura 11.5 – As imagens mostram a divisão do ventrículo esquerdo de acordo com as imagens obtidas no ecocardiograma. O segmento basal da parede inferior é realçado pelas setas vermelhas. Tal parte do coração era descrita como parede posterior por muitos dos trabalhos de eletrocardiografia. Adaptada de Lang et al., 2015.

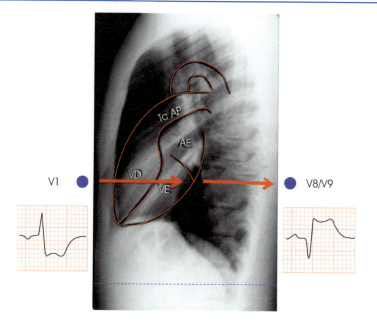

Figura 11.7 – A imagem exemplifica, através de uma radiografia de tórax em perfil, onde estariam localizados os eletrodos V1 (face anterior do tórax) e V8/V9 (localizados na parte posterior do tórax). Havendo um infarto que acometa a parede posterior do VE, o esperado seria ver a formação de uma onda Q patológica nas derivações situadas na face posterior do tórax. Essa mesma imagem, caso seja registrada por uma derivação situada na face anterior do tórax, mostraria uma imagem invertida, em espelho. Ou seja, o que gera uma onda Q em V8 e V9 causa o surgimento de uma onda R ampla em V1.

- O que uma série de estudos, a maioria, liderada pelo Dr. Antonio Bayés de Luna, mostrou, é que o V1 na verdade "enxerga" a imagem em espelho da parede lateral. Estes dados foram obtidos através do uso de ressonância nuclear magnética em pacientes com infarto do miocárdio (Figura 11.8).

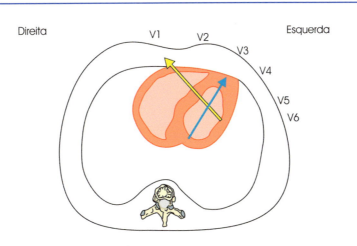

Figura 11.8 – Correlação entre ressonância magnética e derivações do eletrocardiograma. A parte do VE denominada, antigamente, parede posterior, correlaciona-se com os vetores V3 e V4 (seta azul) e não com V1. Essa derivação se correlaciona, na verdade, com a parede lateral do VE (seta amarela). Adaptada de Luna *et al.*, 2015.

- Esse achado é muito específico, mas pouco sensível. Ou seja, a presença de onda R ampla (onda R > onda S) em V1 e V2, no cenário de infarto do miocárdio, indica acometimento da parede lateral. Contudo, a ausência desse achado não exclui envolvimento dessa parede.
- Pelos motivos anteriormente citados, a Diretriz da Sociedade Brasileira de Cardiologia sobre a Análise e Emissão de Laudos Eletrocardiográficos – 2022 recomenda que os termos parede "posterior" ou "dorsal" não sejam mais utilizados. Concordamos com esse ponto de vista. Além dos argumentos citados, há o fato de que, pela divisão do VE em 17 segmentos, não se usa o termo parede "posterior". Este termo era usado, por exemplo, na antiga divisão do VE em 16 segmentos usada pelo ecocardiograma.
- Existe uma classificação mais recente que relaciona a presença de ondas Q patológicas aos achados de fibrose em exames de ressonância magnética cardíaca (Tabela 11.2).

Tabela 11.2 – Classificação que relaciona presença de ondas Q no ECG com acometimento evidenciado pela ressonância nuclear magnética. Adaptada de Pastore *et al.*, 2016.

Local da fibrose	Presença de onda Q
Parede septal	Q em V1 e V2
Parede anteroapical	Q em V1, V2 até V3-V6
Parede anterior média (anteromedial)	Q em DI, aVL e, às vezes, V2 e V3
Parede lateral	Q em DI, aVL, V5-V6 e/ou RS em V1
Parede inferior	Q em DII, DIII e aVF

- Seguem, nas Figuras 11.9 e 11.10, exemplos de ECG que apresentam área inativa inferior com diferença no padrão de QRS em V1 e V2 (segundo ECG com onda R ampla em V1 e V2, compatível com imagem em espelho de área inativa lateral pela classificação atual e dorsal pela mais antiga).

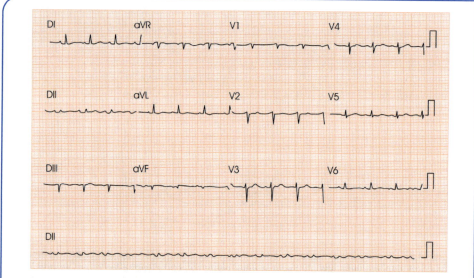

Figura 11.9 – AEI em derivações inferiores sem identificação de ondas R amplas em V1 e V2.

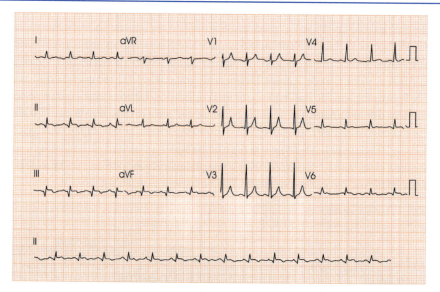

Figura 11.10 – AEI em derivações inferiores com identificação de ondas R amplas em V1 e V2 que representam imagem em espelho de área eletricamente inativa inferodorsal (inferolateral pela nova classificação baseada na RNM cardíaca).

Áreas Eletricamente Inativas

- Nas Figuras 11.11 a 11.13, pode-se ver a correlação entre a fibrose identificada pelo realce tardio na ressonância magnética cardíaca com a área eletricamente inativa.

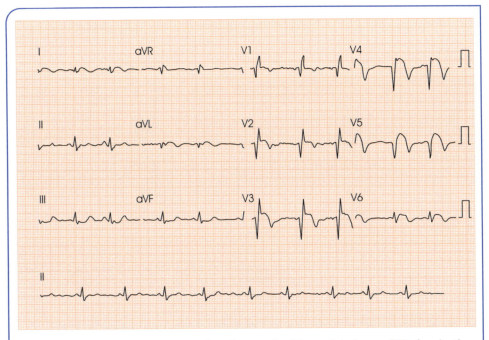

Figura 11.11 – Paciente com IAM anterior não reperfundido, evoluindo com BRD, área inativa anterior extensa, com supradesnível persistente do segmento ST, sugerindo necrose extensa e provável evolução para aneurisma do ventrículo esquerdo.

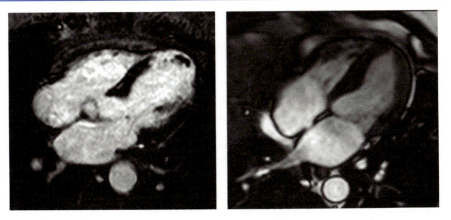

Figura 11.12 – O ECG desta figura apresenta área eletricamente inativa anterior extensa, com persistência de elevação do segmento ST, compatível com formação de aneurisma apical (evidenciado na ressonância magnética por área branca de realce tardio que representa no ápice do ventrículo esquerdo). À direita, imagem de ventrículo normal, sem área de realce tardio. Imagens gentilmente cedidas pelo Dr. Alexandre Volney Villa.

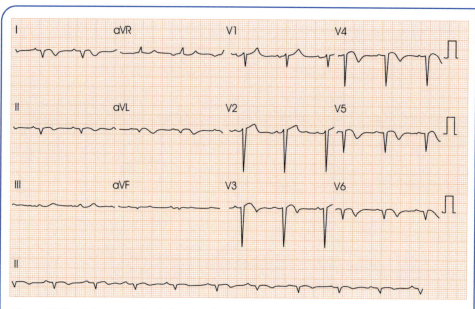

Figura 11.13 – Outro exemplo de área inativa anterior extensa. Observar a amputação da onda R que não cresce de V1 a V5 como habitualmente, apresentando QS de V3-V6, DI e aVL.

O QUE DEVEMOS PENSAR SE O ECG APRESENTAR ONDA PATOLÓGICA, MAS NÃO HOUVER EVIDÊNCIA DE SUBSTRATO PARA AEI ATRAVÉS DE EXAMES DE IMAGEM?

Causas de onda Q sem evidência de fibrose em exames de imagem

- BRE.
- Wolff-Parkinson-White.
- DPOC.
- Hipertrofia do Ventrículo Esquerdo.
- Cardiomiopatia Hipertrófica (apesar de que em alguns casos pode haver AEI verdadeira por fibrose).
- Outras causas menos comuns: TEP, pneumotórax esquerdo, grave distúrbio metabólico e resposta inflamatória (pancreatite aguda, choque).

- Onda Q patológica obrigatoriamente indica AEI? Na verdade, não. Citaremos alguns exemplos.
- No Capítulo 10, vimos os critérios diagnósticos de bloqueio de ramo esquerdo (BRE). Entre eles havia: onda "r" com crescimento lento de V1 a V3, podendo ocorrer QS.
- Ou seja, no BRE podemos observar padrão de AEI em parede anterosseptal, sem que isto indique obrigatoriamente AEI (Figura 11.14).

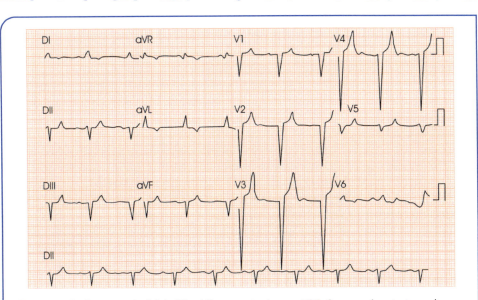

Figura 11.14 – Presença de QS de V1 a V3 em paciente com BRE. O caso acima trata-se de uma paciente com estenose aórtica importante em que foi feito ecocardiograma, o qual não revelou alterações contráteis em VE. Tal achado corrobora o fato de que pode haver QS de V1 a V3 na vigência de BRE, sem que isto indique AEI.

- Pré-excitação ventricular também pode gerar ondas "Q" patológicas (onda delta) que simulam infarto, principalmente em parede inferior (Figura 11.15).

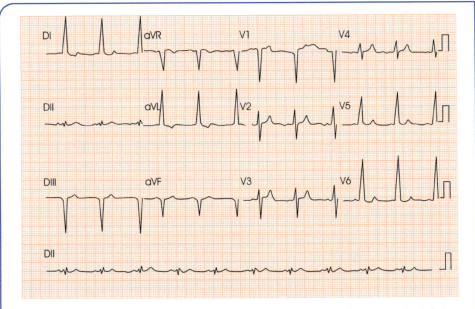

Figura 11.15 – ECG em paciente com Wolff-Parkinson-White que simula área inativa inferior.

- No bloqueio do fascículo anterior esquerdo, há uma perda inicial de forças na divisão anterossuperior esquerda, pronunciando ainda mais o vetor direcionado para a região inferior, posterior e a direita. Consequentemente, as derivações precordiais direitas (exemplo: V1) podem registrar complexos QRS que se assemelham a infarto anterosseptal, mas a colocação de eletrodos em um espaço intercostal abaixo pode modificar para um padrão rS e demonstrar a natureza posicional da onda Q neste tipo de bloqueio fascicular.
- Na doença pulmonar obstrutiva crônica (DPOC) também pode estar presente pobre progressão de R nas derivações precordiais, mesmo na ausência de tecido eletricamente inativo. No caso da DPOC, pode haver ondas Q anormais, inclusive padrão QS que simula infarto de parede anterior. O mecanismo responsável pelo padrão QS é a rotação no sentido horário e o deslocamento inferior do diafragma e, por consequência, também do coração (torna-se mais verticalizado). Por consequência, os eletrodos precordiais estarão acima do vetor que se direciona inferiormente, surgindo um padrão QS. Ao deslocar os eletrodos precordiais para um espaço intercostal abaixo do padronizado, geralmente se consegue registrar uma onda R, o que gera evidência forte contra a existência de infarto do miocárdio (lembrar que muitas vezes pode coexistir DPOC e infarto do miocárdio). Exemplo na Figura 11.16.

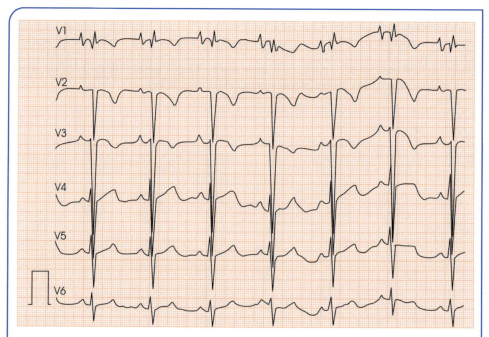

Figura 11.16 – ECG de paciente com DPOC e *cor pulmonale*. Evidencia-se sobrecarga de VD (onda S profunda em V6 e complexo qR em V1), sobrecarga de AD (porção positiva da onda P em V1 > 1,5 mm), SAE (índice de Morris presente – paciente também possuía hipertensão arterial sistêmica). Note que há onda Q patológica em V1 e V2 e que em V3 o R é diminuto. Ecocardiograma não revelou alterações contráteis do VE, confirmando que a onda Q patológica em V1 e V2 não é secundária à área eletricamente inativa, mas sim secundária às alterações da DPOC.

- Ondas Q anormais, especialmente na derivação III e raramente em aVF, com onda S na derivação I, podem ser registradas em *cor pulmonale* agudo devido a tromboembolismo pulmonar (TEP). Embolia pulmonar aguda pode ocasionalmente simular infarto do miocárdio anterior (Figura 11.17).

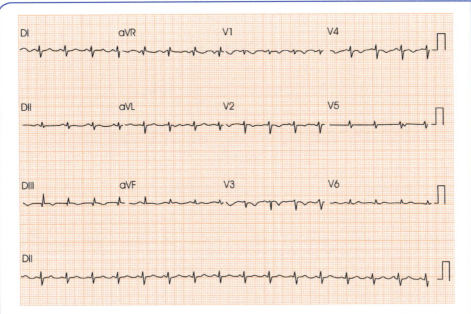

Figura 11.17 – ECG de paciente com TEP evidenciando a presença de onda S na derivação DI, além de onda Q e onda T invertida em DIII. Esse padrão é chamado de S1Q3T3 e, embora pouco sensível quando presente, reforça a hipótese de embolia pulmonar em paciente com quadro clínico compatível.

- Pneumotórax, particularmente do lado esquerdo, pode resultar em um padrão que simula infarto do miocárdio anterior com ocasional ausência da onda R em todas as derivações precordiais. Há ainda relatos de onda Q em situações de grave distúrbio metabólico e resposta inflamatória como na pancreatite aguda e quadros de choque hemodinâmico.

> **DICA**
>
> A cardiomiopatia hipertrófica representa uma situação peculiar, pois pode apresentar desenvolvimento de ondas Q por duas razões:
> 1. Perda de forças elétricas devido a áreas extensas de fibrose no miocárdio (verdadeira AEI).
> 2. Os casos de hipertrofia septal assimétrica podem apresentar ondas Q profundas e estreitas ("*dagger-like*") nas derivações laterais (V5-6, I, aVL) e inferiores (II, III, aVF), sendo mais comum nas derivações laterais. Esse achado pode simular um infarto do miocárdio prévio, entretanto as ondas Q, nestes casos, têm morfologia diferente, pois costumam ter duração < 40 ms (diferente da onda Q pós-infarto). O mecanismo seria o aumento importante das forças do vetor inicial do QRS pela hipertrofia desproporcional do septo basal e/ou parede livre, sem oposição das forças apicais (ver Figuras 11.18 e 11.19).

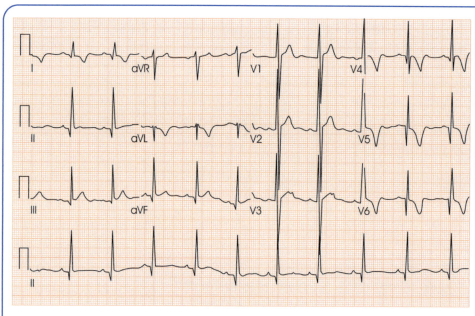

Figura 11.17 – ECG em paciente com cardiomiopatia hipertrófica septal assimétrica, com ondas Q em derivações inferiores e laterais pelo incremento de forças do vetor inicial do QRS.

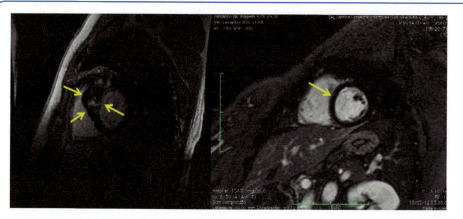

Figura 11.18 – Na figura da esquerda, observa-se imagem transversal de coração com miocardiopatia hipertrofia septal. Observa-se áreas de fibrose identificadas como áreas brancas pelo realce tardio no miocárdio (setas amarelas). Na imagem da direita, observamos exames de indivíduo normal. Nota-se que o septo tem a mesma espessura das outras paredes do ventrículo esquerdo (seta amarela). Não se observam áreas de realce tardio. Imagens cedidas pelo Dr. Alexandre Volney Villa.

LEITURAS SUGERIDAS

- Bayés de Luna A, Cino J, Goldwasser D, et al. New electrocardiographic diagnostic criteria for the pathologic R waves in leads V1 and V2 of anatomically lateral myocardial infarction. J Electrocardiol 2008 Sep-Oct;41(5):413-8.
- De Luna, A. B., Rovai, D., Llado, G. P., Gorgels, A., Carreras, F., Goldwasser, D., & Kim, R. J. (2015). The end of an electrocardiographic dogma: A prominent R wave in V1 is caused by a lateral not posterior myocardial infarction - New evidence based on contrast-enhanced cardiac magnetic resonance - Electrocardiogram correlations. European Heart Journal, 36(16), 959-964.
- Koga Y, Yamaga A, Hiyamuta K, Ikeda H, Toshima H.Mechanisms of abnormal Q waves in hypertrophic cardiomyopathy assessed by intracoronary electrocardiography. J Cardiovasc Electrophysiol. 2004 Dec;15(12):1402-8.
- Myers GB, Howard A, Klein M, Stofer BE. Correlation of electrocardiographic and pathologic findings in anteroseptal/lateral/posterior infarction. Am Heart J 1948;36,37 e 38.
- Perloff, J. K. (1964). The Recognition of Strictly Posterior Myocardial Infarction by Conventional Scalar Electrocardiography. Circulation, 30(5), 706-718.
- Samesima N, God EG, Kruse JCL, Leal MG, Pinho C, França FFAC, Pimenta J, et al. Diretriz da Sociedade Brasileira de Cardiologia sobre a Análise e Emissão de Laudos Eletrocardiográficos – 2022. Arq. Bras. Cardiol. 2022;119(4):638-80.
- Tranchesi, J. Eletrocardiograma normal e patológico. 7. ed. São Paulo: Roca. 2001. p. 99-126.
- Zipes DP, Libby P, Bonow RO, Mann DL, Tomaselli GF. Braunwald's Heart Disease: A Textbook of Cardiovascular Medicine, 11th Edition, 2019; Chapter 12. Electrocardiography. New York: Saunders.

Supradesnivelamento do Segmento ST de Origem Isquêmica

12

Ivson Cartaxo Braga
Fábio Augusto Pinton
Eduardo Cavalcanti Lapa Santos
Fabio Mastrocola

INTRODUÇÃO

- A dor torácica é uma das principais razões de atendimentos em sala de emergência e cerca de 10%-15% desses atendimentos estão associados à síndrome coronariana aguda (SCA). Além da SCA, outras patologias cursam com dor torácica e são condições ameaçadoras à vida: embolia pulmonar, dissecção de aorta, pneumotórax hipertensivo e ruptura de esôfago (Figura 12.1). O eletrocardiograma contribui de forma importante para o diagnóstico e diferenciação entre os tipos de síndromes coronarianas agudas.

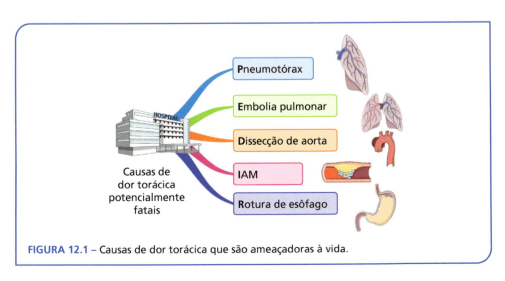

FIGURA 12.1 – Causas de dor torácica que são ameaçadoras à vida.

- O segmento ST se inicia no final do complexo QRS ou ponto J e termina no início da onda T (Figura 12.2).

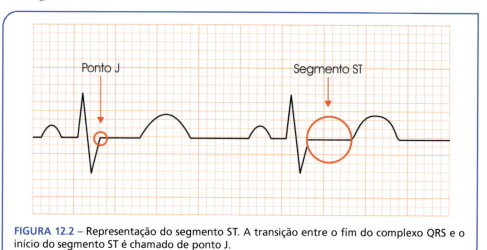

FIGURA 12.2 – Representação do segmento ST. A transição entre o fim do complexo QRS e o início do segmento ST é chamado de ponto J.

- O segmento ST representa a fase 2 do potencial de ação transmembrana da célula contrátil, localizado nos ventrículos (Figura 12.3).
- Nesta etapa, a entrada de íons sódio na célula iguala-se à saída de íons potássio. Assim, não há diferença de potencial ao longo da fase 2 e o potencial de membrana fica estável (platô). Lembrando dos conceitos discutidos nos primeiros dois primeiros capítulos deste livro, o eletrocardiograma (ECG) basicamente capta diferenças de potenciais. Dessa forma, quando há variação do potencial transmembrana, há o surgimento de ondas positivas ou negativas no ECG. Já quando o potencial não se modifica, o ECG mostra a presença de uma linha isoelétrica. Isto é exatamente o que ocorre durante o segmento ST normal (ver Figura 12.3).

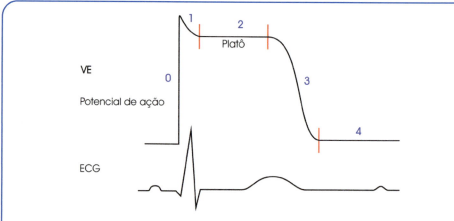

FIGURA 12.3 – O segmento ST corresponde, no eletrocardiograma, à fase 2 do potencial de ação transmembrana medido na célula contrátil cardíaca.

Supradesnivelamento do Segmento ST de Origem Isquêmica

- O segmento ST deve ser comparado à linha de base horizontal desenhada no final do segmento PR (considerada a linha de base do traçado). O esperado é que ambos estejam na mesma altura. Quando o segmento ST estiver acima da linha de base do traçado, consideramos elevação do segmento ST, supradesnivelamento do segmento ST ou corrente de lesão subepicárdica.

> **DICA – como medir o supra de ST?**
> 1. Definir o final do segmento PR.
> 2. Passar uma linha horizontal imaginária que toque o final do segmento PR.
> 3. Definir o ponto J (situado na junção do final do complexo QRS com o início do segmento ST).
> 4. Passar uma linha horizontal imaginária que toque o ponto J.
> 5. Ver a diferença entre as duas linhas tracejadas em quadradinhos.
>
> Observe a Figura 12.4.

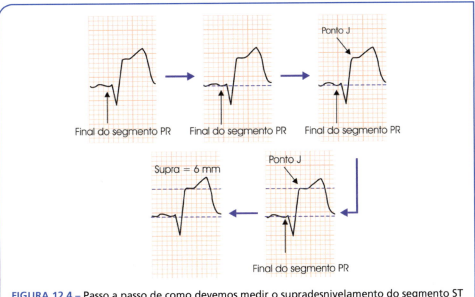

FIGURA 12.4 – Passo a passo de como devemos medir o supradesnivelamento do segmento ST no ECG.

CAUSAS DE SUPRADESNIVELAMENTO DO SEGMENTO ST

- A causa mais importante de elevação do segmento ST é o infarto agudo do miocárdio (IAM) com supradesnivelamento do segmento ST. O diagnóstico deve ser feito o mais precocemente possível, uma vez que essa doença tem alta morbimortalidade e, quanto mais rápido for instituído o tratamento, maior será a sobrevida do paciente.
- Há várias outras causas de supradesnivelamento de ST além do IAM. As mais comuns são: sobrecarga ventricular esquerda (SVE), bloqueio de ramo esquerdo (BRE), repolarização

precoce e aneurisma de ventrículo esquerdo. Algumas dessas condições podem ser confundidas com o IAM, resultando em uso de trombolítico ou de cineangiocoronariografia de emergência de forma desnecessária (Figura 12.5).

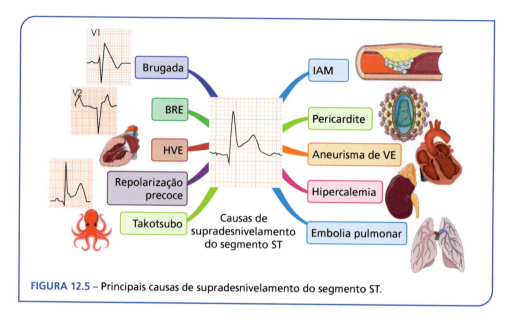

FIGURA 12.5 – Principais causas de supradesnivelamento do segmento ST.

- Não é incomum o achado de supradesnivelamento de ST (côncavo e sem outras alterações da repolarização) em V2 e V3 em indivíduos normais.
- A observação do formato do supra, das derivações envolvidas, de outras características do eletrocardiograma (ECG), do quadro clínico e, mais importante, o reconhecimento de outras condições que se assemelham ao IAM podem ajudar a distinguir tais situações.
- O primeiro passo é estar ciente dos diagnósticos diferenciais e se familiarizar com as características do ECG que os distinguem do infarto.

Causas de supradesnivelamento do segmento ST

- ▸ Infarto agudo do miocárdio.
- ▸ Pericardite e miocardite.
- ▸ Bloqueio de ramo esquerdo.
- ▸ Sobrecarga ventricular esquerda.
- ▸ Repolarização precoce.
- ▸ Síndrome de Brugada.
- ▸ Hipercalemia.
- ▸ Hipercalcemia.
- ▸ Angina de Prinzmetal.
- ▸ Tromboembolismo pulmonar maciço.
- ▸ Marca-passo.
- ▸ Aneurisma de ventrículo esquerdo.
- ▸ Takotsubo.

> **DICA**
> Em pacientes com supradesnivelamento do segmento ST, sempre considerar IAM, mas não se esquecer dos diagnósticos diferenciais!!!

INFARTO AGUDO DO MIOCÁRDIO

- A evolução temporal do infarto agudo do miocárdio com supra de ST é marcada por alterações dinâmicas significativas no traçado eletrocardiográfico, principalmente envolvendo a onda T e o segmento ST.
- Mas, por que a oclusão aguda de uma artéria coronária causa supra de ST no ECG? Vamos ver os detalhes eletrofisiológicos de forma resumida.
- A diminuição da perfusão miocárdica causada pela oclusão de uma artéria coronária faz com que o potencial de ação da região acometida seja modificado, tendo menor velocidade e amplitude de despolarização. Em resumo, é como se o interior da célula ficasse menos positivo ao final da despolarização. Se o interior ficou menos positivo, significa que o exterior ficou menos negativo também, já que, como vimos nos primeiros capítulos, tudo isso se dá através da troca de íons entre o exterior e o interior da célula (Figura 12.6).

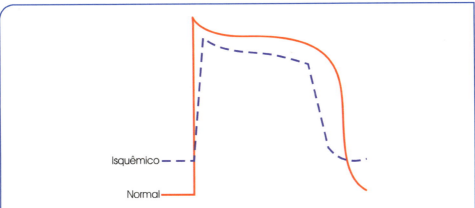

FIGURA 12.6 – Diferença entre o potencial de ação de uma região normal (linha cheia) e de uma região isquêmica (linha tracejada). No segundo caso, a velocidade de despolarização é mais lenta, a amplitude menor e a repolarização termina mais rápido.

- Dizer que o exterior da célula na região acometida está menos negativo é o mesmo que dizer que está mais positivo. Sabemos que quando há diferença de polaridade entre 2 regiões, o vetor aponta para a região mais positiva. Mas onde fica a região acometida pela redução do fluxo sanguíneo no IAM com supra de ST? Estudos experimentais antigos consideravam que o comprometimento nestes casos se localizava na região subepicárdica. Dessa forma, essa região seria relativamente mais positiva que a parte interna (endocárdio), o que justificaria que o vetor apontasse de dentro para fora do coração, gerando assim o supra de ST na derivação adjacente à área infartada (Figura 12.7).

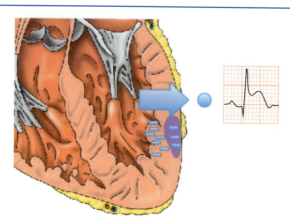

FIGURA 12.7 – A região subepicárdica (em roxo), por estar sendo mal perfundida durante a isquemia, fica menos negativa ao final da despolarização ventricular. Assim, o vetor aponta em sua direção, gerando o supra de ST no traçado da derivação justaposta à área acometida.

- OK. Bem fácil de entender. Só há um único problema. Não é isso que acontece no corpo humano. Ao ocorrer a oclusão aguda de uma artéria coronária, ocorre inicialmente comprometimento exclusivo da região subendocárdica. Por qual motivo? Simples: essa é a região mais afastada da artéria coronária (que se localiza na região epicárdica). Como veremos posteriormente no capítulo de onda T, esse acometimento inicial pode ser visto no ECG por uma onda T apiculada. Após poucos minutos, o déficit de perfusão, que era restrito à região subendocárdica, vai se propagando até acometer toda a extensão da parede miocárdica (acometimento transmural). Ou seja, na prática, não ocorre comprometimento limitado apenas à região subepicárdica.
- E por que a má perfusão transmural gera supra de ST? O que se postula é que a região transmural atingida pelo infarto fica relativamente menos negativa em relação a todas as outras regiões do ventrículo esquerdo. Isto termina por gerar um vetor direcionado de dentro para fora do ventrículo naquela região (Figura 12.8).
- Resumindo: nestes casos, o supra de ST reflete o processo que está ocorrendo de lesão miocárdica. Ou seja, alguns minutos após o surgimento de uma oclusão coronariana aguda começa a haver morte de miócitos na área irrigada por aquele vaso. Isso leva à liberação na circulação dos chamados marcadores de necrose miocárdica (exemplo: troponina).
- Por que é fundamental o reconhecimento desse achado em pacientes com quadro clínico sugestivo de IAM? Porque, apesar de indicar presença de corrente de lesão miocárdica com consequente morte celular, nessa fase o processo ainda é reversível se tratado de forma adequada (desobstrução do vaso ocluído). Quanto mais precoce isso ocorrer, menor será a quantidade de miocárdio perdido. Como se diz: TEMPO = MIOCÁRDIO.
- Em paciente com quadro clínico compatível, o achado de supra de ST que preenche os critérios previamente citados confirma o diagnóstico de corrente de lesão miocárdica, devendo isso deflagrar o tratamento de reperfusão coronariana o mais breve possível. Não é necessário aguardar o resultado de exames laboratoriais como a troponina para se tomar esta conduta. Esses exames costumam demorar muitos minutos, ou mesmo horas para serem liberados, e isso resultará em perda de tempo danosa ao tratamento do paciente.

Supradesnivelamento do Segmento ST de Origem Isquêmica

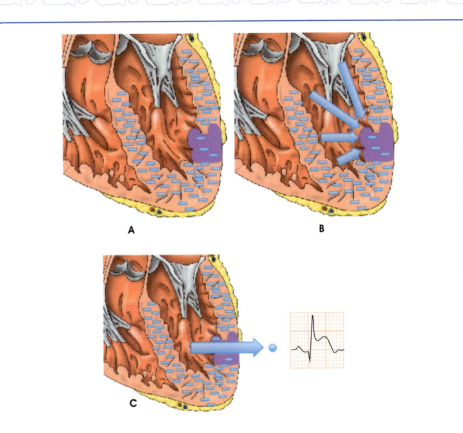

FIGURA 12.8 – A) Região transmural (em roxo), que, por estar sendo mal perfundida durante a isquemia, fica menos negativa ao final da despolarização ventricular. B) Isso faz com que as outras regiões do ventrículo esquerdo fiquem mais negativas que a área isquêmica. Formam-se então vários vetores direcionados das regiões saudáveis do VE (polo negativo) para a região acometida pelo infarto (polo positivo). C) O vetor resultante da soma de todos esses vetores menores aponta de dentro para fora do VE, em direção à região infartada. Isso gera o supra de ST na derivação adjacente a esta região.

- Como veremos adiante, são várias as causas de supradesnivelamento do segmento ST, algumas graves e ameaçadoras à vida e outras com prognóstico benigno. Por esse motivo, é fundamental diagnosticarmos corretamente o supra de etiologia isquêmica. Como podemos diferenciar o supra de ST de etiologia isquêmica das outras causas de supra de ST? A Figura 12.9 traz as principais características eletrocardiográficas do supra isquêmico.

Supra de ST côncavo ou convexo? Qual a importância disto?

- Um aspecto importante para se avaliar a morfologia do segmento ST supradesnivelado é saber se sua concavidade está voltada para cima ou para baixo. Como frequentemente há confusão dos principiantes em eletrocardiografia sobre tal ponto, faremos uma analogia simples. Baseando-se no exemplo de uma colher, o lado côncavo é o interno da colher, onde se coloca a comida. O lado convexo, o oposto (Figura 12.10).

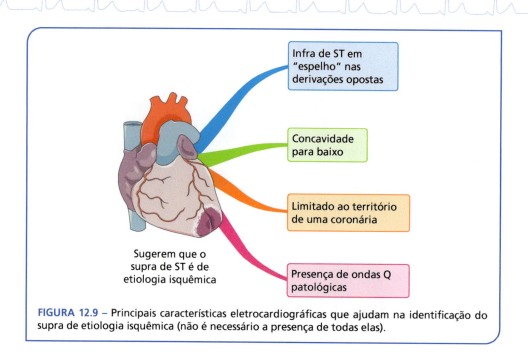

FIGURA 12.9 – Principais características eletrocardiográficas que ajudam na identificação do supra de etiologia isquêmica (não é necessário a presença de todas elas).

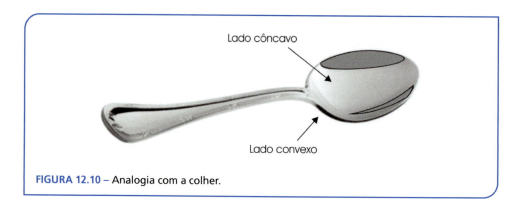

FIGURA 12.10 – Analogia com a colher.

- De uma forma geral, o supra com concavidade para cima é considerado "feliz", pois na maioria das vezes será benigno. Mas devemos ficar atentos e lembrar que nas fases iniciais do IAM com supra de ST, o supra pode parecer "feliz". Por sua vez, o supra com convexidade para cima ("supra triste") tem uma correlação maior com o IAM (Figuras 12.11 a 12.13).

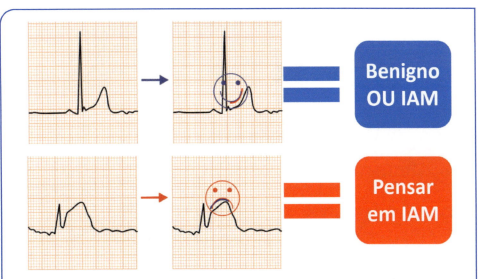

FIGURA 12.11 – Um dos aspectos que pode ajudar na diferenciação do supra de ST isquêmico é a morfologia côncava ou convexa. Enquanto o supra com convexidade para cima ("supra triste") está associado ao IAM, o supra com concavidade para cima (supra "feliz"), na maioria das vezes, será benigno.

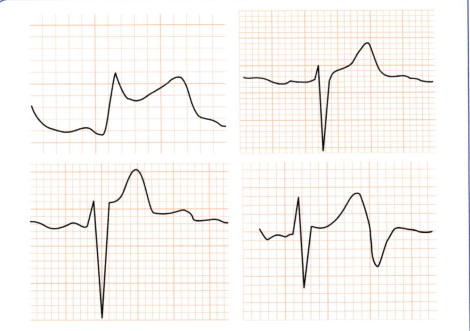

FIGURA 12.12 – Exemplos de supradesnivelamento do segmento ST com concavidade apontada para cima.

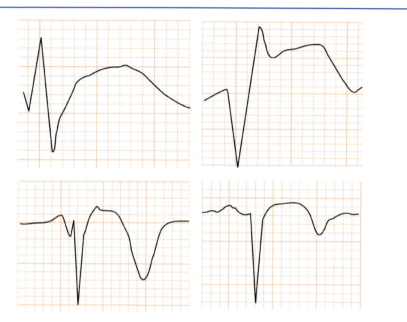

FIGURA 12.13 – Exemplos de supradesnivelamento do segmento ST com convexidade apontada para cima.

FASES EVOLUTIVAS DO INFARTO AGUDO DO MIOCÁRDIO NÃO REPERFUNDIDO

Observe a Figura 12.14.

- Nos casos de IAM com supra de ST, as ondas Q podem não se formar caso o paciente tenha recebido a tempo o tratamento de reperfusão com trombolítico ou através da angioplastia percutânea.
- As ondas Q de necrose, na maioria das vezes, representam a morte do tecido isquêmico que se torna inexcitável e não mais contribuem para o processo de ativação. As ondas Q são responsáveis pela formação das zonas eletricamente inativas no ECG, as quais são identificadas com o aparecimento de ondas Q patológicas, a não progressão das ondas R nas derivações precordiais (no caso de infarto na parede anterior) ou, ainda, aumento de ondas R nas precordiais direitas (representam imagem em espelho de infartos da parede dorsal). Para mais informações, consultar o capítulo de área eletricamente inativa.

> **DICA**
> Infarto com supradesnivelamento do segmento ST sempre vai evoluir com a formação de ondas Q? Não! Caso ocorra reperfusão da artéria em tempo hábil, o surgimento de ondas Q não é observado. Essa reperfusão pode ocorrer através do uso de fibrinolíticos ou mediante angioplastia coronariana. Outra possibilidade para o não surgimento de ondas Q é a reperfusão espontânea da artéria pelo sistema fibrinolítico endógeno do organismo.

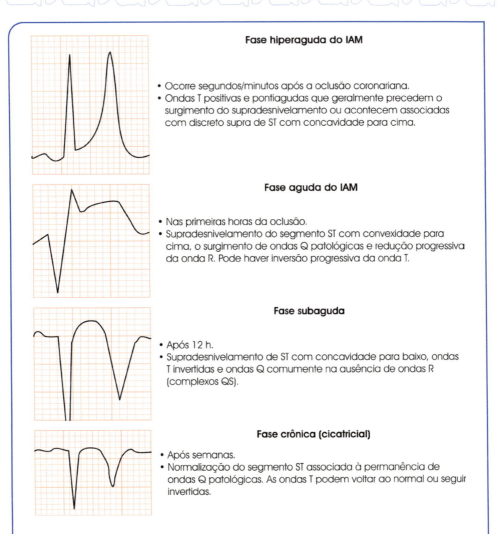

FIGURA 12.14 – A sequência de figuras mostra a evolução eletrocardiográfica de um infarto com supra de ST não reperfundido.

CRITÉRIOS PARA ISQUEMIA

- Sempre devemos pensar em infarto agudo do miocárdio quando há quadro clínico de dor torácica sugestiva de isquemia e supradesnivelamento do ponto J de pelo menos 1 mm em duas ou mais derivações contíguas.
- A regra citada funciona para praticamente todas as derivações. Uma exceção importante são as derivações V2 e V3. Nestas, pode-se observar supradesnivelamento de ST um pouco maior que nas outras derivações, sem que isso indique evento isquêmico agudo. Os critérios utilizados estão na Quarta Definição Universal de Infarto (Figuras 12.15 e 12.16).

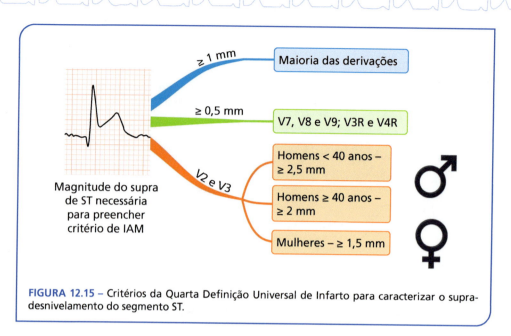

FIGURA 12.15 – Critérios da Quarta Definição Universal de Infarto para caracterizar o supra-desnivelamento do segmento ST.

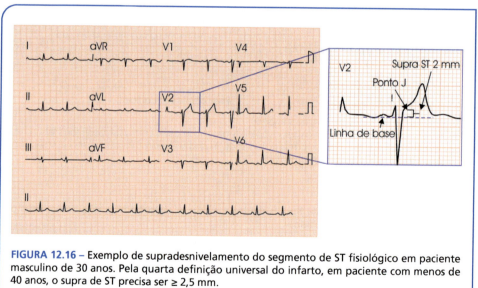

FIGURA 12.16 – Exemplo de supradesnivelamento do segmento de ST fisiológico em paciente masculino de 30 anos. Pela quarta definição universal do infarto, em paciente com menos de 40 anos, o supra de ST precisa ser ≥ 2,5 mm.

CORRELAÇÃO ENTRE O ECG E A ANATOMIA

- O ECG permite localizar a parede acometida de acordo com as derivações alteradas, conforme a Tabela 12.1.

Tabela 12.1 – Análise topográfica das manifestações isquêmicas ao eletrocardiograma (Figuras 12.17 e 12.18)	
Parede anterior	V1, V2 e V3 – anterosseptal V1-V4 – anterior V3 e V4 ou V3, V4 e V5 – anterior localizada V4 a V6, DI e aVL – anterolateral V1 a V6, DI e aVL – anterior extenso
Parede lateral	V5 e V6 – lateral baixa DI e aVL – lateral alta
Parede inferior	DII, DIII, aVF
Parede dorsal*	V7, V8 e V9
Parede livre do ventrículo direito	V3R, V4R (derivações direitas)

Adaptada de Pastore, 2016. *Como dito no capítulo de áreas eletricamente inativas, o termo dorsal indica acometimento da parede lateral de acordo com estudos de ressonância nuclear magnética cardíaca. Mantivemos o termo aqui, já que é o classicamente usado em livros de eletrocardiografia.

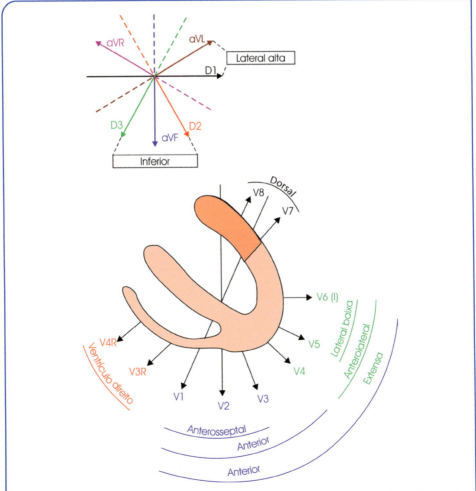

FIGURA 12.17 – Representação esquemática da análise topográfica das manifestações isquêmicas ao eletrocardiograma.

> **DICA – imagem em espelho**
>
> Normalmente, supra de ST em uma derivação causa um infra de ST em derivação oposta à primeira. É a chamada imagem em espelho. Por exemplo, como já citado no capítulo de áreas eletricamente inativas, a derivação V1 fica oposta às derivações V8 e V9. Assim, um supra de ST nestas derivações normalmente causa um infra de ST em V1. O inverso também é verdadeiro.
> Outro exemplo seria o supra de ST que ocorre em uma derivação situada superiormente e à esquerda do paciente (digamos, aVL). Esta alteração irá gerar um infra de ST equivalente em derivação situada inferiormente e à direita (exemplo: DIII).

> **DICA**
>
> ▶ Sempre que houver infarto inferior é necessário o registro das derivações V3R e V4R para avaliar o acometimento de ventrículo direito (VD) e de V7 e V8 para avaliar extensão dorsal. (Figura 12.18).
> ▶ Quando houver infra de ST em V1-V3, pensar em IAM com supra de parede dorsal/posterior e realizar V7 - V8 - V9 (Figura 12.21).

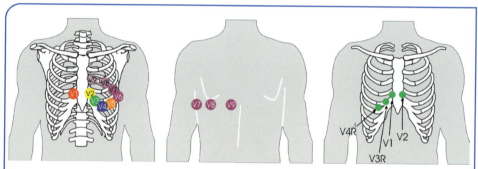

FIGURA 12.18 – Derivações V3R, V4R, V7 e V8, importantes para o diagnóstico de infarto inferior com comprometimento de VD e de extensão dorsal.

- Como quase tudo em ECG, a dica pode ser explicada por vetores. Se um ECG mostra supra de ST em DI e aVL e infra de ST em DIII e aVF, isto significa que o vetor decorrente da corrente de lesão miocárdica está direcionado para cima e para a esquerda do paciente. Dessa forma, sempre que houver supra de ST concomitante a infra de ST em derivações opostas, devemos raciocinar que o supra é o "verdadeiro" e que o infra é apenas a imagem em espelho. Observe as Figuras 12.19 a 12.21.

> **DICA**
>
> ▶ A magnitude e a extensão do supra também têm relação com prognóstico do paciente. Quanto maior o número de derivações acometidas e quanto maior a elevação do segmento ST, pior será o prognóstico.

Supradesnivelamento do Segmento ST de Origem Isquêmica

Localização da parede e da artéria acometida	
IAM anterior	Artéria descendente anterior (DA)
IAM lateral ou posterior	Artéria circunflexa (CX)
IAM inferior	Artéria coronária direita (CD) ou circunflexa (CX)
IAM de VD	Coronária direita (CD)

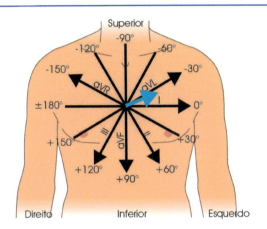

FIGURA 12.19 – Figura exemplificando vetor resultante da isquemia miocárdica direcionado para cima e para a esquerda do paciente. Isto irá gerar supra de ST em aVL e DI, por exemplo, e infra de ST em DIII e aVF. ECG compatível com essa figura pode ser visto a seguir.

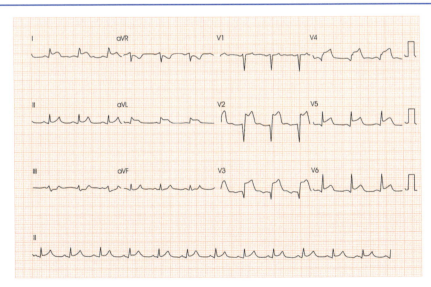

FIGURA 12.20 – ECG com infarto anterior extenso. Há supradesnivelamento do segmento ST em V2-V6 e DI e aVL. Notar que o supra de ST em aVL gera um infra de ST em DIII (imagem em espelho).

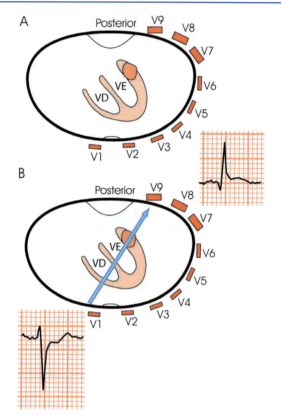

FIGURA 12.21 – A) Imagem mostrando as derivações do eixo horizontal de V1 a V9. Nota-se que há acometimento isquêmico transmural (em vermelho) da porção basal da parede lateral do VE (classicamente chamado de infarto posterior). B) Esta isquemia irá gerar um vetor que se desloca para a esquerda e para trás do paciente. Este vetor irá causar o surgimento de supra de ST em derivações situadas posteriormente (exemplo: V8 e V9). Ocorrerá a formação de imagem em espelho (infra de ST) em derivações situadas anteriormente como V1 e V2.

ATENÇÃO

Como já explicado no capítulo de áreas eletricamente inativas, o termo infarto dorsal ou posterior não vem sendo mais utilizado por algumas fontes (exemplo: Diretriz da Sociedade Brasileira de Cardiologia sobre a Análise e Emissão de Laudos Eletrocardiográficos – 2022). Isso se deve ao fato de estudos com ressonância magnética terem mostrado que as alterações eletrocardiográficas que antigamente eram denominadas infarto dorsal/posterior estão na realidade relacionadas a acometimento da parede lateral do ventrículo esquerdo.
Além disso, o termo posterior/dorsal não é utilizado na divisão clássica do ventrículo esquerdo em 17 segmentos, o que torna a nomenclatura ainda menos apropriada para a correlação com outros métodos de imagem.
Contudo, como o termo ainda é usado em várias diretrizes e livros clássicos de eletrocardiografia, nós o manteremos aqui para evitar confundir o leitor.
Na visão dos editores: sempre que lerem infarto dorsal/posterior, correlacionar com acometimento de parede lateral nos outros exames de imagem (ecocardiograma, ressonância magnética etc.).

- O ECG também pode fornecer informações sobre a artéria e o local de obstrução.
- A artéria descendente anterior (DA) irriga a parede livre do ventrículo esquerdo e os dois terços superiores do septo. A artéria circunflexa (CX) irriga a parede lateral e posterior do ventrículo esquerdo. E a artéria coronária direita (CD) irriga a parede livre do ventrículo direito, o terço inferior do septo, a parede inferior e a parede inferolateral em cerca de 80% dos casos (Figuras 12.22 e 12.23).
- A oclusão da DA ocasiona infarto anterior, anterosseptal ou anterolateral. Quando a oclusão é proximal causa IAM anterior extenso. Em alguns casos pode ocorrer a associação de supra de ST em parede anterior e inferior, o que sugere que a oclusão seja distal em uma DA longa e que dobra a ponta do ventrículo esquerdo (Figura 12.24).
- No infarto anterior, o ECG pode dar alguma dica sobre qual o local de obstrução da DA? Sim! Nos casos em que o acometimento da artéria é proximal, há uma tendência de toda a parede anterior ser comprometida em associação com o ápice do VE. Já quando a oclusão de DA ocorre em seu terço médio ou distal, normalmente apenas o ápice do VE é comprometido. Isto faz com que os vetores que resultarão no supra de ST tenham direções diferentes, gerando assim representações distintas no ECG. Fica mais fácil explicar através da Figura 12.25.
- Vamos lá! Então, quando a DA é obstruída em seu terço proximal, o vetor resultante da isquemia aponta para cima e para a esquerda do paciente. Já quando a artéria se encontra ocluída no terço médio ou distal, o vetor aponta discretamente para baixo, podendo ocasionalmente ficar na horizontal, e para a esquerda do paciente. Isto vai gerar o que no ECG? Basta lembrar do conceito de imagem em espelho sobre o qual já falamos previamente.

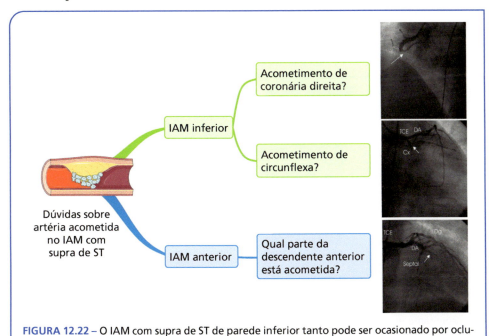

FIGURA 12.22 – O IAM com supra de ST de parede inferior tanto pode ser ocasionado por oclusão da coronária direita como da circunflexa. Já o IAM com supra de ST de parede anterior é desencadeado por oclusão da descendente anterior.

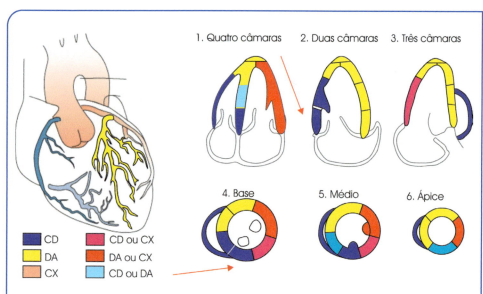

FIGURA 12.23 – Relação entre os segmentos ecocardiográficos e as artérias coronárias correspondentes. As setas apontam para a região denominada pelos trabalhos antigos de parede posterior. Adaptada de Lang et al., 2015.

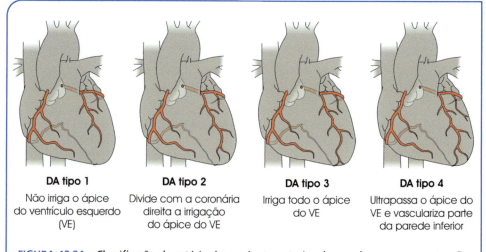

DA tipo 1
Não irriga o ápice do ventrículo esquerdo (VE)

DA tipo 2
Divide com a coronária direita a irrigação do ápice do VE

DA tipo 3
Irriga todo o ápice do VE

DA tipo 4
Ultrapassa o ápice do VE e vasculariza parte da parede inferior

FIGURA 12.24 – Classificação da artéria descendente anterior de acordo com a sua extensão e território de vascularização. A DA tipo 4 é aquela que ultrapassa o ápice do ventrículo esquerdo e vasculariza parte da parede inferior. Assim, sua oclusão pode justificar a presença concomitante de supra de parede anterior e de supra de parede inferior. Figura adaptada de Perimutt LM et al., 1983.

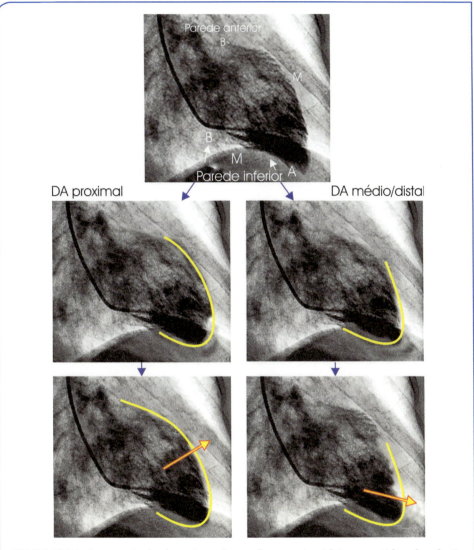

FIGURA 12.25 – Representação dos vetores de acordo com o território acometido pela oclusão da artéria descendente anterior.

- No caso da oclusão proximal de DA, como o vetor se desloca para cima e para esquerda, ele tende a gerar supra em aVL e imagem espelho (infra) na parede inferior. Já no segundo caso, não surge infra em parede inferior. O segmento ST em DII, DIII e aVF nestes casos fica isoelétrico ou mesmo supradesnivelado, a depender da orientação do vetor.
- A obstrução distal da CD causa IAM inferior, com supra em DII, DIII e aVF. Já a obstrução proximal da CD pode ocasionar, além do IAM inferior, IAM de ventrículo direito (Figura 12.28) e posterior. Pode ocorrer BAV de 2º ou 3º graus caso haja acometimento da artéria do nó AV.

No infarto anterior, como suspeitar do local de oclusão da descendente anterior?

Quanto mais proximal for a oclusão da DA no infarto anterior, pior o prognóstico do paciente, devido à maior quantidade de músculo acometido pela isquemia. Algumas dicas simples podem ajudar a diferenciar um acometimento mais proximal da artéria (antes da emergência do primeiro ramo septal) de oclusões situadas mais distalmente.
▶ Sugere acometimento proximal de DA:
a. Supra de ST presente de V1 a V4 (podendo acometer até V6), além de DI e aVL
b. Infra de ST presente em parede inferior (DII, DIII e aVF).
▶ Sugere oclusão em terço médio ou distal de DA:
a. Supra de ST de V3 a V6.
b. Ausência de infra de ST em parede inferior, podendo mesmo haver supra de ST (Figuras 12.26 e 12.27).

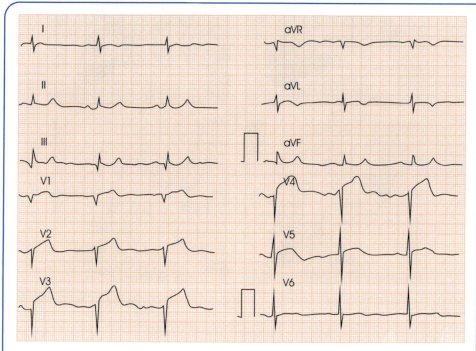

FIGURA 12.26 – Infarto anterior (supradesnivelamento do segmento ST de V1-V5). Notar que não há infra de ST em parede inferior. Isto sugere acometimento de terço médio ou distal de DA.

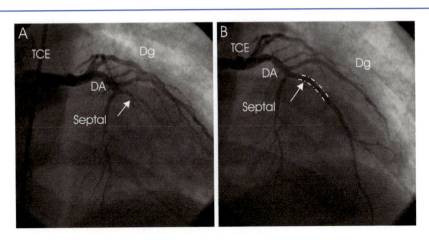

FIGURA 12.27 – A) Cineangiocoronariografia em projeção oblíqua anterior direita (OAD) cranial evidenciando oclusão do terço médio da DA. A seta indica o local de obstrução. B) Projeção OAD cranial após angioplastia primária com implante de *stent* no terço médio (linha tracejada). A seta indica o local prévio de obstrução.

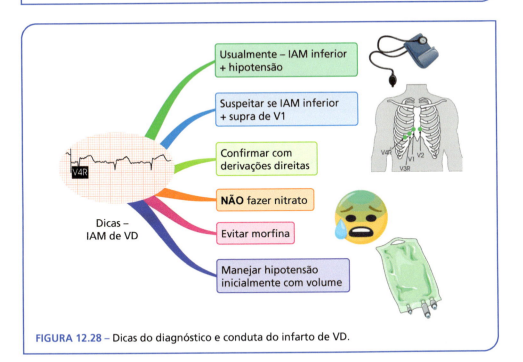

FIGURA 12.28 – Dicas do diagnóstico e conduta do infarto de VD.

Como suspeitar da artéria culpada nos casos de infarto inferior

O infarto inferior corresponde ao supra de ST em DII, DIII e aVF, e em aproximadamente 80 a 90% dos casos é secundário à oclusão da CD (o restante por oclusão da CX) (Figuras 12.29 e 12.30).
- Sugere oclusão de CD:
a. Supra de ST em DIII maior do que o supra de ST em DII.
b. Infra de ST > 1 mm em aVL e/ou DI associado ao supra em parede inferior.
c. Supra de ST em V1 e V4R (infarto de VD – oclusão proximal da CD).
- Sugere oclusão de CX (Figuras 12.31 e 12.32):
a. Supra de ST em DII maior do que o supra de ST em DIII.
b. Infarto inferior associado a supra de ST em V5 e V6.
c. Infarto inferior associado a supra de ST em V7 a V9 e infra de ST em V4R.
d. IAM inferior associado a infra de ST em aVR.

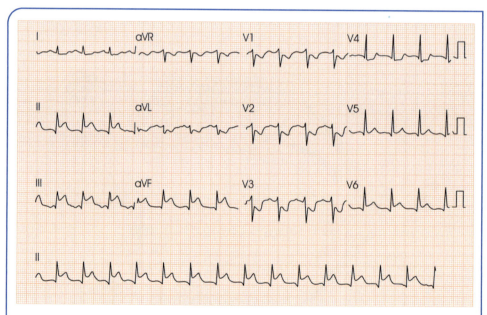

FIGURA 12.29 – ECG mostrando supradesnivelamento do segmento ST em parede inferior (DII, DIII e aVF), parede lateral (V5 e V6) e infra de ST em V2, V3, DI e aVL. Observar que há infra de ST em DI e aVL, além de o supra de ST em DIII ser maior que o supra em DII. Tais achados sugerem a coronária direita (CD) como artéria culpada.

Supradesnivelamento do Segmento ST de Origem Isquêmica

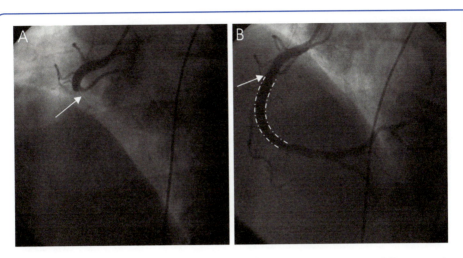

FIGURA 12.30 – A) Cineangiocoronariografia do ECG anterior em projeção oblíqua anterior esquerda (OAE) evidenciando oclusão da CD. A seta indica o local de obstrução. B) Projeção OAE após angioplastia primária com implante de *stent* na CD (linha tracejada). A seta indica o local prévio de obstrução.

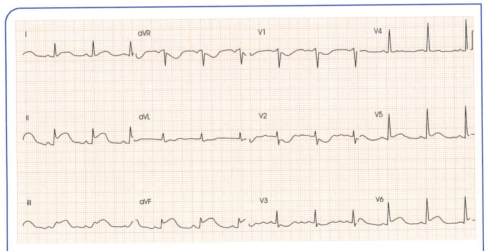

FIGURA 12.31 – ECG evidenciando supra de ST em parede inferior com supra de DII maior do que o supra de DIII, além de supra de ST em V5, V6 e infra de ST em V1, V2 e V3, achados sugestivos de oclusão de artéria circunflexa (CX).

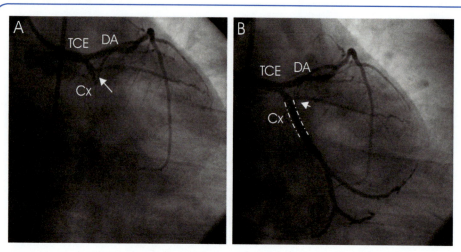

FIGURA 12.32 – A) Cineangiocoronariografia em projeção OAD caudal evidenciando oclusão da CX. A seta indica o local de obstrução. **B)** Projeção OAD caudal após angioplastia primária com implante de *stent* (linha tracejada). A seta indica o local prévio de obstrução.

- O infarto relacionado à oclusão da CX é muitas vezes negligenciado, pois pode não apresentar alterações eletrocardiográficas típicas em cerca de metade dos casos, já que a CX apresenta grande variedade anatômica, além de irrigar uma área ventricular relativamente pequena. Quando presente, o supra de ST poderá ocorrer em parede inferior (DII, DIII e aVF), associado ou não a supra lateral (V5, V6, DI e aVL). Também há a possibilidade de o supra de ST ocorrer apenas em V7, V8 e V9.

Quando suspeitar de infarto com oclusão da CX, sem supra no ECG de 12 derivações?

- Quadro clínico sugestivo de isquemia.
- ECG inicial não diagnóstico ou infra V1-V3 (sugestivo de IAM ínferodorsal).

O que fazer?
- Derivações posteriores (V7-V8-V9 ≥ 0,5 mm ou ≥ 1 mm se homem < 40 anos).

Quando suspeitar de infarto do ventrículo direito (VD)? Figuras 12.28 e 12.33

- O infarto inferior com comprometimento isquêmico do VD acontece em cerca de 25% dos IAM inferiores. Pode ocorrer quando há oclusão proximal da coronária direita.
- Como o VD situa-se na frente do VE, o acometimento isquêmico do primeiro faz com que o vetor da corrente de lesão se desloque anteriormente, e isso faz com que apareça, com frequência, supra de ST na derivação V1.
- Na maioria das vezes acontece concomitante a infartos inferiores, e metade dos pacientes têm supradesnivelamento do segmento ST de V3R e V4R (sensibilidade e acurácia preditiva para infarto de VD em torno de 93%).
- O supra de ST de V3R e V4R costuma desaparecer mais rápido do que a alteração vista nas derivações inferiores. Assim, estas derivações devem ser registradas o mais breve possível na vigência de um infarto inferior.

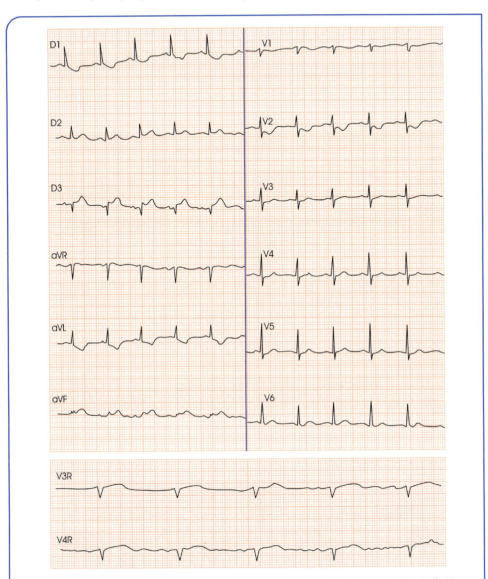

FIGURA 12.33 – Infarto acometendo parede inferior e dorsal (infra de ST em V2 e V3). Nota-se também supra de ST em V3R e V4R mostrando haver acometimento do ventrículo direito.

INFARTO COM BLOQUEIOS DE RAMOS

- Habitualmente, a presença de BRD não impede o reconhecimento de infarto do miocárdio associado.
- O bloqueio de ramo esquerdo (BRE) dificulta a interpretação do ECG em relação à presença de supra de ST. No capítulo seguinte abordaremos isso detalhadamente.

> **DICA**
>
> O aparecimento de bloqueio do ramo direito (BRD) no IAM anterior indica obstrução proximal da DA antes do primeiro ramo septal. A presença de BRD associado ao supradesnivelamento não impede o diagnóstico de IAM (Figuras 12.34 e 12.35).

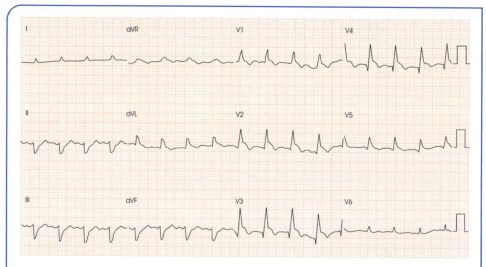

FIGURA 12.34 – ECG mostrando supradesnivelamento do segmento ST de V1 a V5 e aVL, com desvio de eixo para a esquerda (BDAS) e com complexos QRS de morfologia de bloqueio de ramo direito. Quando presente a associação, sugere oclusão de DA proximal. ECG gentilmente cedido pelo Dr. Lurildo Cleano Ribeiro Saraiva.

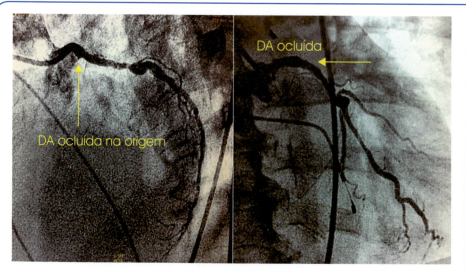

FIGURA 12.35 – Cateterismo mostrando DA ocluída em sua origem.

COMO DIFERENCIAR IAM COM SUPRA EM PACIENTES COM BRE?

- A presença de BRE dificulta o reconhecimento de infarto do miocárdio associado. Os desnivelamentos do segmento ST podem permitir a identificação de infarto do miocárdio recente, de acordo com os critérios definidos por Sgarbossa.

Critérios de Sgarbossa
- Elevação do segmento ST ≥ 1,0 mm em concordância com o QRS (escore 5).
- Depressão do segmento ST ≥ 1,0 mm em V1, V2 e V3 (escore 3).
- Elevação do segmento ST ≥ 5,0 mm em discordância com o QRS (escore 2).

- O escore de Sgarbossa ≥ 3 tem alta especificidade (90%-98%), porém baixa sensibilidade (20%-36%) para o diagnóstico de IAM. A sensibilidade pode aumentar se ECGs seriados ou ECG prévio estiverem disponíveis.
- Critérios de Sgarbossa (Figuras 12.36 e 12.37).
- Como vimos, o critério de supradesnivelamento discordante tem baixa acurácia para o diagnóstico de oclusão coronariana aguda, e pode estar presente em QRS de grande amplitude sem significar SCA e estar ausente no infarto, em QRS de menor amplitude. Ou seja, existe uma proporcionalidade entre o supra ou infra e a magnitude do QRS. Os de maior amplitude tendem a ter um maior supradesnível. Por isso, Smith e colaboradores criaram um critério que relaciona a magnitude do supradesnível do ST medida no ponto J sobre a amplitude da onda S (supra ST/onda S ou infra ST/onda R). Se for maior que 25% é considerado positivo e indica IAM (oclusão aguda da coronária) associado ao BRE (Figura 12.38). Os critérios modificados ampliam a sensibilidade de 52% para 91% para o diagnóstico de IAM com supra no BRE com uma perda discreta da especificidade (98% para 90%).

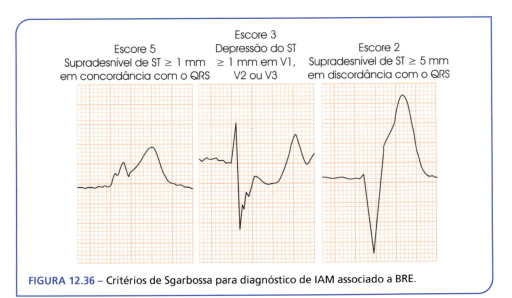

FIGURA 12.36 – Critérios de Sgarbossa para diagnóstico de IAM associado a BRE.

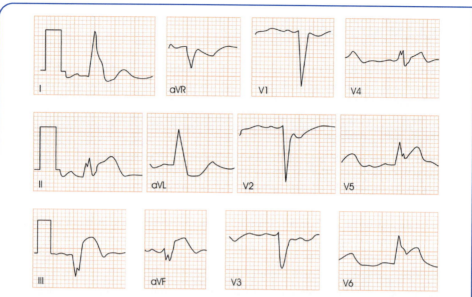

FIGURA 12.37 – ECG mostrando bloqueio de ramo esquerdo na presença de supradesnivelamento do segmento ST concordante em derivações V5 a V6 (escore 5), além de infra de ST ≥ 1 concordante em V2 (escore 3).

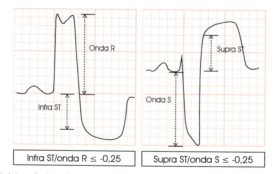

FIGURA 12.38 – Critérios de Sgarbossa modificados: a relação do supra ST/S em derivações com QRS negativos ou infra ST/onda R em derivações com QRS positivos maior que 25% é considerado critério para IAM com supra no BRE.

Critérios de Sgarbossa-Smith: IAM com supra no BRE na presença de pelo menos 1 dos critérios abaixo

- Elevação do segmento ST ≥ 1,0 mm em concordância com o QRS (mesmo critério do Sgarbossa original).
- Depressão do segmento ST ≥ 1,0 mm em V1, V2 e V3 (mesmo critério do Sgarbossa original).
- Relação supra ST/S ou Infra ST/onda R ≤ - 0,25. Apesar do estudo original utilizar o sinal de menos, sugerimos fazer apenas a relação e se maior ou igual a 0,25 (25%), considerar como positivo.

- Mais recentemente (2020), foi publicado o algoritmo de Barcelona, com a proposta de melhorar a acurácia do diagnóstico do IAM com supra no BRE. Nesse estudo, o algoritmo de Barcelona apresentou uma sensibilidade de 93% e uma especificidade de 94%. Fazem parte dos Critérios de Barcelona, a presença de ST ≥ 1 mm (0,1 mV) concordante com a polaridade do QRS em qualquer derivação e a presença de ST discordante com desvio ≥ 1 mm (0,1 mV) em derivações com QRS de baixa voltagem (≤ 6 mm) (Figura 12.39).
- Mesmo com a utilização dos mais diversos critérios, o diagnóstico de IAM com supra na presença de BRE nem sempre será fácil. Na dúvida, mesmo com a utilização desses critérios, devemos levar em consideração outros indicadores tão importantes quanto o eletrocardiograma, como o quadro clínico e a dosagem da troponina. Outra ferramenta que poderá somar ao diagnóstico, quando disponível, é a utilização do ecocardiograma na beira de leito na busca de alterações da contratilidade segmentar.

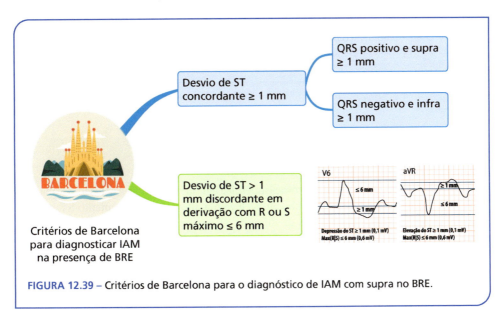

FIGURA 12.39 – Critérios de Barcelona para o diagnóstico de IAM com supra no BRE.

COMO DIFERENCIAR IAM COM SUPRA EM PACIENTES COM SVE?

- Normalmente, a SVE leva supra de ST de V1 a V3 e, diferente do BRE, existem poucos trabalhos publicados com critérios eletrocardiográficos úteis para diferenciação do supra de ST em pacientes com SVE. O mais conhecido faz a relação entre a amplitude do supra de ST com a amplitude do QRS. Sugere-se IAM com supra de ST com SVE quando essa relação for maior que 25% em pelo menos três derivações contíguas ou com inversão de onda T em V1-V3 (Figura 12.40).

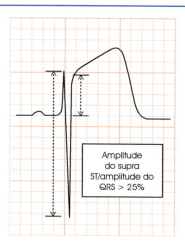

FIGURA 12.40 – Diagnóstico do IAM com supra com SVE: supra de ST/QRS > 25% em pelo menos três derivações contíguas ou relação alterada em uma ou duas derivações + inversão de T em V1 a V3.

PADRÕES ELETROCARDIOGRÁFICOS EQUIVALENTES A IAM COM SUPRA DE ST

- Nem sempre o diagnóstico da síndrome isquêmica aguda secundária à oclusão coronariana é fácil. Por vezes, a oclusão ou a suboclusão levam a alterações do segmento ST, que não preenchem os critérios conhecidos de supra de ST isquêmico; outras vezes, o supra de ST é transitório, além de existirem outros padrões eletrocardiográficos com valor prognóstico semelhante ao IAM com supra de ST (Figura 12.41).
- Recentemente, foi publicado o trabalho Difoccult (2020), mostrando que os critérios eletrocardiográficos atuais de supra de ST deixam de diagnosticar cerca de um terço dos pacientes com oclusão coronariana. Isso porque existem padrões eletrocardiográficos que, mesmo sem o supra de ST, estão associadas à estenose crítica ou oclusão coronária e teriam o benefício da reperfusão precoce (Figura 12.42).

Fórmula de quatro variáveis (Smith): > 18,2 (pensar em oclusão de DA)

(1.062 × supra 60 ms depois do ponto J em V3) + (0.052 × QT corrigido) - (0.151 × amplitude do QRS em V2) - (0.268 × amplitude da R em V4)

Fórmula de Aslanger (mais simples e não é necessário o QT corrigido): < 12 (pensar em oclusão de DA)

(Amplitude da R em V4 + amplitude do QRS em V2) – (Intervalo QT em mm + supra 60 ms depois do ponto J em V3)

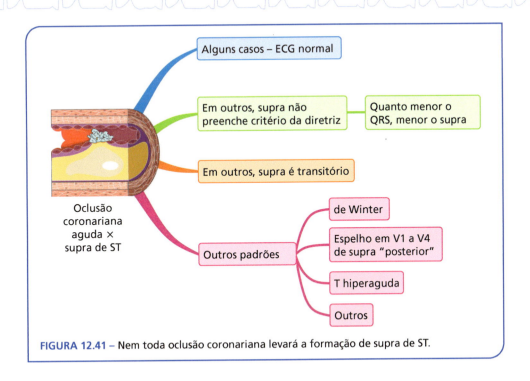

FIGURA 12.41 – Nem toda oclusão coronariana levará a formação de supra de ST.

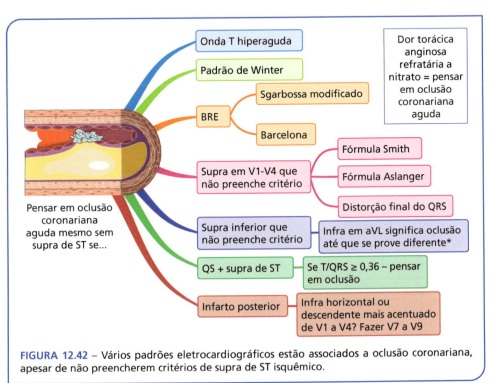

FIGURA 12.42 – Vários padrões eletrocardiográficos estão associados a oclusão coronariana, apesar de não preencherem critérios de supra de ST isquêmico.

204 Manual de Eletrocardiografia – Cardiopapers – 2ª Edição

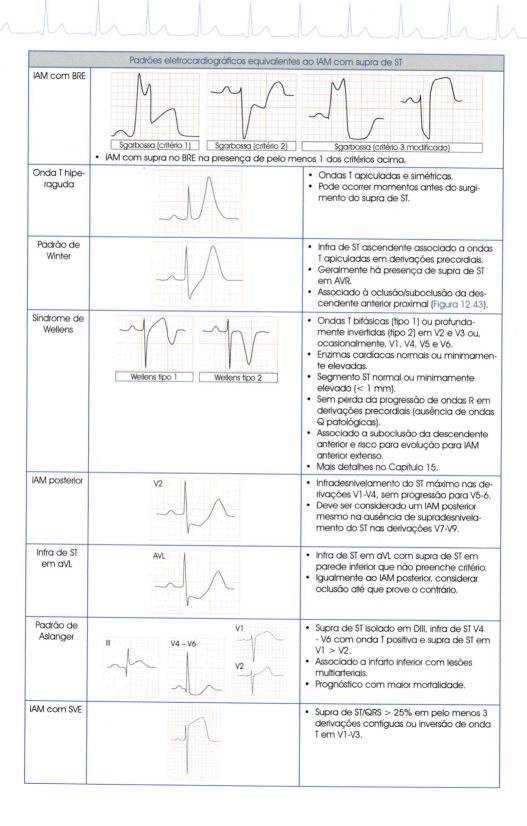

	Padrões eletrocardiográficos equivalentes ao IAM com supra de ST	
IAM com BRE	Sgarbossa (critério 1) / Sgarbossa (critério 2) / Sgarbossa (critério 3 modificado)	• IAM com supra no BRE na presença de pelo menos 1 dos critérios acima.
Onda T hiperaguda		• Ondas T apiculadas e simétricas. • Pode ocorrer momentos antes do surgimento do supra de ST.
Padrão de Winter		• Infra de ST ascendente associado a ondas T apiculadas em derivações precordiais. • Geralmente há presença de supra de ST em AVR. • Associado à oclusão/suboclusão da descendente anterior proximal (Figura 12.43).
Síndrome de Wellens	Wellens tipo 1 / Wellens tipo 2	• Ondas T bifásicas (tipo 1) ou profundamente invertidas (tipo 2) em V2 e V3 ou, ocasionalmente, V1, V4, V5 e V6. • Enzimas cardíacas normais ou minimamente elevadas. • Segmento ST normal ou minimamente elevado (< 1 mm). • Sem perda da progressão de ondas R em derivações precordiais (ausência de ondas Q patológicas). • Associado a suboclusão da descendente anterior e risco para evolução para IAM anterior extenso. • Mais detalhes no Capítulo 15.
IAM posterior	V2	• Infradesnivelamento do ST máximo nas derivações V1-V4, sem progressão para V5-6. • Deve ser considerado um IAM posterior mesmo na ausência de supradesnivelamento do ST nas derivações V7-V9.
Infra de ST em aVL	AVL	• Infra de ST em aVL com supra de ST em parede inferior que não preenche critério. • Igualmente ao IAM posterior, considerar oclusão até que prove o contrário.
Padrão de Aslanger	III / V4 – V6 / V1 / V2	• Supra de ST isolado em DIII, infra de ST V4 - V6 com onda T positiva e supra de ST em V1 > V2. • Associado a infarto inferior com lesões multiarteriais. • Prognóstico com maior mortalidade.
IAM com SVE		• Supra de ST/QRS > 25% em pelo menos 3 derivações contíguas ou inversão de onda T em V1-V3.

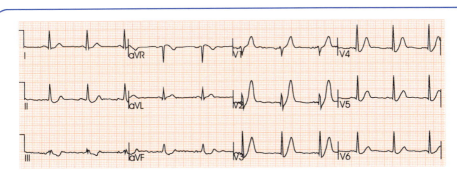

FIGURA 12.43 – Eletrocardiograma com padrão de Winter. Observar a presença de infra de ST ascendente associado a ondas T apiculadas em derivações precordiais. ECG gentilmente cedido pelo Dr. Stephen Smith.

- Por vezes, a oclusão coronariana ocorre mesmo com supras discretos que não preenchem os critérios de isquemia. Nessas situações podemos utilizar algumas fórmulas que tentam diferenciar o supra isquêmico do supra benigno. Atualmente, existem aplicativos (calculadoras médicas) disponíveis nas plataformas digitais que ajudam no cálculo dessas fórmulas (Figura 12.44).

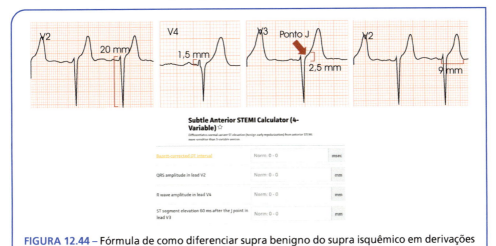

FIGURA 12.44 – Fórmula de como diferenciar supra benigno do supra isquêmico em derivações precordiais.

> **Esses critérios não terão valor caso existam alterações já associadas ao IAM com supra de ST:**
> - Infra ST em outras derivações anteriores.
> - Distorção final do QRS em V2 e V3.
> - Ondas Q em alguma derivação de V2 a V4.
> - Supra de ST > 5 mm.
> - Supra "triste".
> - Imagem em espelho em parede inferior.
> - Qualquer inversão de onda T de V2 a V6.

PADRÕES ELETROCARDIOGRÁFICOS ATÍPICOS DE SUPRADESNIVELAMENTO DO SEGMENTO ST

- Existem alguns padrões de supradesnivelamento do segmento ST atípicos em que há a presença de ondas R gigantes (amplitude > 1 mV) com declives acentuados do segmento ST (deformações importantes do QRS-ST-T). São padrões de pior prognóstico por estarem associados a maior disfunção ventricular e risco de mortalidade em pacientes com IAM com supra de ST (Figuras 12.45 e 12.46).

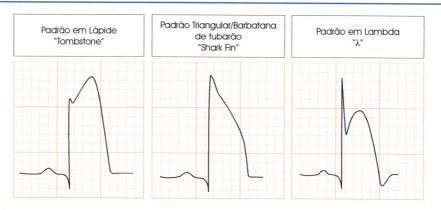

FIGURA 12.45 – Padrões atípicos de elevação do segmento ST. Padrão em lápide: elevação do segmento ST convexo com pico mais alto que a onda R de curta duração (< 0,04 s) e fusão do segmento ST com parte ascendente da onda T; Padrão em barbatana de tubarão: onda R gigante com segmento ST inclinado para baixo e fusão do QRS com onda T (formato triangular). Padrão em lambda: onda R gigante com segmento ST inclinado para baixo e fusão do QRS com onda T invertida, ponto J com amplitude ≥ ¼ da onda R.

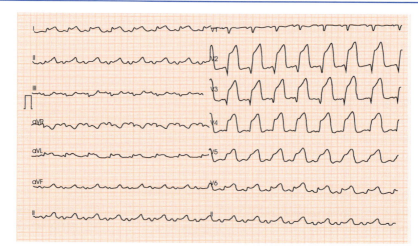

FIGURA 12.46 – ECG com supradesnivelamento do segmento ST padrão em lápide em um paciente com trombose de stent em porção proximal da descendente anterior.

- Outro padrão atípico de elevação do segmento ST é o sinal do capacete pontiagudo (spiked helmet). Esse padrão apresenta uma pseudo-elevação do segmento ST associada a uma inclinação ascendente que começa antes do complexo QRS. É um achado de ECG recentemente descrito e associado ao aumento da pressão intratorácica ou intra-abdominal, sepse, desconforto respiratório, hemorragia subaracnoide e lesão cerebral anóxica, não sendo um sinal de patologia cardíaca (Figuras 12.47 e 12.48).

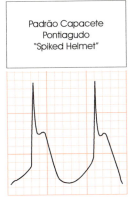

FIGURA 12.47 –Padrão em capacete pontiagudo: elevação ascendente da linha isoelétrica que precede o QRS (macroalternância de onda T), seguida por uma onda R estreita e uma elevação convexa do segmento ST.

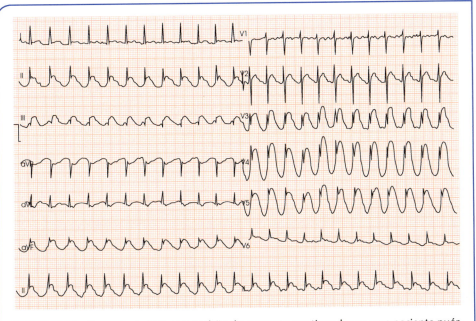

FIGURA 12.48 – Exemplo de ECG com padrão do capacete pontiagudo em uma paciente puérpera com queixas de dor e distensão abdominal.

O ECG COMO MARCADOR DE REPERFUSÃO CORONARIANA

- O tratamento do IAM com supra de ST consiste na recanalização da artéria ocluída o mais precocemente possível. Essa recanalização pode ser mecânica (angioplastia) ou química (uso de trombolíticos). O ECG após o tratamento é fundamental para avaliar se houve reperfusão miocárdica.
- O supradesnivelamento geralmente regride antes do término da primeira semana após o IAM. A persistência de supra, associada à onda Q, sugere a presença de aneurisma ventricular (Figuras 12.51 a 12.53).

ANGINA DE PRINZMETAL

- A angina de Prinzmetal é caracterizada por dor torácica isquêmica, associada a supradesnivelamento transitório do segmento ST. Ocorre devido à oclusão coronariana causada por vasospasmo, levando a elevação do segmento ST nas derivações relacionadas à parede irrigada pela artéria. Geralmente é transitório, porém, em casos prolongados, pode causar IAM, arritmias ventriculares e morte súbita.
- O supradesnivelamento do segmento ST na angina de Prinzmetal e no IAM com supradesnivelamento são indistinguíveis, uma vez que apresentam o mesmo processo fisiopatológico: isquemia transmural causada pela oclusão de uma artéria epicárdica, por espasmo transitório na primeira condição e por trombose coronariana na segunda.

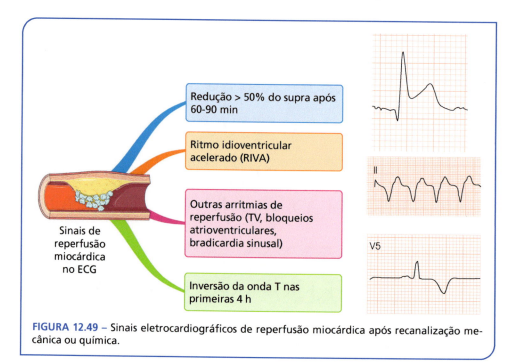

FIGURA 12.49 – Sinais eletrocardiográficos de reperfusão miocárdica após recanalização mecânica ou química.

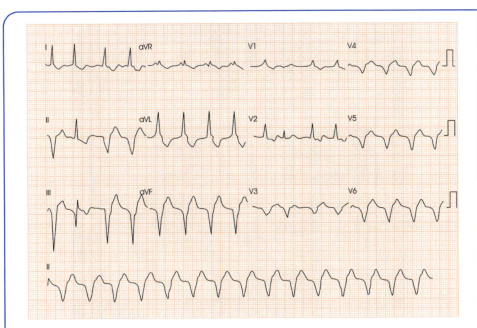

FIGURA 12.50 – Ritmo Idioventricular Acelerado (RIVA). Observa-se ausência de onda P, complexos QRS largos e batimentos de origem ventricular com frequência próxima a 100 bpm. A arritmia ocorreu após reperfusão de artéria coronária ocluída em um IAM com supra de ST. ECG gentilmente cedido pelo Dr. Pedro Veronese.

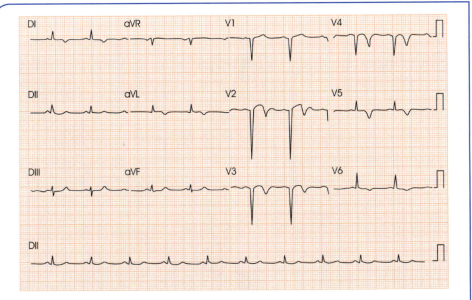

FIGURA 12.51 – IAM anterior extenso não reperfundido, evoluindo com persistência do supra em parede anterior. Este ECG sugere evolução para formação de aneurisma em parede anterior.

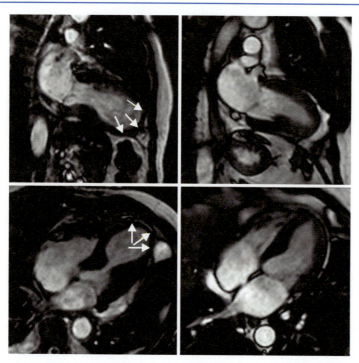

FIGURA 12.52 – Imagens de ressonância nuclear magnética cardíaca do caso anterior. Nas imagens à esquerda podemos observar aneurisma apical de ventrículo esquerdo delimitado pelas setas brancas. As imagens à direita mostram exemplos de exame normal para comparação. Imagens gentilmente cedidas pelo Dr. Roberto Nery.

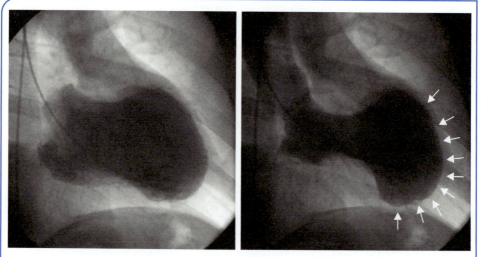

FIGURA 12.53 – Ventriculografia esquerda em projeção OAD na diástole (esquerda) e na sístole (direita). As setas brancas indicam aneurisma anterior.

Supradesnivelamento do Segmento ST de Origem Isquêmica

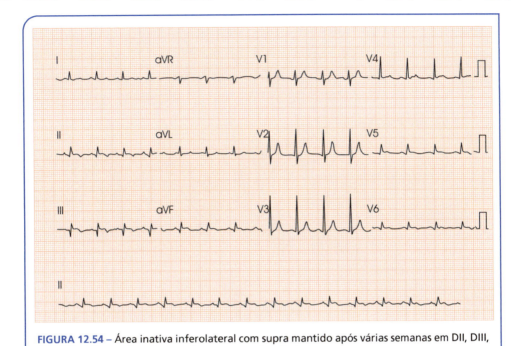

FIGURA 12.54 – Área inativa inferolateral com supra mantido após várias semanas em DII, DIII, AVF, V5 e V6 sugestivo de aneurisma em parede inferior.

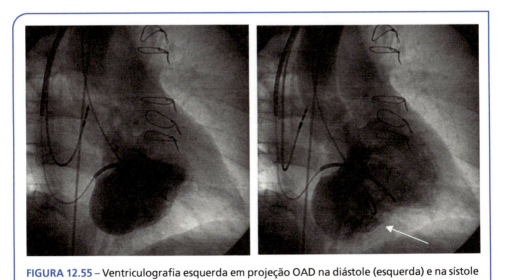

FIGURA 12.55 – Ventriculografia esquerda em projeção OAD na diástole (esquerda) e na sístole (direita). A seta indica aneurisma inferior.

> **DICA**
> ▶ Uma dica que pode ajudar na diferenciação do supra de ST devido a formação de aneurisma de VE do supra de ST por IAM recente é a relação entre a amplitude da onda T e a amplitude do complexo QRS. Uma relação < 0,36 sugere aneurisma de VE e ≥ 0,36 sugere IAM recente (Figura 12.56).

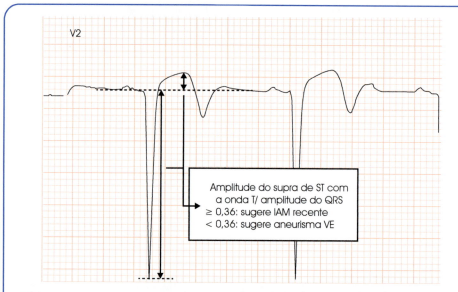

FIGURA 12.56 – Dica de como diferenciar o supra de ST de IAM recente do supra associado ao aneurisma do VE.

> **Quando suspeitar de Prinzmetal?**
> ▶ Os pacientes tendem a ser mais jovens e, a maioria, sem os fatores de risco clássicos, exceto pela presença de tabagismo.
> ▶ Os episódios de dor tendem a ocorrer mais no período noturno.
> ▶ A artéria coronária direita é a mais frequentemente acometida, seguida pela artéria descendente anterior. A regressão do supra pode ocorrer de forma espontânea ou após uso de nitrato.

LEITURAS SUGERIDAS

- Armstrong EJ, Kulkarni AR, Bhave PD, Hoffmayer KS, Macgregor JS, Stein JC, Kinlay S, Ganz P, McCabe JM. Electrocardiographic criteria for ST-elevation myocardial infarction in patients with left ventricular hypertrophy. Am J Cardiol. 2012 Oct 1;110(7):977-83.
- Aslanger EK, Yıldırımtürk Ö, Şimşek B, Bozbeyoğlu E, Şimşek MA, Yücel Karabay C, Smith SW, Değertekin M. Diagnostic accuracy of electrocardiogram for acute coronary occlusion resulting in myocardial infarction (DIFOCCULT Study). Int J Cardiol Heart Vasc. 2020 Jul 30;30:100603.

- Cipriani A, D'Amico G, Brunetti G, Vescovo GM, Donato F, Gambato M, Dall'Aglio PB, Cardaioli F, Previato M, Martini N, Perazzolo Marra M, Iliceto S, Cacciavillani L, Corrado D, Zorzi A. Electrocardiographic predictors of primary ventricular fibrillation and 30-day mortality in patients presenting with ST-segment elevation myocardial infarction. J Clin Med. 2021 Oct 15;10(20):5933. doi: 10.3390/jcm10205933.
- Samesima N, God EG, Kruse JCL, Leal MG, Pinho C, França FFAC, Pimenta J, et al. Diretriz da Sociedade Brasileira de Cardiologia sobre a Análise e Emissão de Laudos Eletrocardiográficos – 2022. Arq. Bras. Cardiol. 2022;119(4):638-80.
- Thygesen K, Alpert J, Jaffe A, et al. Fourth Universal Definition of Myocardial Infarction (2018). J Am Coll Cardiol. 2018 Oct, 72 (18) 2231–2264.
- Thygesen K, Alpert JS, Jaffe AS, Simoons ML, Chaitman BR, White HD. Writing Group on the Joint ESC/ACCF/AHA/WHF Task Force for the Universal Definition of Myocardial Infarction. ESC Committee for Practice Guidelines (CPG). Third universal definition of myocardial infarction. Eur Heart J. 2012;33(20):2551-67.
- Zimetbaum PJ, Josephson ME. Use of the electrocardiogram in acute myocardial infarction. The New England Journal of Medicine. 2003;348(10):933-40.

Supradesnivelamento do Segmento ST de Origem não Isquêmica

13

Ivson Cartaxo Braga
Eduardo Cavalcanti Lapa Santos
Fábio Augusto Pinton
Fabio Mastrocola

INTRODUÇÃO

- Há várias outras causas de supradesnivelamento do segmento ST além do Infarto Agudo do Miocárdio (IAM). Neste capítulo, abordaremos esses diagnósticos diferenciais.

> ### Causas não isquêmicas de supradesnivelamento do segmento ST
>
> - ► Padrão masculino
> - ► Repolarização precoce
> - ► Síndrome de Brugada
> - ► Pericardite
> - ► Miocardite
> - ► Sobrecarga ventricular esquerda (SVE)
> - ► Bloqueio de ramo esquerdo (BRE)
> - ► Marca-passo
> - ► Hipercalemia
> - ► Hipercalcemia
> - ► Embolia pulmonar
> - ► Cardioversão elétrica
> - ► Takotsubo

- Por vezes, a distinção entre o supra de origem isquêmica e não isquêmica é difícil. A observação do formato, das derivações envolvidas, de outras características do eletrocardiograma (ECG), do quadro clínico e, mais importante, do reconhecimento de outras condições que se assemelham ao IAM, pode ajudar a distinguir tais situações.

> **DICA**
> ▶ Em pacientes com supradesnivelamento do segmento ST, sempre considerar IAM, mas não se esquecer dos diagnósticos diferenciais!!!

PADRÃO MASCULINO

- Em muitos homens jovens podemos encontrar uma elevação do segmento ST de forma fisiológica. Essa elevação de ST é côncava, mede de 1-3 mm e é vista, principalmente, em derivação V2.
- Para diferenciarmos do supra isquêmico, é importante sempre levarmos em consideração o quadro clínico do paciente. Em casos suspeitos podemos utilizar as fórmulas de Smith e de Aslanger mostradas no Capítulo 12 (diferenciação do supra isquêmico do supra benigno).

REPOLARIZAÇÃO PRECOCE

- A repolarização precoce é um achado eletrocardiográfico comum, que afeta 1% a 5% da população, principalmente homens (75%), afrodescendentes, crianças, jovens saudáveis e atletas.
- Mais comumente encontrada em indivíduos predispostos à vagotonia, pode exacerbar com a redução da frequência cardíaca e normalizar com esforço físico ou com aumento da frequência cardíaca.
- Comumente o supra de ST é mais acentuado em V4.
- É manifestada como empastamento da porção final do QRS (uma transição suave do QRS ao segmento ST) ou como um entalhe (uma deflexão positiva, também conhecida como onda J) (Figuras 13.1 a 13.3).

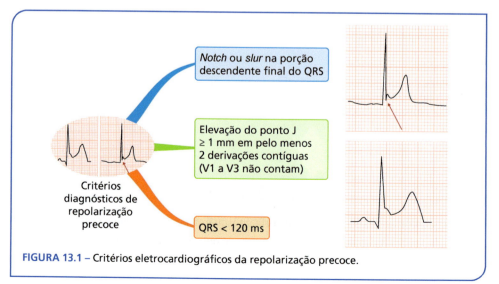

FIGURA 13.1 – Critérios eletrocardiográficos da repolarização precoce.

Supradesnivelamento do Segmento ST de Origem não Isquêmica

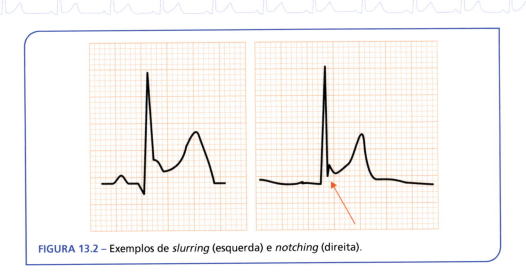

FIGURA 13.2 – Exemplos de *slurring* (esquerda) e *notching* (direita).

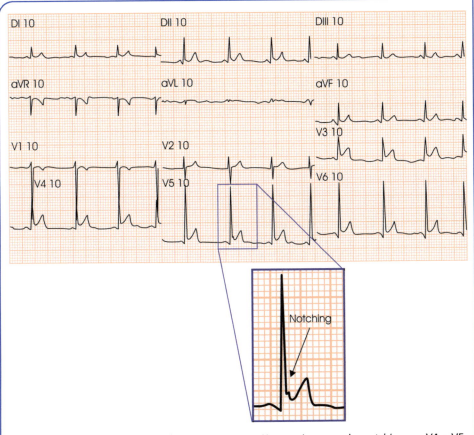

FIGURA 13.3 – Exemplo de repolarização precoce. Nota-se imagem de *notching* em V4 e V5 além de *slurring* em DI, DII e aVF. ECG gentilmente cedido pelo Dr. Daniel Vidigal.

- A onda J da repolarização precoce é similar à onda J de Osborn, típica da hipotermia, como também de outras condições como hipercalcemia, aumento do tônus vagal e lesões medulares.
- Algumas vezes a diferenciação entre repolarização precoce e IAM é difícil. Nestas situações, a comparação com ECG prévio pode ser útil, além da avaliação dos antecedentes pessoais, do quadro clínico e do exame físico (Figura 13.4).

A
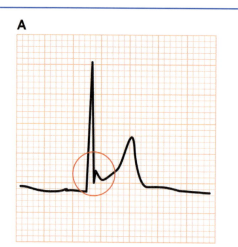

B
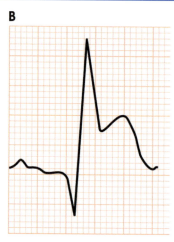

FIGURA 13.4 – Diferenciação entre a elevação do segmento ST secundário a repolarização precoce e ao supradesnivelamento de etiologia isquêmica. A) Elevação do ponto J típico de repolarização precoce. Observar aspecto côncavo do segmento ST; B) Elevação do ponto J típico de infarto com supra de ST. Observar presença de onda Q patológica e aspecto convexo do segmento ST.

ATENÇÃO

Por ser mais prevalente em atletas, jovens, afrodescendentes e em pacientes com frequência cardíaca mais baixa, por muito tempo foi considerada um marcador de boa saúde. No entanto, uma série de estudos recentes tem sugerido uma associação entre repolarização precoce e um risco aumentado de morte súbita por fibrilação ventricular (FV) idiopática, principalmente em pacientes com alterações nas derivações inferiores e laterais, com elevação superior a 2 mm, presença do entalhe no início do segmento ST, história de morte súbita em parentes de 1º grau e história de síncopes recorrentes.
Apesar de o padrão de repolarização precoce aumentar a probabilidade de eventos arrítmicos, o risco, de maneira geral, ainda continua sendo muito baixo e só deve ser valorizado na presença de sintomas relevantes ou histórico familiar de morte súbita em parentes jovens.

Aumentam o risco de morte súbita em pacientes com repolarização precoce
- Repolarização precoce nas derivações inferiores e/ou laterais
- Elevação do ponto J superior a 2 mm
- Presença de entalhe no início do segmento ST
- História de morte súbita em parentes de primeiro grau
- História de síncopes recorrentes

SÍNDROME DE BRUGADA

- A síndrome de Brugada é uma doença autossômica dominante, decorrente de alterações no gene SCN5A, que modifica o funcionamento dos canais de sódio e está associada com síncope e morte súbita por arritmias ventriculares em pacientes com coração estruturalmente normal. Acomete cerca de 0,1%-1% da população geral, sendo nove vezes mais frequente em homens. Representa cerca de até 50% das mortes súbitas em pacientes com coração estruturalmente normal e de 1% a 5% de todas as mortes súbitas. É considerada endêmica em algumas regiões do sudeste da Ásia.

- Caracteriza-se pelo padrão de pseudobloqueio de ramo direito, associado a elevação do segmento ST e do ponto J em precordiais direitas (V1 e V2, podendo acometer em alguns casos também V3), com concavidade para baixo e inversão de onda T (Figuras 13.5 e 13.6).

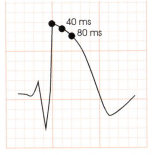

FIGURA 13.5 – Critérios diagnósticos na síndrome de Brugada tipo 1 – não há uma onda R clara, ao final do QRS há uma inclinação ascendente rápida com ponto mais alto ≥ 2 mm, seguido pelo segmento ST descendente côncavo ou retilíneo. Há redução da amplitude do ST ≤ 4 mm a 40 ms do ponto mais alto e o ST a 80 ms é menor do que o ST a 40 ms. O ST termina em uma onda T negativa e simétrica.

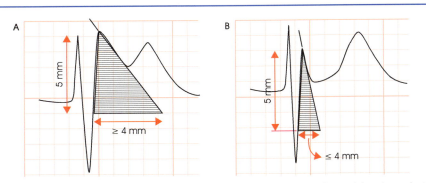

FIGURA 13.6 – Critérios diagnósticos na síndrome de Brugada tipo 2 (em sela): a base do triângulo é ≥ 4 mm (altura formada 5 mm a partir do ponto J e o outro lado pela linha formada pela tangente da parte descendente do segmento ST. Essa caracterização ajuda a diferenciar o padrão de Brugada tipo 2 (**A**) de outros padrões eletrocardiográficos parecidos como o distúrbio de condução do ramo direito (**B**), atletas e displasia arritmogênica do VD.

- Por que se diz que essa síndrome causa um falso padrão de bloqueio de ramo direito (BRD)? Qual a diferença para um BRD de fato? Como vimos no Capítulo 10, no bloqueio de ramo direito ocorre um atraso final da condução ventricular, o que gera as ondas R' alargadas em V1 e V2 e ondas S com duração aumentada em V6 e DI. Já na síndrome de Brugada, o mecanismo que gera a alteração no QRS é distinto. Não há presença de ondas S alargadas em V6 e DI, e o que se vê nas derivações precordiais direitas, na verdade, não é um QRS alargado, mas sim um QRS que se fusiona com um segmento ST, com aspecto descendente (Figura 13.7).

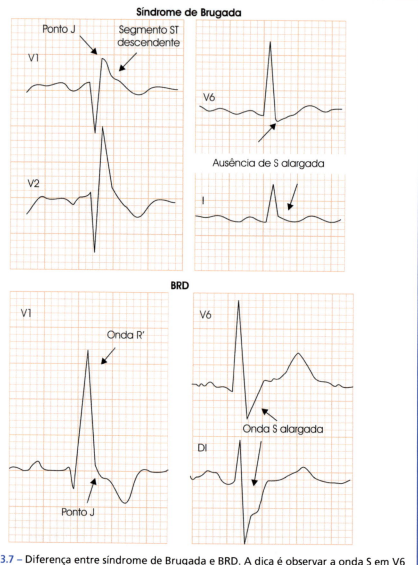

FIGURA 13.7 – Diferença entre síndrome de Brugada e BRD. A dica é observar a onda S em V6 e DI. Na primeira entidade, a duração da onda S está normal. No BRD, aumentada.

> **DICA**
>
> Os achados eletrocardiográficos da síndrome de Brugada podem se acentuar com a colocação dos eletrodos V1 e V2 no primeiro ou segundo espaço intercostal, em vez de no quarto espaço intercostal, como normalmente utilizamos no ECG de rotina.

- Na síndrome de Brugada há heterogeneidade do potencial de ação entre o endocárdio e o epicárdio do ventrículo direito (VD), devido à perda de função dos canais de sódio e/ou aumento da corrente transitória de saída de potássio (Ito), mais pronunciada no epicárdio. A síndrome de Brugada pode se manifestar com três padrões eletrocardiográficos:
  - Padrão tipo 1 – Elevação do ponto J em cúpula de pelo menos 2 mm, seguido de inversão de onda T. Lembra uma barbatana de tubarão.
  - Padrão tipo 2 – Elevação do segmento ST com ponto J ≥ 2 mm, seguido de declínio, de um platô ≥ 1 mm e de onda T positiva. A morfologia tem aspecto em "sela".
  - Padrão tipo 3 – Semelhante ao tipo 2, porém, a elevação do ponto J é inferior a 1 mm. Observe a Tabela 13.1 e as Figuras 13.8 e 13.9.

Tabela 13.1 – Tipos eletrocardiográficos da síndrome de Brugada			
ECG	Tipo 1	Tipo 2	Tipo 3
Ponto J	≥ 2 mm	≥ 2 mm	≤ 1 mm
Onda T	Negativa	Positiva ou bifásica	Positiva
Configuração ST-T	Convexidade para cima	Sela de cavalo	Sela de cavalo
Porção Terminal ST	Gradualmente descendente	≥ 1 mm	≤ 1 mm

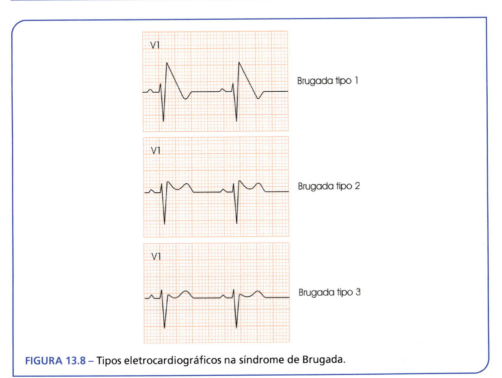

FIGURA 13.8 – Tipos eletrocardiográficos na síndrome de Brugada.

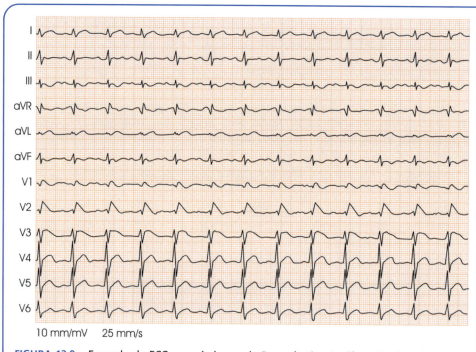

FIGURA 13.9 – Exemplo de ECG com síndrome de Brugada tipo I – Elevação do ponto J em derivações direitas com aspecto de cúpula ou de barbatana de tubarão. Gentilmente cedido pelo Dr. Iremar Salviano.

Observação

Apesar de mostrarmos os três tipos clássicos relacionados à síndrome de Brugada, os padrões tipo 2 e 3 têm diferenças muito pequenas, sem impacto no prognóstico e risco de morte súbita. Nas novas diretrizes eles foram agrupados e agora ambos fazem parte do padrão de Brugada tipo 2, sendo abolida a denominação tipo 3.

Critérios clínicos de síndrome de Brugada

Considera-se diagnóstico de síndrome de Brugada:
1. Pacientes com ECG tipo 1 em pelo menos 2 derivações de V1 a V3 (dentre os padrões, apenas o tipo 1 isoladamente permite estabelecer o diagnóstico de síndrome de Brugada)

Ou

2. Pacientes com ECG tipo 2 que se transformam em tipo 1 com antiarrítmicos classe IA ou IC e que apresentem pelo menos uma ou mais das situações abaixo:
   ▶ Fibrilação ventricular ou taquicardia ventricular polimórfica evidenciada ou induzida por estudo eletrofisiológico.
   ▶ História de síncope ou respiração agônica noturna.
   ▶ História familiar de morte súbita cardíaca (< 45 anos).
   ▶ Eletrocardiograma semelhante nos membros da família.

- Considera-se pacientes com padrão tipo 1 isoladamente (mesmo quando não associado com os critérios clínicos) como de risco aumentado para morte súbita.
- Infelizmente, ainda não existe terapêutica medicamentosa efetiva para prevenção de arritmias ventriculares na síndrome de Brugada. O implante de cardiodesfibrilador (CDI) continua sendo a única opção para pacientes de alto risco.

PERICARDITE AGUDA

- A pericardite aguda é a inflamação da membrana (pericárdio) que envolve o coração. Geralmente é idiopática ou associada a infecções virais. Menos frequentemente, infecções bacterianas, como tuberculose, insuficiência renal e infecção por HIV são causas de pericardite.
- É um diagnóstico diferencial importante de dor torácica associada a supradesnivelamento do segmento ST. Nessa condição, diferentemente do IAM, a elevação do segmento ST ocorre de forma difusa, com exceção de aVR (que se apresentará com infradesnivelamento). Ainda está associada à taquicardia sinusal, alteração de repolarização atrial com depressão do segmento PR na maioria das derivações e supradesnivelamento do segmento PR em aVR. Geralmente, não surgem ondas Q, e a inversão da onda T ocorre após normalização do supra de ST (Figuras 13.10 e 13.11).
- Além das características eletrocardiográficas, a apresentação clínica é bem diferente, com dor torácica de características pleuríticas, com caráter postural (piora com decúbito dorsal e melhora ao sentar – posição de prece maometana). Ainda que existam alterações eletrocardiográficas e quadro clínico característicos, são condições comumente confundidas na prática clínica.

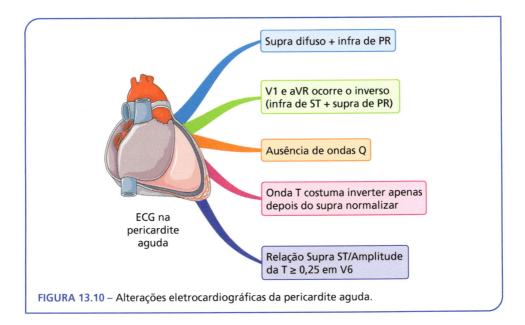

FIGURA 13.10 – Alterações eletrocardiográficas da pericardite aguda.

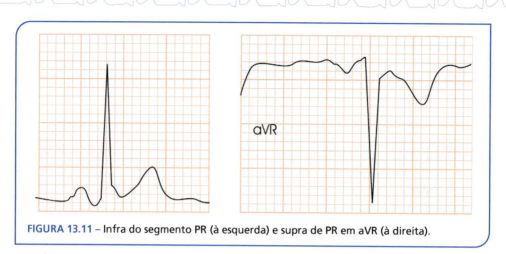

FIGURA 13.11 – Infra do segmento PR (à esquerda) e supra de PR em aVR (à direita).

- A pericardite pode ainda se manifestar com atrito e derrame pericárdico de início recente. O derrame pericárdico pode ser suspeitado pelo agravamento clínico do paciente com dispneia, além de presença de abafamento de bulhas e turgência jugular. No eletrocardiograma podem ser observados complexos QRS de baixa amplitude, achatamento da onda T e presença de alternância elétrica (variação da voltagem dos complexos QRS), achados bastante característicos de derrame pericárdico importante. O diagnóstico definitivo é realizado através do ecocardiograma.
- O diagnóstico diferencial, com repolarização precoce, pode, por vezes, ser difícil. O quadro a seguir resume as características que ajudam nessa diferenciação.

> **DICA – Como diferenciar pericardite de repolarização precoce?**
>
> ▸ Na pericardite aguda, o supradesnivelamento ocorre tanto em derivações periféricas (principalmente em DI e DII) como em derivações precordiais (V2-V6), enquanto, na repolarização precoce, geralmente limita-se às derivações precordiais, principalmente V4.
> ▸ Outra característica fortemente associada à pericardite é o infra do segmento PR e supra de PR em aVR (Figura 13.11).
> ▸ A diferenciação da pericardite com repolarização precoce pode ser feita, também, através da razão entre a magnitude do início do ST sobre a amplitude da onda T (ST/T) em V6. Na repolarização precoce, a onda T geralmente apresenta maior amplitude, o que reduz o valor da relação ST/T. O diagnóstico de pericardite ocorre quando a razão ST/T é maior ou igual do que 0,25 (Figura 13.14).

- Na pericardite aguda, as alterações eletrocardiográficas seguem quatro estágios de evolução, conforme mostrados na Figura 13.12 e Tabela 13.2.
- As alterações eletrocardiográficas na pericardite aguda são variáveis e seguem a evolução em estágios, como descrito acima, em cerca de metade dos pacientes.
- As Tabelas 13.3 e 13.4 resumem como podemos fazer o diagnóstico diferencial entre IAM, pericardite e repolarização precoce.
- É importante lembrar que a pericardite pode ocorrer após infarto. Nesse caso, pode se manifestar de duas formas: a pericardite epistenocárdica, com apresentação precoce, também chamada pericardite peri-infarto, e a pericardite tardia pós-infarto, ou síndrome de Dressler.

Supradesnivelamento do Segmento ST de Origem não Isquêmica

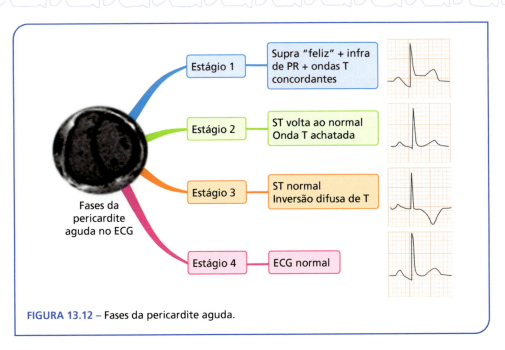

FIGURA 13.12 – Fases da pericardite aguda.

Tabela 13.2 – Evolução dos estágios da pericardite aguda	
Estágio I (primeiras horas a dias)	• Supra difuso do segmento ST (tipicamente concavidade para cima). • Ondas T concordantes com desnivelamento do segmento ST. • Infradesnivelamento de ST em V1 e/ou aVR. • Infradesnivelamento do segmento PR (principalmente em V5 e V6, associado a elevação do segmento PR em aVR). • Ausência de desnivelamento de segmento ST recíprocos (imagem em espelho).
Estágio II (dias a várias semanas)	• Normalização do segmento ST e PR. • Achatamento da onda T.
Estágio III (final da 2ª - 3ª semana)	• Inversão difusa da onda T, geralmente após o segmento ST ter normalizado.
Estágio IV (pode durar até 3 meses)	• Normalização do ECG ou persistência de onda T negativa.

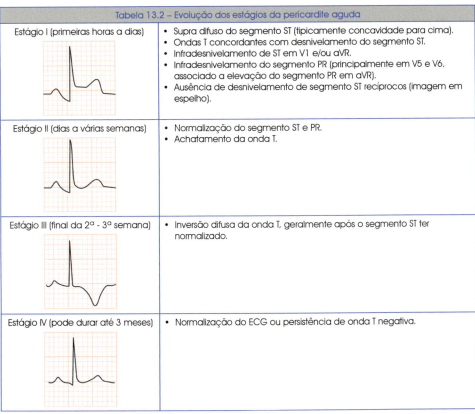

Tabela 13.3 – Diferenciação eletrocardiográfica entre IAM e pericardite

	IAM	Pericardite
Distribuição do supra	Território de uma artéria	Difuso + infra de ST de aVR e V1
Imagem em espelho	Geralmente presente	Não ocorre
Magnitude do supra	Pode passar de 5 mm	Não costuma passar de 5 mm
Ondas Q patológicas	Presentes em boa parte dos casos	Ausentes
Concavidade	Para cima nas fases iniciais e para baixo após algumas horas de evolução	Para cima
Infra de PR	Incomum	Comum e presente em várias derivações
Inversão de onda T	Ocorre ainda na vigência de supra	Ocorre após normalização do segmento ST

Tabela 13.4 – Diagnóstico diferencial entre pericardite aguda, IAM e repolarização precoce

ECG	Pericardite aguda	IAM	Repolarização precoce
Morfologia do Segmento ST	Concavidade para cima	Convexidade para cima	Concavidade para cima
Ondas Q	Ausentes	Presentes	Ausentes
Alterações do segmento ST em espelho	Ausentes	Presentes	Ausentes
Localização do desnivelamento segmento ST	Derivações periféricas e precordiais	Parede envolvida com IAM	Mais frequente em derivações precordiais
Relação ST/T	≥ 0,25	Não se aplica	< 0,25
Infradesnivelamento do segmento PR	Presente	Ausente	Ausente

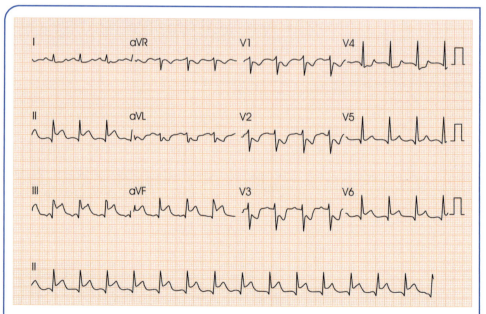

FIGURA 13.13 – ECG com supradesnivelamento do segmento ST em parede inferior, lateral e infradesnivelamento do segmento ST de V1 a V3 (correspondendo à imagem em espelho em relação à parede dorsal). Sugere infarto agudo do miocárdio.

- A pericardite peri-infarto geralmente se desenvolve no 2º ou 3º dia após um infarto transmural e cursa com dor torácica e atrito pericárdico. As manifestações eletrocardiográficas são de difícil identificação, pois estão superpostas às alterações do infarto.
- A pericardite tardia pós-infarto ocorre em aproximadamente 5% a 6% de pacientes que foram submetidos à trombólise química e geralmente ocorre durante a segunda ou terceira semana, podendo se manifestar até meses após o IAM. Deve ser suspeitada em qualquer paciente com dor pleuropericárdica, principalmente se associada à febre. A diferenciação de pericardite e angina recorrente pode ser difícil, mas uma história cuidadosa e avaliação eletrocardiográfica seriada podem ajudar na distinção.
- As Figuras 13.14 e 13.15 mostram traçados eletrocardiográficos com pericardite.

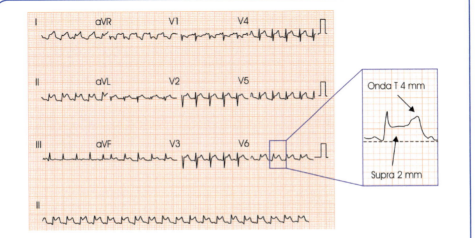

FIGURA 13.14 – ECG evidenciando um caso de pericardite. Observar supradesnivelamento difuso, infradesnivelamento do segmento ST em aVR. Observar relação ST/T = 0,5 (> 0,25).

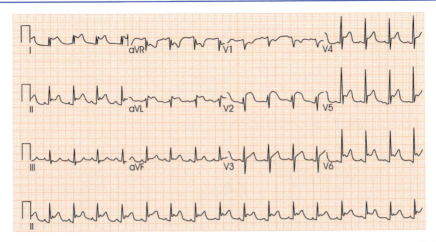

FIGURA 13.15 – ECG mostrando supradesnivelamento do segmento ST difuso, de característica côncava, além do infradesnivelamento do segmento ST em aVR. Achados sugestivos de pericardite.

MIOCARDITE

- A miocardite, quando ocorre em associação à pericardite (miopericardite), pode simular o padrão eletrocardiográfico de pericardite aguda ou de IAM. O quadro clínico pode ser semelhante a um quadro de doença coronariana isquêmica, com dor torácica, alterações eletrocardiográficas e elevação de marcadores de necrose miocárdica. As alterações segmentares no VE observadas na miocardite variam de alterações segmentares relacionadas ou não à distribuição coronariana ou alterações globais.
- Na fase aguda, observam-se distúrbios de repolarização e bloqueios atrioventriculares, assim como padrão sugestivo de isquemia coronariana com infra ou supradesnivelamento do segmento ST em região cardíaca específica ou difusamente. A presença de onda Q indica pior prognóstico.
- Nas fases subaguda ou "crônica", podem existir sinais eletrocardiográficos de sobrecarga ventricular e presença de bloqueio de ramo esquerdo, ambos relacionados a um pior prognóstico. Quando ocorre acometimento do pericárdio em associação ao miocárdio (miopericardite), é comum o padrão clássico eletrocardiográfico de pericardite, com supradesnível do segmento ST difuso e infra do segmento PR.

> **DICA – quando suspeitar de miocardite em paciente com supra de ST?**
>
> ▶ Miocardite deve ser suspeitada em pacientes jovens, com quadro de possível IAM, com alteração de marcadores de necrose miocárdica, mas que apresentam cineangiocoronariografia normal.

SOBRECARGA VENTRICULAR ESQUERDA

- A sobrecarga ventricular esquerda (SVE) também pode levar a um supradesnivelamento do segmento ST (Figura 13.16).
- Os critérios para o diagnóstico de SVE são discutidos com mais detalhes no Capítulo 9. No capítulo anterior, vimos como podemos dar o diagnóstico de IAM com supra na presença de SVE.

BLOQUEIO DE RAMO ESQUERDO

- No BRE há atraso na condução pelo ramo esquerdo, levando a ativação precoce do lado direito do septo interventricular, ápice e parede livre do ventrículo direito (ao contrário do normal em que a ativação inicial ocorre no endocárdio ventricular esquerdo e direito), seguido pela despolarização lenta transeptal, de maneira anômala, que é responsável pelos espessamentos e entalhes no complexo QRS. Por fim, as paredes laterais e basais do VE são despolarizadas. A repolarização ventricular acontece também de forma anômala, levando a alterações do segmento ST e da onda T (desníveis opostos à maior deflexão do complexo QRS).

Supradesnivelamento do Segmento ST de Origem não Isquêmica

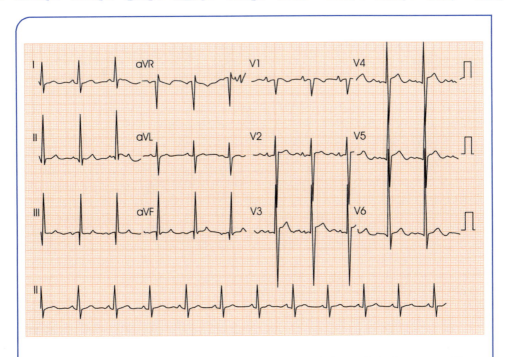

FIGURA 13.16 – ECG de paciente com SVE secundária e insuficiência aórtica importante. Nota-se presença de supra de ST em derivações precordiais. Há também sobrecarga de AD (fase positiva da onda P em V1 > 1,5 mm, sinal de Penalosa-Tranchesi) e sobrecarga de AE (sinal de Morris presente).

- Os bloqueios de ramo (BRD ou BRE novos) estão associados a um pior prognóstico no IAM. Enquanto o BRD não prejudica a interpretação do supradesnivelamento, o supra associado ao BRE representa um desafio diagnóstico na sala de emergência, pois cursa normalmente com supradesnivelamento de ST, principalmente nas derivações V1, V2 e V3. Os complexos QRS estão alargados e monofásicos na maioria das derivações.
- No BRE, geralmente há supradesnivelamento do segmento ST, associado à onda T positiva e assimétrica nas derivações precordiais direitas e infradesnivelamento de ST com onda T negativa ou bifásica em V5, V6, DI e aVL. Nas precordiais direitas (V1–V2) podem existir complexos com padrão QS, não relacionados à necrose. Ondas Q de pequena amplitude em aVL também podem ser registradas. No entanto, a identificação de ondas Q patológicas (complexos QR) em DI, aVL, V5 e V6, ou DII, DIII e aVF sugerem BRE com infarto prévio e cardiopatia isquêmica. A presença de ondas R amplas em precordiais direitas indica necrose no septo esquerdo. Ainda, presença de entalhes no ramo ascendente da onda S em V3 e V4 (sinal de Cabrera) ou no ramo ascendente da onda R de V5 a V6 (sinal de Chapman), também sugerem presença de zona elétrica inativa secundária a IAM prévio, associada a BRE (alta especificidade e baixa sensibilidade) (Figuras 13.17 e 13.18).
- Falamos no capítulo anterior sobre os critérios para diagnosticar IAM na vigência de BRE.

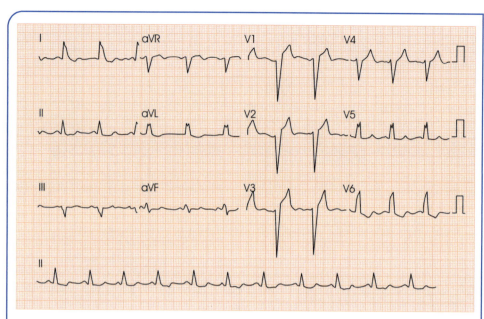

FIGURA 13.17 – ECG com bloqueio de ramo esquerdo. Notar o supradesnivelamento de ST de V1 a V4 e infra de ST em V6, DI e aVL. Tais achados são alterações típicas na repolarização encontradas no BRE.

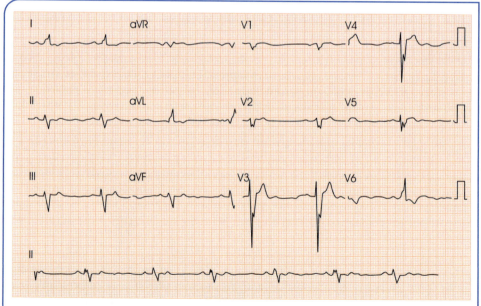

FIGURA 13.18 – ECG com BRE e presença de entalhe na porção ascendente da onda S em V3 e V4. Tal achado (sinal de Cabrera) sugere a presença de área eletricamente inativa secundária a infarto do miocárdio prévio em pacientes com BRE.

MARCA-PASSO

- O processo de ativação ventricular gerado pelo estímulo do marca-passo é semelhante ao bloqueio de ramo esquerdo. Como consequência, pacientes portadores de marca-passo ventricular podem apresentar padrão de BRE com consequente supra de ST. Nesses casos, observa-se uma espícula antes do complexo QRS (Figura 13.19).
- Os critérios de Sgarbossa para diagnóstico de IAM em portadores de bloqueio de ramo esquerdo e ritmo de marca-passo podem ser observados na Figura 13.20.

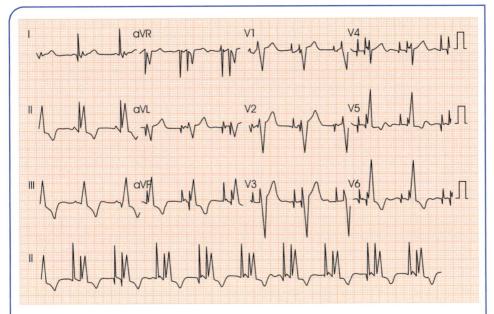

FIGURA 13.19 – ECG com ritmo de marca-passo, morfologia de BRE, presença de supradesnivelamento do segmento ST em precordiais direitas. Observar presença de espícula de marca-passo precedendo todo complexo QRS.

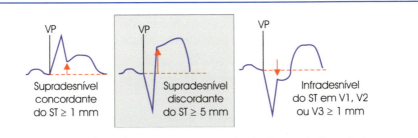

FIGURA 13.20 – Em portadores de marca-passo com estimulação ventricular, valorizar o supradesnível discordante do segmento ST ≥ 5 mm.

HIPERCALEMIA

- A hiperpotassemia (ou hipercalemia) altera a permeabilidade da membrana ao íon, interferindo no potencial de ação, aumentando a velocidade de repolarização ao tornar a fase 3 mais rápida e encurtando o seu tempo de duração.
- As principais alterações eletrocardiográficas são ondas T altas (por vezes, maiores que o complexo QRS), pontiagudas e simétricas, com base estreita ("em tenda"), alargamento do QRS, elevação do segmento ST (principalmente em derivações precordiais direitas) e redução ou ausência de ondas P.
- A hipercalemia também pode gerar em V1 e V2 um padrão similar ao encontrado na síndrome de Brugada.
- Um exemplo disso está na Figura 13.21.

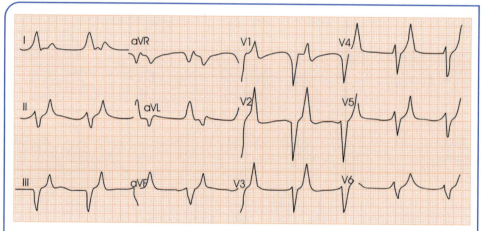

FIGURA 13.21 – Exemplo de hiperpotassemia severa, evidenciando alargamento importante dos complexos QRS, ondas T altas com supradesnivelamento do segmento ST, além de ausência de onda P.

HIPERCALCEMIA

- Na hipercalcemia, há uma redução da duração e um aumento da amplitude do platô do potencial de ação, interferindo na repolarização ventricular. Pode existir supra de ST (principalmente em V1 e V2) e, em casos graves, encurtamento do segmento ST e diminuição do intervalo QT.

EMBOLIA PULMONAR

- As alterações eletrocardiográficas clássicas do tromboembolismo pulmonar (TEP) incluem taquicardia sinusal, inversão da onda T em precordiais direitas, alterações simultâneas de inversão da onda T, elevação do segmento ST em derivações anterosseptais e inferiores, padrão S1Q3T3, BRD completo ou incompleto. A presença de arritmias atriais, BRD e supra ou infradesnivelamento do segmento ST está associada à falência do ventrículo direito (VD) e, consequentemente, a um pior prognóstico.

- O padrão S1Q3T3 aparece somente em até 25% dos casos de TEP e em até 70% dos casos de embolia maciça. Quando presente é um marcador de mau prognóstico, principalmente quando associado a taquicardia sinusal, inversão de onda T nas derivações precordiais direitas e na presença de supra de AVR (Figura 13.22).

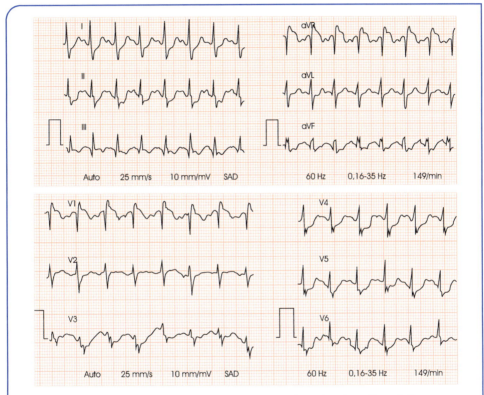

FIGURA 13.22 – Observar a presença de taquicardia sinusal que é a alteração mais frequente no TEP e o padrão S1Q3T3 (onda S em DI, onda Q e onda T invertida em DIII) e o supra de aVR e V1.

CARDIOVERSÃO ELÉTRICA

- Após a realização de cardioversão elétrica, pode haver o surgimento transitório de supra de ST, mesmo em pacientes que não apresentam IAM. A alteração do segmento ST pode ser marcante, comumente sendo maior que 5 mm de amplitude. Contudo, após 1 ou 2 minutos costuma desaparecer. Assim, é importante repetir o ECG após alguns minutos em pacientes que cursam com supra de ST após cardioversão elétrica, principalmente se não houver quadro clínico sugestivo de IAM.

LEITURAS SUGERIDAS

- Haissaguerre M, Derval N, Sacher F, Jesel L, Deisenhofer I, de Roy L, et al. Sudden cardiac arrest associated with early repolarization. N Engl J Med. 2008;358(19):2016-23.
- Nam GB, Kim YH, Antzelevitch C. Augmentation of J waves and electrical storms in patients with early repolarization. N Engl J Med. 2008;358:2078-9.
- Rosso R, Kogan E, Belhassen B, et al. J-point elevation in survivors of primary ventricular fibrillation and matched control subjects: incidence and clinical significance. J Am Coll Cardiol. 2008;52:1231-8.
- Samesima N, God EG, Kruse JCL, Leal MG, Pinho C, França FFAC, Pimenta J, et al. Diretriz da Sociedade Brasileira de Cardiologia sobre a Análise e Emissão de Laudos Eletrocardiográficos – 2022. Arq. Bras. Cardiol. 2022;119(4):638-80.
- Wang K, Asinger RW, Marriott HJ. ST-segment elevation in conditions other than acute myocardial infarction. N Engl J Med. 2003;349(22):2128-35.

Diagnóstico Diferencial de Infradesnivelamento do Segmento ST

14

Eduardo Cavalcanti Lapa Santos
Alexandre de Matos Soeiro
Fabio Mastrocola

- Quando o segmento ST situa-se abaixo da linha tracejada ao final do segmento PR (junção PQ), dá-se o diagnóstico de infradesnivelamento do segmento ST (infra de ST). Veja o exemplo na Figura 14.1.
- Podemos dividir as causas de infra de ST em primárias e secundárias. As primeiras causam alterações diretas na fase 2 do potencial de ação. Já as secundárias provocam alterações no segmento ST devido à modificação da despolarização ventricular. Como assim? Causas que provocam alargamento do complexo QRS, como bloqueios de ramo, ritmo de marca-passo e pré-excitação ventricular, ao modificar a despolarização dos ventrículos, terminam originando alterações também na repolarização ventricular. A repolarização ventricular,

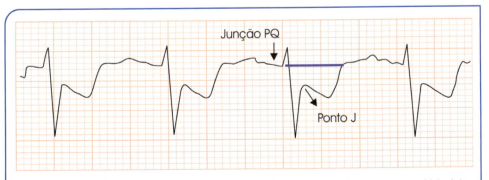

FIGURA 14.1 – Infradesnivelamento do segmento ST descendente de 3 mm, secundário à isquemia miocárdica. Para medir o infradesnível, devemos traçar uma linha reta a partir do final da P até o início do QRS (junção PQ) e medir no ponto J (junção do final do QRS e o início do segmento ST).

relembrando, é representada pelo segmento ST e pela onda T. Assim, as entidades citadas previamente causam alterações tanto no segmento ST quanto nas ondas T. As principais causas de infradesnivelamento do segmento ST estão mostradas na Figura 14.2.

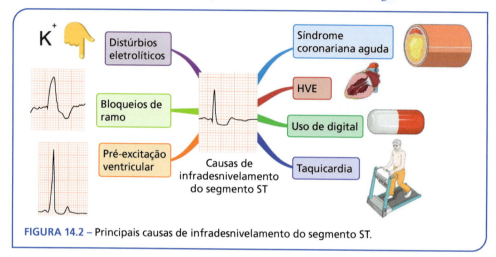

FIGURA 14.2 – Principais causas de infradesnivelamento do segmento ST.

- Que modificações seriam estas? Há padrões esperados no segmento ST, nestes casos. No bloqueio de ramo esquerdo (BRE), o segmento ST normalmente se opõe ao complexo QRS. Assim, se em uma derivação o complexo QRS for predominantemente positivo, o seguimento ST apresentará infra. Se QRS negativo ocorrerá supradesnível. A estimulação cardíaca por marca-passo localizado em ventrículo direito gera um padrão eletrocardiográfico semelhante ao BRE.
- No bloqueio de ramo direito, o segmento ST se opõe à porção final do complexo QRS. Porção final positiva, infra de ST. E vice-versa.
- Por fim, na pré-excitação ventricular, o segmento ST tende a se opor à onda delta. Ou seja, onda delta positiva, infra de ST. Onda delta negativa, supra de ST. Observe a Figura 14.3.
- Veremos adiante, as principais causas de infradesnivelamento do segmento ST, algumas ligadas a alterações estruturais crônicas (BRE, SVE, pré-excitação) e outras, a doenças agudas (SCA) em que o tratamento deverá ser instituído o mais rapidamente possível. A Figura 14.4 mostra algumas dicas quando estivermos em dúvida se o infra de ST é isquêmico ou não.

SÍNDROME CORONARIANA AGUDA

- Uma das causas mais comuns e, sem dúvida, a mais importante de infradesnivelamento, é a síndrome coronariana aguda. Em vigência desta, o surgimento de novo infradesnivelamento de segmento ST é indicativo de corrente de lesão subendocárdica, comumente secundária à suboclusão coronária.
- Muitos autores atribuem ao paciente a característica de alto risco de eventos (mortalidade e reinfarto) somente devido a este achado. Classicamente, na presença de dor torácica, um infradesnivelamento de 0,5 mm já é considerado significativo.

Diagnóstico Diferencial de Infradesnivelamento do Segmento ST

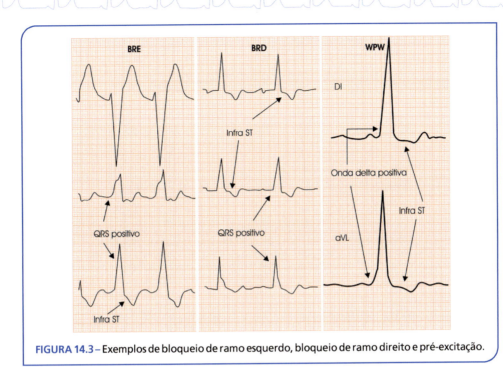

FIGURA 14.3 – Exemplos de bloqueio de ramo esquerdo, bloqueio de ramo direito e pré-excitação.

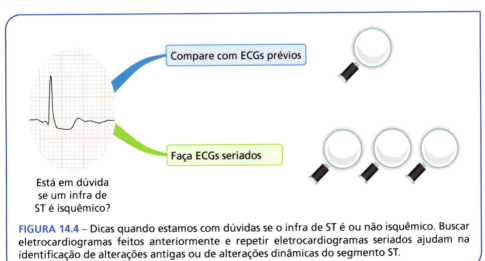

FIGURA 14.4 – Dicas quando estamos com dúvidas se o infra de ST é ou não isquêmico. Buscar eletrocardiogramas feitos anteriormente e repetir eletrocardiogramas seriados ajudam na identificação de alterações antigas ou de alterações dinâmicas do segmento ST.

- Mas por que a presença de infra de ST indica acometimento da região subendocárdica? Há mais de uma explicação para este fato. A diminuição da perfusão miocárdica causada pela coronariopatia aguda faz com que o potencial de ação da região acometida seja modificado, tendo menor velocidade e menor amplitude de despolarização. Em resumo, é como se o interior da célula ficasse menos positivo ao final da despolarização. Se o interior ficou menos positivo, significa que o exterior ficou menos negativo também, já que, como vimos nos primeiros capítulos, tudo isso se dá através da troca de íons entre o exterior e o interior da célula (Figura 14.5).

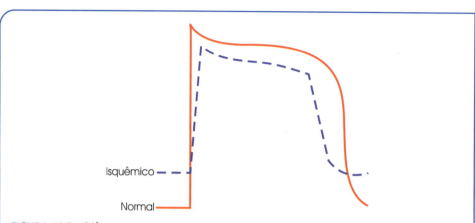

FIGURA 14.5 – Diferença entre o potencial de ação de uma região normal (linha cheia) e de uma região isquêmica (linha tracejada). No segundo caso, a velocidade de despolarização é mais lenta, a amplitude da despolarização mais baixa e a repolarização termina mais rápido.

- Dizer que o exterior da célula, na região comprometida, está menos negativo; é o mesmo que dizer que está mais positivo. Sabemos que, quando há diferença de polaridade entre duas regiões, o vetor aponta para a região mais positiva. É isso que ocorre nesse caso. O vetor aponta para a região subendocárdica, distanciando-se do eletrodo localizado sobre o tórax do paciente (Figuras 14.6 e 14.7).

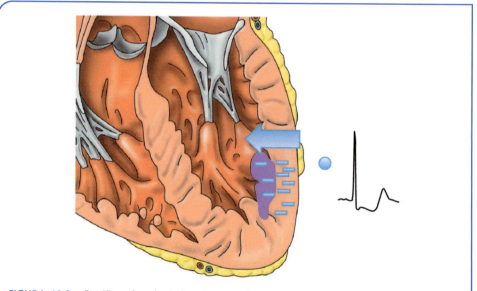

FIGURA 14.6 – Região subendocárdica (em roxo) por estar sendo mal perfundida durante a isquemia fica menos negativa ao final da despolarização ventricular. Assim, o vetor tende a apontar em sua direção, gerando o infra de ST no traçado da derivação justaposta à área isquêmica.

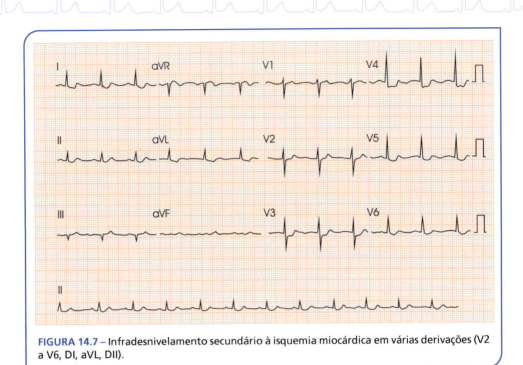

FIGURA 14.7 – Infradesnivelamento secundário à isquemia miocárdica em várias derivações (V2 a V6, DI, aVL, DII).

- Quando há lesão importante de tronco de coronária esquerda ou então lesões graves multiarteriais, levando a uma isquemia aguda, pode surgir no ECG um padrão típico caracterizado por infra de ST difuso e supra de ST em aVR. Qual seria a explicação disso? Nesses casos, ocorre uma isquemia subendocárdica difusa. Assim, o vetor da isquemia tende a apontar para a região isquêmica, ou seja, a parte interna do VE. Como a isquemia é difusa, teríamos vários vetores direcionando-se para a parte interna do coração e, assim, distanciando-se da maioria das derivações (exemplo: V4, V5, V6, DI etc.).
- O resultante da soma de todos esses vetores apontaria para cima, para a direita e para a frente. Isto justifica o fato de haver supra de ST em aVR e em V1 (Figura 14.8).

> **Quando suspeitar de acometimento de tronco de coronária esquerda (TCE)?**
>
> ▶ Quando há a combinação de supra de ST em aVR e V1 e infradesnivelamento difuso em 6 ou mais derivações. Geralmente o supra é maior em aVR (aVR > V1). Este padrão está associado à isquemia subendocárdica difusa, podendo ocorrer tanto na lesão de tronco de coronária esquerda quanto em pacientes com comprometimento multiarterial (Figura 14.9).

- Outro achado importante, relacionado à isquemia miocárdica, é a presença de alteração dinâmica de ST. Em alguns pacientes, na vigência de dor torácica, é possível observar se o infradesnivelamento de ST reverte parcialmente ou por completo após melhora da dor, seja de forma espontânea ou por uso de nitratos. Esse achado agrega valor ao diagnóstico definitivo de isquemia e infere maior gravidade à lesão coronária presente (Figura 14.10).

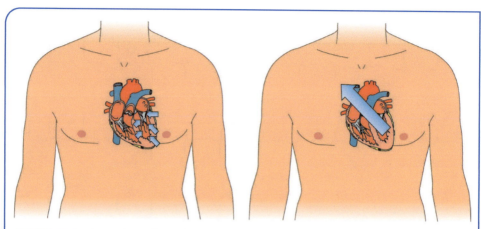

FIGURA 14.8 – Isquemia prolongada (corrente de lesão) subendocárdica difusa gera vetores direcionados para o interior do VE. O vetor resultante aponta para cima e para a direita (gerando supra de ST em aVR) assim como para a frente (gerando supra de ST em V1).

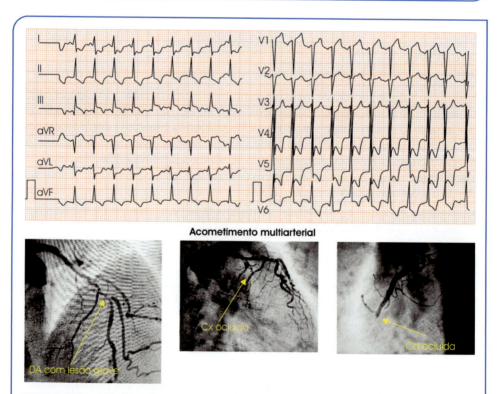

FIGURA 14.9 – ECG de paciente admitido na emergência com quadro de dor torácica típica. Observa-se a presença de infradesnivelamento do segmento ST de V3 a V6, DI e aVL, DII e aVF associado a supradesnivelamento de ST de aVR e V1. Nas imagens acima observa-se o que foi visto no cateterismo do paciente, corroborando a associação deste padrão eletrocardiográfico com a presença de lesão importante de tronco de coronária esquerda ou de lesões multiarteriais.

Diagnóstico Diferencial de Infradesnivelamento do Segmento ST

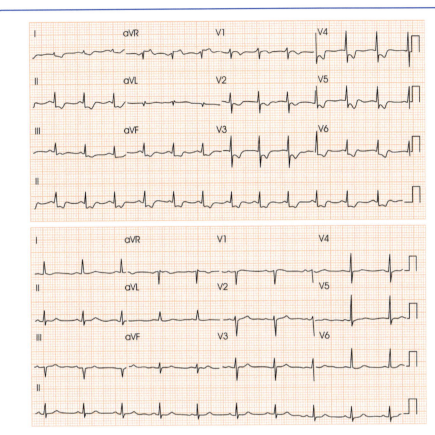

FIGURA 14.10 – O primeiro ECG mostra a presença de infra de ST difuso associado a supra de aVR durante episódio de dor torácica. Após uso de nitrato sublingual, houve melhora dos sintomas, e reversão das anormalidades do segmento ST ao ECG.

- Em alguns pacientes, em vigência de síndrome coronária aguda com supradesnivelamento de ST, por vezes, observamos infradesnivelamento de ST de V1 a V4 (Figura 14.11). Tal achado é representativo de imagem espelho, de provável supradesnível de ST em parede posterior. A confirmação deve ser realizada através da realização de eletrocardiograma com as derivações V7 e V8. Da mesma maneira, supradesnivelamento em parede anterior pode levar à imagem espelho em parede inferior e vice-versa.

SOBRECARGA DE VENTRÍCULO ESQUERDO

- Como discutido anteriormente, a sobrecarga de ventrículo esquerdo também pode se apresentar com infradesnivelamento do segmento ST, com padrão *strain*. Importante ressaltar que o infradesnivelamento de ST secundário à sobrecarga geralmente é evidenciado nas derivações da parede lateral (aVL, DI, V5 e V6). Além disso, a onda T apresenta-se assimétrica nesses casos, o que também difere da isquemia (Figura 14.12).

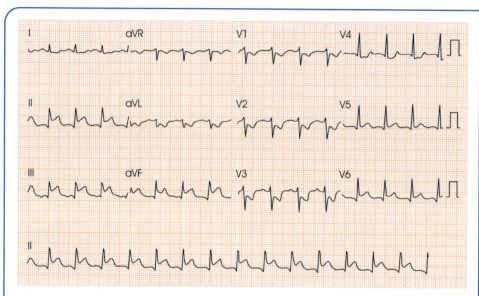

FIGURA 14.11 – Eletrocardiograma com supradesnivelamento de ST em parede inferior mostrando infradesnível de ST de V1 a V3 por provável imagem espelho de parede posterior, ou seja, haveria supra desnível em V7 e V8.

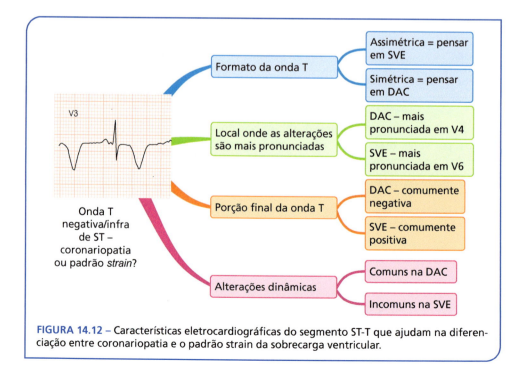

FIGURA 14.12 – Características eletrocardiográficas do segmento ST-T que ajudam na diferenciação entre coronariopatia e o padrão strain da sobrecarga ventricular.

Diagnóstico Diferencial de Infradesnivelamento do Segmento ST

- O infradesnivelamento secundário à sobrecarga ventricular esquerda pode regredir e até desaparecer com o tratamento do fator causal, como a HAS na cardiopatia hipertensiva (Figuras 14.13 e 14.14).

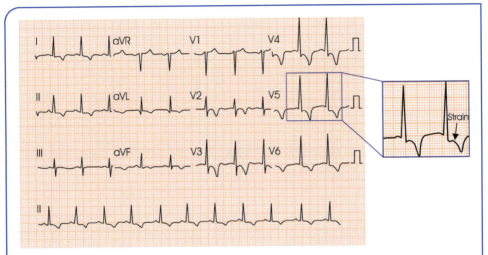

FIGURA 14.13 – Eletrocardiograma mostrando sobrecarga de câmaras esquerdas e infradesnivelamento de ST, principalmente em V4, V5 e V6 com inversão de onda T associada (*strain*).

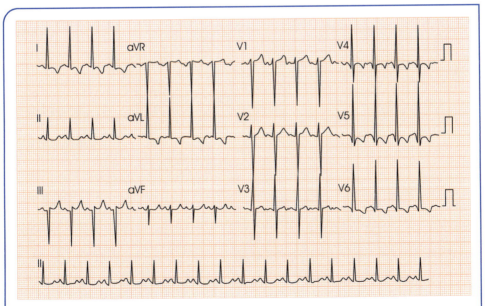

FIGURA 14.14 – Eletrocardiograma de paciente com regurgitações mitral e aórtica importantes. Nota-se presença de onda T assimétrica de V4 a V6, além de DI e aVL. Trata-se de padrão *strain* secundário à sobrecarga do VE.

> **O que significa o padrão de *strain*?**
>
> A palavra *strain*, em inglês, significa estresse, tensão, ou seja, uma sobrecarga imposta ao ventrículo esquerdo cronicamente, que levará à sua hipertrofia. É representado no eletrocardiograma por depressão do segmento ST, principalmente em derivações laterais esquerdas (DI, aVL, V5 e V6), associadas à inversão da onda T de forma assimétrica (descenso lento e ascensão mais rápida). Portanto, a presença do padrão *strain* é um forte marcador de sobrecarga e, consequentemente, de hipertrofia do ventrículo esquerdo (HVE).

AÇÃO DIGITÁLICA

- A ação digitálica é uma outra causa de alteração do segmento ST. A alteração típica é um infradesnivelamento "em colher", como mostrado a seguir (Figura 14.15). Quando associado a sintomas (anorexia, náuseas, vômitos, distúrbios visuais [xantopsia] e confusão mental) caracteriza a intoxicação digitálica. Arritmias como bigeminismo, bloqueios atrioventriculares (BAV), extrassístoles ventriculares polimórficas ou taquicardia atrial com BAV variável são comuns. Pode ocorrer por piora da função renal e pode surgir mesmo sem elevação importante dos níveis séricos, em casos de hipocalemia, hipomagnesemia e hipotireoidismo.

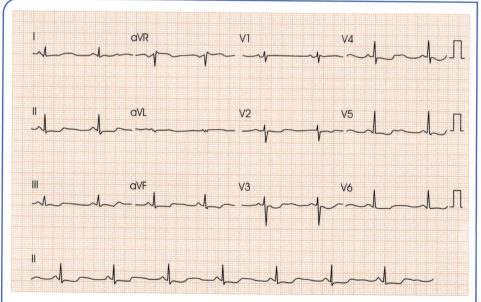

FIGURA 14.15 – O ECG acima mostra aspecto sugestivo de impregnação digitálica. Observa-se um infradesnivelamento do segmento ST difuso com aspecto em colher-de-pedreiro. Este achado não indica intoxicação digitálica, mas sim um efeito esperado com o uso prolongado da medicação.

> **DICA**
> O uso crônico de digitais pode causar infradesnivelamento de ST durante o teste ergométrico, diminuindo assim a especificidade deste achado para o diagnóstico de insuficiência coronariana. Nestes casos, é interessante realizar-se prova isquêmica associada a algum método de imagem (exemplo: cintilografia miocárdica) para melhorar a acurácia do método.

TAQUICARDIAS

- Na presença de taquicardias supraventriculares, é comum o achado de infradesnivelamento de segmento ST. No entanto, esse achado não está necessariamente correlacionado à isquemia miocárdica e pode permanecer por horas após a reversão da arritmia. Quando a taquicardia for supraventricular e com RR regular, a presença de infradesnivelamento do segmento ST em DI é um sinal sugestivo de taquicardia atrioventricular, sendo denominada sinal de *Puech* (ver capítulo de taquiarritmias com QRS estreito) (Figura 14.16).

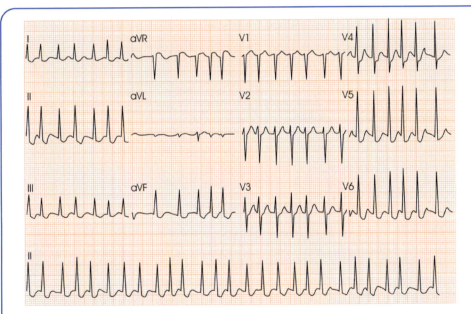

FIGURA 14.16 – ECG mostrando fibrilação atrial de alta resposta ventricular com presença de infradesnivelamento de ST difuso.

> **DICA**
> Na presença de fibrilação atrial a avaliação da repolarização fica prejudicada mesmo estando a resposta ventricular adequada, perdendo a acurácia para o diagnóstico de insuficiência coronária. Por isso o teste de esforço isolado não é muito adequado para diagnosticar coronariopatia obstrutiva nestes casos.

DISTÚRBIOS ELETROLÍTICOS

- A presença de distúrbios eletrolíticos também pode causar infradesnivelamento do segmento ST. Em presença de hipocalemia ou hipomagnesemia podem surgir ondas T profundas e de duração prolongada (intervalo QT longo), associadas a infradesnivelamento de ST e, por vezes, seguidas de onda U (Figura 14.17).

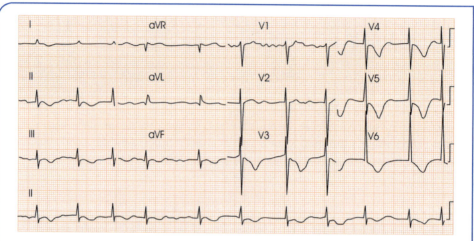

FIGURA 14.17 – ECG de paciente com desidratação por diarreia mostrando ritmo de fibrilação atrial com presença de QT longo, ondas T invertidas e infradesnivelamento de ST de V3 a V6. Solicitados exames que mostraram potássio de 2,1 mEq/L e magnésio de 1,2 mEq/L. Após reposição, observou-se reversão completa da alteração em ST.

BLOQUEIOS DE RAMO

- Em pacientes com bloqueio de ramo esquerdo, é comum observar-se a presença de infradesnivelamento de ST em parede lateral (DI, aVL, V5 e V6), dificultando o diagnóstico de corrente de lesão (Figura 14.18). Tal alteração ocorre porque, enquanto parte do ventrículo já iniciou a repolarização, existem regiões ainda se despolarizando.
- Já na presença de bloqueio de ramo direito, é comum a presença de inversão de onda T de V1 a V3. A presença de infradesnivelamento de ST nas outras derivações pode ser indicativa de isquemia miocárdica.

TESTE DE ESFORÇO

- As oscilações do segmento ST positivas ou negativas (supra e infradesnivelamento) são as manifestações mais frequentes relacionadas à isquemia miocárdica. Para sua análise, são definidos 3 pontos: J, Y e X. O ponto J marca o fim do QRS e o início do segmento ST. O

Diagnóstico Diferencial de Infradesnivelamento do Segmento ST 247

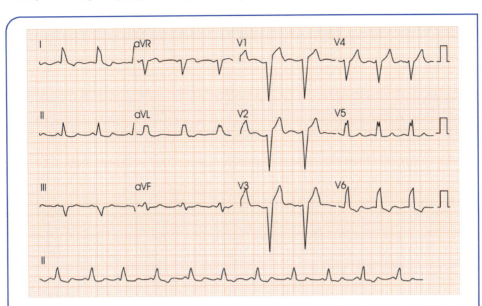

FIGURA 14.18 – Eletrocardiograma com bloqueio de ramo esquerdo, observando-se infradesnivelamento de ST em parede lateral, oposto à polaridade do QRS.

ponto Y dista 80 ms (2 mm) após o ponto J. Em frequências cardíacas acima de 130 bpm, pode-se usar a aferição do ponto Y no momento J60, ou seja, 60 ms após o ponto J. O ponto X marca o retorno do segmento ST à linha de base.

- O infradesnivelamento do segmento ST pode ser considerado como normal quando seu retorno à linha de base (QT) ocorre antes do ponto Y. Em relação à morfologia, pode ser classificado como ascendente lento, horizontal, convexo e descendente (Figura 14.19). Chama-se ascendente rápido quando o infradesnível do segmento ST é considerado normal e fisiológico.
- Na prática, o infradesnivelamento de aspecto descendente indica maior gravidade da doença que o horizontal, e ambos, maior repercussão que o ascendente lento.

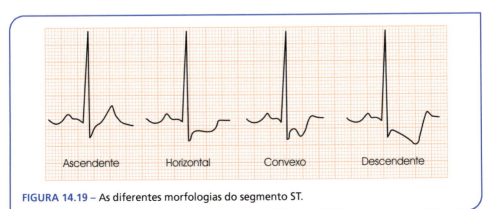

FIGURA 14.19 – As diferentes morfologias do segmento ST.

Critérios de positividade do teste ergométrico a depender da morfologia do infradesnivelamento do segmento ST	
Ascendente	Infradesnivelamento do segmento ST de 1,5 mm ou mais, medido no ponto Y, para indivíduos com risco moderado ou alto de doença arterial coronária ou maior que 2,0 mm em indivíduos de baixo risco para DAC.
Horizontal	Infradesnivelamento de 1 mm ou mais, medido na origem do segmento ST (ponto J) e Y, com duração $\geq$ 80 ms.
Descendente	Infradesnivelamento de 1 mm ou mais, medido na origem do segmento ST (ponto J). Aqui não utilizamos o ponto Y, uma vez que este comumente se encontra sobre o ramo descente da onda T.
Convexo	Normalmente, este padrão não está associado à coronariopatia obstrutiva.

- A presença de infradesnivelamento do segmento ST com convexidade superior associa-se com os quadros de isquemia não relacionados à coronariopatia obstrutiva, contudo, magnitudes acima de 2,0 mm estão mais relacionadas à presença de doença arterial coronária.
- Deve-se valorizar o infradesnivelamento do segmento ST de igual maneira, tanto na fase de exercício quanto de recuperação.

LEITURAS SUGERIDAS

- Figuinha FCR, Mendes LTM. Eletrocardiograma. In: Santos ECL, Figuinha FCR, Lima AGS, Henares BB, Mastrocola F, editors. Manual de cardiologia cardiopapers. 1st ed. São Paulo: Atheneu; 2013. p. 267-76.
- Grindler J, Silveira MAP, Oliveira CAR, Friedmann AA. Artefatos técnicos. In: Friedmann AA, Grindler J, Oliveira CAR, editors. Diagnóstico diferencial no eletrocardiograma. 1st ed. São Paulo: Manole; 2007. p. 187-94.
- Grindler J. Fundamentos técnicos do ECG. In: Friedmann AA, Grindler J, editors. Eletrocardiologia básica. 1st ed. São Paulo: Sarver; 2000. p. 99-104.
- Kaiser E. Diagnóstico diferencial das alterações do segmento ST e onda T. In: Pastore CA, Grupi CJ, Moffa PJ, editors. Eletrocardiologia atual. 2nd ed. São Paulo: Atheneu; 2008. p. 49-66.
- Moura E, Saad R. Situações miscelâneas na sala de emergência. In: Gonzalez MMC, Geovanini GR, Timerman S, editors. Eletrocardiograma na sala de emergência. 2ª edição. São Paulo: Manole; 2014. p. 236-64.

Alterações da Onda T — 15

Eduardo Cavalcanti Lapa Santos
Alexandre de Matos Soeiro
Fabio Mastrocola
Ivson Cartaxo Braga

INTRODUÇÃO

- A onda T representa a porção final da repolarização ventricular. Corresponde à fase 3 do potencial de ação transmembrana (Figura 15.1).
- Em adultos, a onda T é normalmente invertida em aVR e pode ser invertida em V1, DIII e aVL. Nas outras derivações, costuma ser positiva. Além disso, a onda T normal possui um aspecto assimétrico, tendo a sua porção ascendente uma duração mais prolongada que a parte descendente.

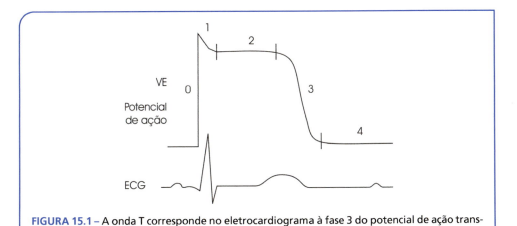

FIGURA 15.1 – A onda T corresponde no eletrocardiograma à fase 3 do potencial de ação transmembrana, medido na célula contrátil cardíaca.

- O achado de ondas T achatadas ou negativas nas outras derivações (V2 a V6, DI, DII e aVF) não é usual, devendo-se considerar a investigação de alterações cardíacas.
- Apenas ondas T achatadas ou negativas são consideradas anormais? Não! Ondas T apiculadas também podem indicar alterações como isquemia aguda e hipercalemia, por exemplo. Veremos os mecanismos causais mais à frente.
- Assim como falado no capítulo de infradesnivelamento do segmento ST, as alterações da onda T podem ser caracterizadas como primárias ou secundárias. Nas alterações primárias ocorrem modificações na duração ou forma da fase 3 do potencial de ação, as quais terminam por alterar a morfologia normal da onda T. São exemplos de causas primárias: isquemia miocárdica, ação de drogas (exemplo: digital), miocardite e alterações eletrolíticas. Já nas alterações secundárias, as modificações da onda T ocorrem como consequência de mudanças na despolarização ventricular (Figuras 15.2 e 15.3). São exemplos: bloqueios de ramo, pré-excitação ventricular, ritmo de marca-passo, extrassístoles ventriculares e sobrecarga ventricular esquerda.
- Por que é importante saber o comportamento da onda T nas alterações secundárias? O motivo é que, em algumas situações, alterações primárias e secundárias podem coexistir, e, assim, a pessoa que está avaliando o ECG precisa estar atento a estes detalhes. Veja o exemplo na Figura 15.4.
- O ECG da Figura 15.4 mostra a presença de um bloqueio de ramo direito. Como foi dito previamente, é comum que a onda T, nesses casos, tenha polaridade oposta à porção final do complexo QRS. Assim, a inversão da onda T em V1 é explicada como alteração secundária ao bloqueio de ramo. Contudo, note que de V4 a V6, por exemplo, a onda T tem a mesma polaridade da porção final do QRS (ambos negativos). Esta alteração não é esperada em um BRD. Trata-se de ECG de paciente com síndrome coronariana aguda e suboclusão da artéria descendente anterior. ECG prévio mostrava onda T positiva de V4 a V6, o que confirma que a inversão observada no ECG anteriormente era um achado novo.
- Em pacientes adultos, a onda T costuma ser positiva em DI e DII e de V3 a V6, além de ser negativa em aVR. Já em DIII, aVL e V1 pode ser tanto positiva quanto negativa.

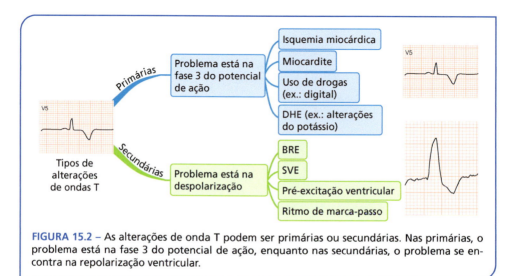

FIGURA 15.2 – As alterações de onda T podem ser primárias ou secundárias. Nas primárias, o problema está na fase 3 do potencial de ação, enquanto nas secundárias, o problema se encontra na repolarização ventricular.

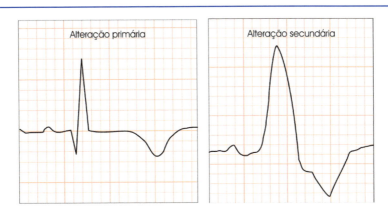

FIGURA 15.3 – A figura à esquerda mostra uma alteração primária de onda T. A despolarização ventricular (complexo QRS) está com morfologia e duração normais. A inversão da onda T neste caso se deveu à coronariopatia crítica. Na figura da direita, vemos uma despolarização ventricular alterada devido ao bloqueio de ramo esquerdo. Neste caso, é esperado que a repolarização ventricular (tanto segmento ST quanto onda T) esteja alterada. Diz-se que as alterações da repolarização ventricular em casos como este são secundárias.

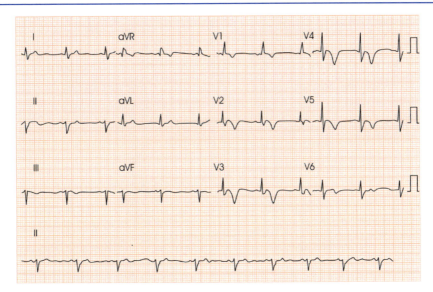

FIGURA 15.4 – ECG mostrando alterações primárias da onda T (V4 a V6), associadas a alterações secundárias ao bloqueio de ramo direito (exemplo: V1).

DICA

As alterações secundárias de onda T costumam ter um padrão morfológico característico de acordo com a causa. No BRE, a onda T costuma ter polaridade inversa à do complexo QRS. No BRD, a onda T tem sentido inverso ao da porção final do complexo QRS. Na pré-excitação ventricular, a T frequentemente se opõe à onda delta (Figura 15.5).

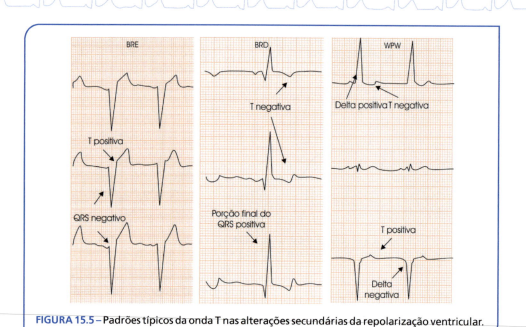

FIGURA 15.5 – Padrões típicos da onda T nas alterações secundárias da repolarização ventricular.

- Normalmente a onda T tem maior amplitude nas derivações V2 e V3.
- A onda T representa, no eletrocardiograma (ECG), a repolarização ventricular. Geralmente o registro é de uma deflexão arredondada e lenta, habitualmente com polaridade igual à do complexo QRS. Normalmente, a onda T é assimétrica, com ramo ascendente lento e descendente com maior inclinação. As principais causas de alterações da onda T estão descritas na Figura 15.6.

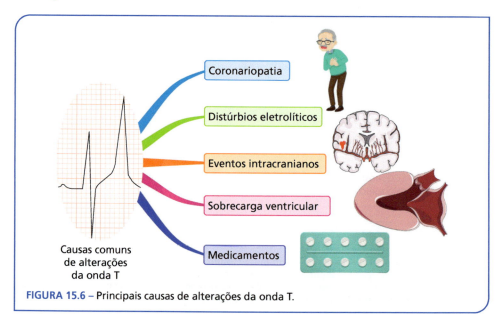

FIGURA 15.6 – Principais causas de alterações da onda T.

Alterações da Onda T 253

VARIANTE DO NORMAL E PERSISTÊNCIA DO PADRÃO JUVENIL

- Em algumas pessoas saudáveis podemos observar uma onda T invertida nas derivações V1 e V2 como fenômeno fisiológico. Podemos encontrar inversão de onda T de forma fisiológica nas seguintes situações:
  - Indivíduos brancos assintomáticos sem história familiar relevante (persistência do padrão juvenil).
  - Indivíduos jovens afrodescendentes (persistência do padrão juvenil).
  - Em atletas negros (elevação do segmento ST seguida de inversão da onda T de V1 a V4).
  - Em atletas com menos de 16 anos (inversão da onda T em V1 a V3).

CORONARIOPATIA

- As alterações de onda T podem ser marcadores de doença arterial coronariana agudizada.
- Quando ocorre a oclusão aguda de uma artéria coronária, a primeira alteração eletrocardiográfica é o surgimento de uma onda T apiculada e simétrica nas derivações correspondentes à parede acometida. Isto antecede, inclusive, o surgimento do supra de ST. Como explicar esta alteração? Primeiro, precisamos entender o que ocorre logo após a oclusão coronariana. A primeira porção do miocárdio a sofrer com a falta de perfusão é a região subendocárdica. Isto é explicado por dois motivos principais, que estão na dica a seguir.

> **DICA – por que a região subendocárdica é a primeira a sofrer isquemia após oclusão coronariana aguda?**
>
> O fato de as artérias coronárias serem epicárdicas faz com que a região subendocárdica seja mais suscetível à isquemia. Além disso, proporcionalmente, as fibras musculares da região subendocárdica apresentam um encurtamento sistólico superior ao das fibras da região subepicárdica (30% x 10%, aproximadamente). Um maior grau de encurtamento das fibras explica uma maior demanda energética e, consequentemente, maior predisposição à isquemia.

- Agora sabemos porque, após a oclusão coronariana aguda, a região subendocárdica será a primeira a ser afetada. Mas o que isto tem a ver com a onda T apiculada? No Capítulo 2, falamos que na despolarização ventricular (complexo QRS), o vetor aponta de dentro para fora do ventrículo, já que o processo se inicia no subendocárdio, pelo fato de o sistema elétrico His-Purkinje ser localizado nesta região. O esperado seria que a região subendocárdica fosse a primeira a se repolarizar, mas, na prática, o que é observado é a repolarização iniciar-se pela região subepicárdica. Dessa forma, o vetor que irá gerar a onda T continua apontando de dentro para fora do ventrículo, o que explica por que a onda T costuma ter a mesma polaridade do complexo QRS.
- O que ocorre na oclusão coronariana aguda é, simplesmente, uma exacerbação desse processo. A isquemia da região subendocárdica prolonga mais a repolarização dessa região, o que faz com que ela fique negativa mais tempo do que o normal. Assim, o vetor resultante será de maior magnitude (onda T de maior voltagem, apiculada) (Figuras 15.7 a 15.9).

- Onda T positiva de grande amplitude pode indicar, também, consequências crônicas de um infarto prévio. Já citamos no Capítulo 10 (área eletricamente inativa) que V1 e V2 podem mostrar a imagem em espelho do que ocorre nas derivações V7 a V9. Assim, a presença de ondas Q associadas a ondas T invertidas, nessas derivações, será representada em V1 e V2 como ondas R amplas, associadas a ondas T positivas de grande amplitude (Figura 15.10).
- Enquanto a onda T apiculada pode indicar coronariopatia associada à presença de isquemia aguda, a presença de onda T invertida na presença de DAC, normalmente, não está associada com isquemia ativa. Vários exemplos corroboram esse fato.
  - Primeiro: na presença de IAM com supra de ST, comumente a inversão da onda T ocorre quando já houve formação de onda Q em uma fase mais tardia da evolução, quando muitas vezes já não há quantidade significativa de músculo a ser reperfundida. A origem da onda T invertida, nesses casos, é similar à da formação da onda Q. Como houve necrose transmural do miocárdio, o que é captado pelas derivações específicas é a imagem do registrado pelas derivações opostas. A onda T pode se inverter, também, após ter sido feita a abertura da artéria culpada, através de fibrinólise ou de angioplastia. Nesse caso, também já não há mais isquemia ativa (Figura 15.11).
  - Segundo: a presença de onda T invertida e simétrica em derivações precordiais é um dos critérios da chamada síndrome de Wellens. Iremos discutir este tema em detalhes mais à frente, mas basicamente trata-se de situação clínica em que há síndrome coronariana aguda por suboclusão/oclusão de artéria descendente anterior, associada a alterações típicas de ECG. Geralmente, o ECG com a inversão de onda T é registrado no momento em que o paciente já está sem dor torácica (Figura 15.12).

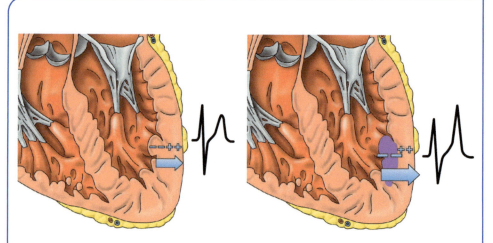

FIGURA 15.7 – Na imagem da esquerda, observamos uma situação fisiológica. Na figura da direita, está representada a fase inicial após oclusão coronariana aguda onde há isquemia subendocárdica. Isto fará com que a região acometida (em roxo) demore ainda mais para se repolarizar (representado didaticamente na figura como cargas negativas de maior dimensão que o normal), gerando um vetor de maior intensidade. Isto se reflete no ECG através de uma onda T de maior amplitude (onda T hiperaguda).

Alterações da Onda T 255

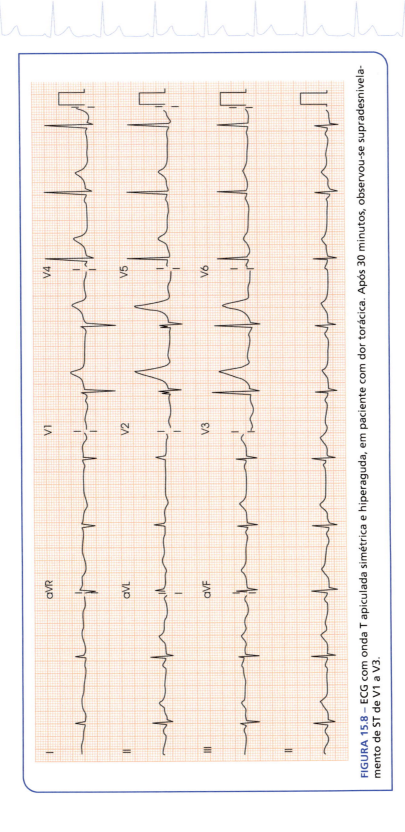

FIGURA 15.8 – ECG com onda T apiculada simétrica e hiperaguda, em paciente com dor torácica. Após 30 minutos, observou-se supradesnivelamento de ST de V1 a V3.

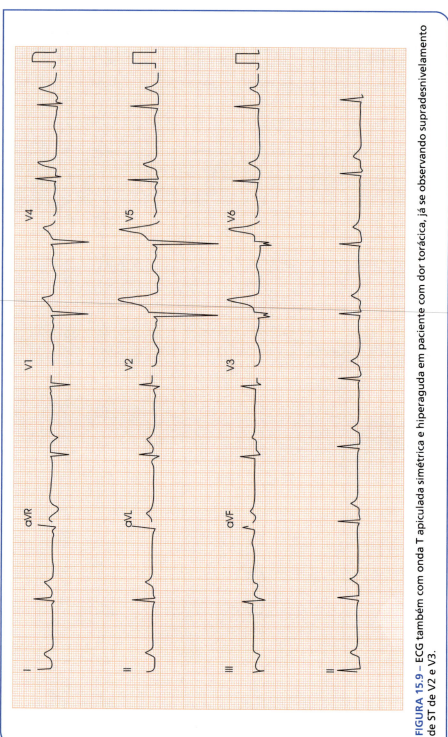

FIGURA 15.9 – ECG também com onda T apiculada simétrica e hiperaguda em paciente com dor torácica, já se observando supradesnivelamento de ST de V2 e V3.

Alterações da Onda T 257

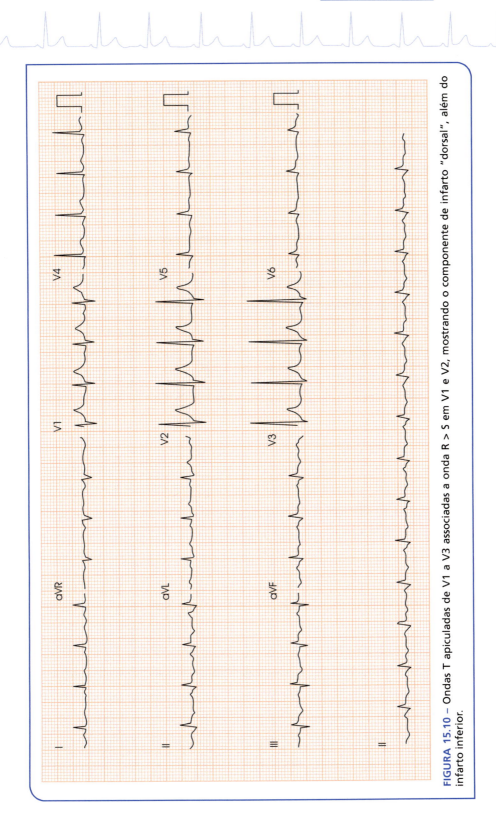

FIGURA 15.10 – Ondas T apiculadas de V1 a V3 associadas a onda R > S em V1 e V2, mostrando o componente de infarto "dorsal", além do infarto inferior.

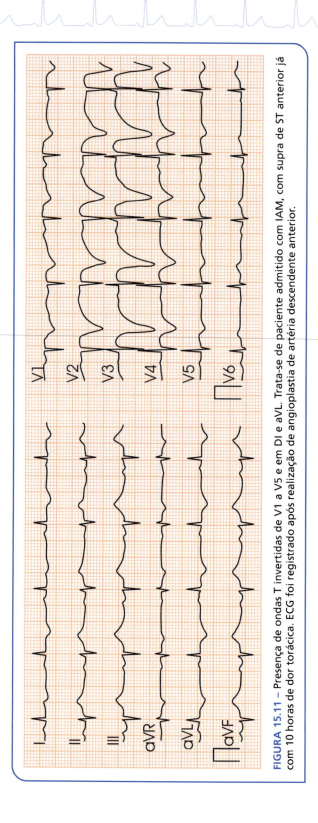

FIGURA 15.11 – Presença de ondas T invertidas de V1 a V5 e em DI e aVL. Trata-se de paciente admitido com IAM, com supra de ST anterior já com 10 horas de dor torácica. ECG foi registrado após realização de angioplastia de artéria descendente anterior.

Alterações da Onda T 259

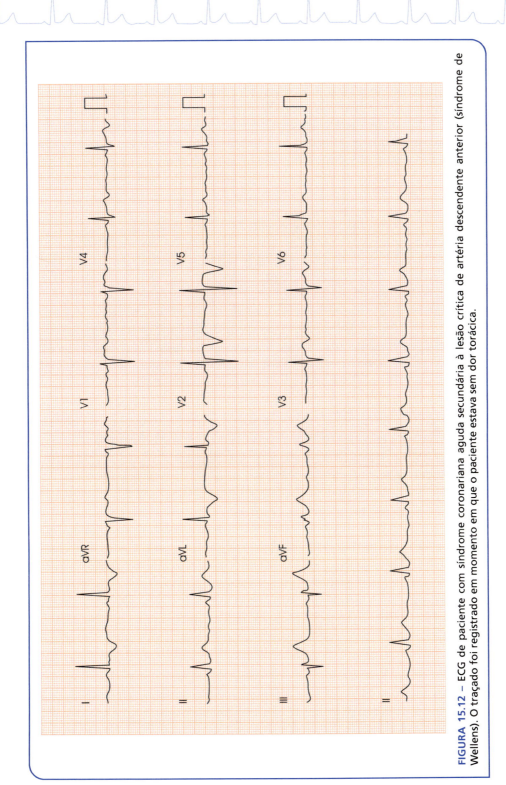

FIGURA 15.12 – ECG de paciente com síndrome coronariana aguda secundária à lesão crítica de artéria descendente anterior (síndrome de Wellens). O traçado foi registrado em momento em que o paciente estava sem dor torácica.

- Terceiro: a presença de onda T invertida é um dos marcadores eletrocardiográficos da síndrome coronariana aguda sem supra de ST. Nesse contexto, costuma indicar prognóstico melhor do que pacientes com infra de ST. Isso provavelmente decorre do fato de a alteração do segmento ST estar associada à isquemia ativa, enquanto a inversão de onda T muitas vezes ocorre em uma fase em que a isquemia ativa já cessou. Análise do estudo GUSTO-IIb mostrou que o surgimento de morte ou reinfarto, no período de 30 dias após admissão por SCA sem supra de ST, foi bem mais frequente em pacientes com infra de ST, quando comparado com pacientes com inversão de onda T (10,5% × 5,5%, respectivamente). A gênese eletrofisiológica da onda T invertida na SCA sem supra de ST não é bem definida (Figura 15.13).
- Quarto: pacientes com coronariopatia crônica podem apresentar ondas T invertidas durante anos, independentemente da presença de ondas Q associadas.
- Quinto: a negativação da onda T não é considerada critério de positividade para isquemia no teste ergométrico. Apenas as alterações do segmento ST o são.

> **DICA**
>
> A onda T invertida no paciente com coronariopatia costuma ser simétrica (fase descendente com duração similar à da fase ascendente) (Figura 15.14). Já em outras etiologias (sobrecarga de ventrículo esquerdo, BRE etc.), a onda T costuma ser assimétrica (fase descendente mais lenta do que a fase ascendente) (Figura 15.15).

> **Resumo**
>
> Ondas T negativas, principalmente se simétricas e presentes em duas ou mais derivações contíguas, devem sempre levantar a possibilidade de coronariopatia. Na SCA, a presença de ondas T invertidas, quando não acompanhadas de infra de ST, geralmente indica alterações pós-isquêmicas e não isquemia aguda ativa. Assim sendo, o paciente comumente está sem dor torácica no momento do registro eletrocardiográfico (Figura 15.16).

- Quanto maior a extensão da isquemia prévia que levou à formação da onda T invertida, maior sua amplitude. Assim, a onda T costuma ser maior após SCA com supra de ST do que na evolução de SCA sem supra de ST.
- Já a duração da inversão da onda T tem correlação com a reversibilidade do dano isquêmico ao miocárdio. Assim, ondas T invertidas que ocorrem após um vasospasmo coronariano podem se reverter após horas/dias, enquanto ondas T invertidas que sucedem um IAM com formação de ondas Q podem permanecer indefinidamente.

> **DICA**
>
> Paciente que apresentava onda T invertida e que durante episódio de síndrome coronariana aguda apresenta uma "pseudonormalização" desta onda (ou seja, a T passa a ficar positiva subitamente), pensar em isquemia aguda. Isto seria o equivalente a uma onda T apiculada que, como já falado previamente, costuma anteceder o surgimento do supra de ST, em casos agudos.

Alterações da Onda T 261

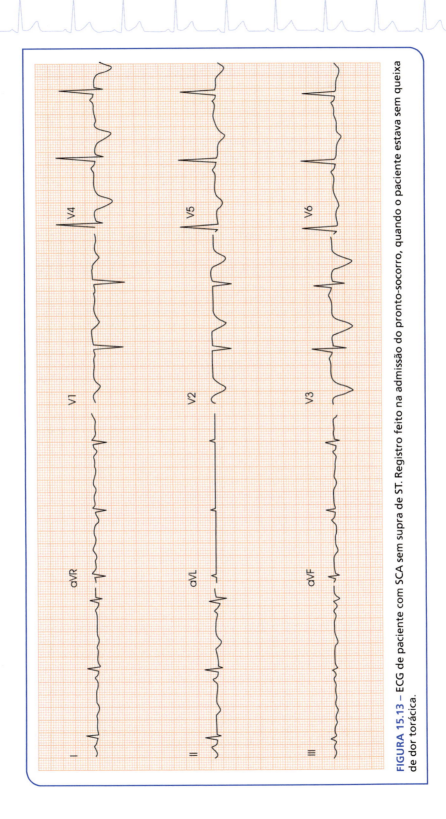

FIGURA 15.13 – ECG de paciente com SCA sem supra de ST. Registro feito na admissão do pronto-socorro, quando o paciente estava sem queixa de dor torácica.

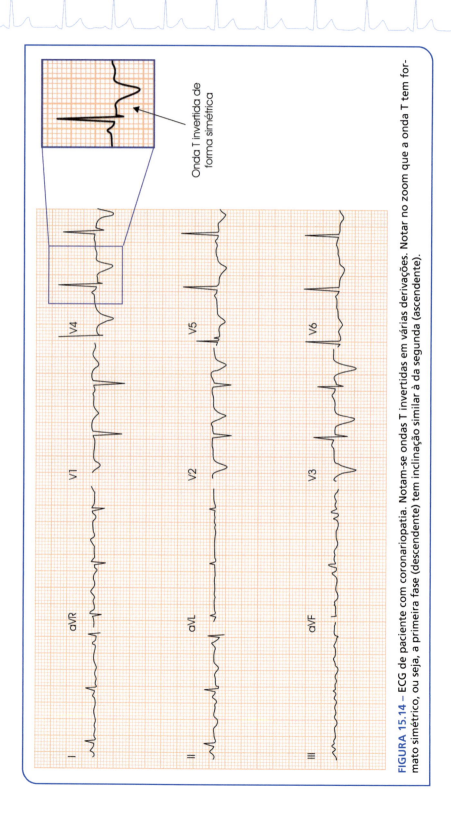

FIGURA 15.14 – ECG de paciente com coronariopatia. Notam-se ondas T invertidas em várias derivações. Notar no zoom que a onda T tem formato simétrico, ou seja, a primeira fase (descendente) tem inclinação similar à da segunda (ascendente).

Alterações da Onda T 263

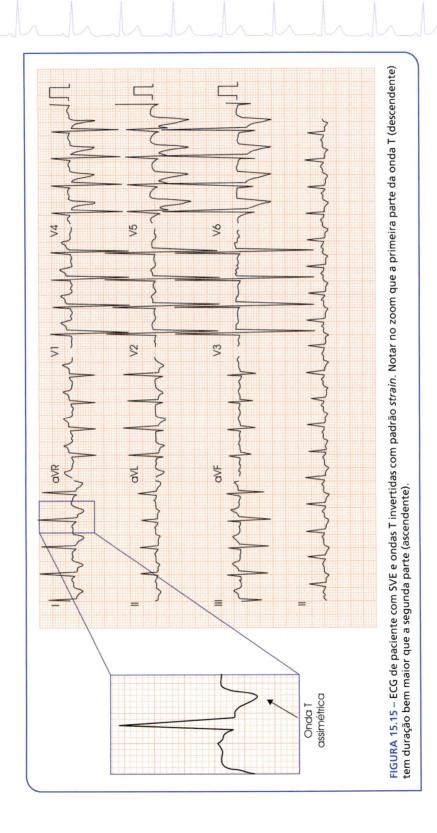

FIGURA 15.15 – ECG de paciente com SVE e ondas T invertidas com padrão *strain*. Notar no zoom que a primeira parte da onda T (descendente) tem duração bem maior que a segunda parte (ascendente).

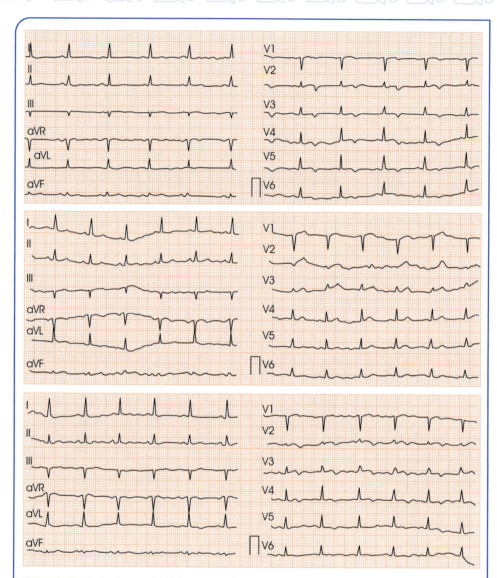

FIGURA 15.16 – Paciente admitida com quadro de síndrome coronariana aguda. Na ocasião do primeiro ECG, apresentava-se sem dor torácica. Após horas da admissão, voltou a sentir dor torácica de forte intensidade. Foi então registrado o segundo ECG, o qual mostra uma pseudonormalização das ondas T em parede anterior. Após a introdução de nitroglicerina endovenosa, houve controle da angina. Após paciente ficar assintomática, foi feito o terceiro ECG que mostra novamente presença de ondas T invertidas em parede anterior. Tal evolução de ECG ratifica o fato de ondas T invertidas e simétricas no ECG, com frequência, indicarem coronariopatia, mas que, geralmente, não estão associadas à isquemia ativa. Quando esta ocorre, muitas vezes observa-se o que ocorreu no exemplo acima: as ondas T que antes eram invertidas tornam-se positivas. Caso o examinador não tenha acesso ao primeiro ECG, a tendência é que considere o segundo ECG como pouco alterado em relação às ondas T.

Alterações da Onda T 265

O que é a síndrome de Wellens?

Em 1982, De Zwaan e Wellens publicaram um artigo em que avaliaram 145 pacientes admitidos na emergência com suspeita de infarto do miocárdio. Destes, 26 pacientes (18%) apresentavam, na admissão ou nas primeiras 24 horas da internação, um padrão eletrocardiográfico típico: em V2 e V3 presença de ponto J (junção do QRS com o segmento ST) normal ou discretamente elevado (até 1 mm) associado a um segmento ST côncavo ou isoelétrico e uma onda T invertida com aspecto simétrico. Os 3 ECG mostrados no artigo original apresentam o chamado aspecto *plus-minus* da onda T, ou seja, uma onda T com uma porção inicial positiva seguida de uma porção final negativa (Figura 15.17). Exemplo nas Figuras 15.18 e 15.19 e suas explicações. E o que ocorreu com os pacientes que apresentavam este padrão no ECG? Resumindo:

▶ 13 pacientes foram submetidos a cateterismo cardíaco. Destes, 1 apresentava coronárias normais e os outros 12, lesões ≥ 90% em artéria descendente anterior.

▶ Destes 12 pacientes com lesões detectadas, 10 foram submetidos a cirurgia de revascularização miocárdica durante a internação.

▶ Dos 16 pacientes que não foram operados, 12 (75%) evoluíram com infarto anterior extenso no período de semanas após a admissão.

Interessante que, dos 26 pacientes avaliados, metade apresentava o padrão descrito já no primeiro ECG, enquanto a outra metade mostrou as alterações ao longo das primeiras 24 horas de internação, corroborando assim a importância de realizar ECG seriados em pacientes com síndrome coronariana aguda.

A onda T precisa, obrigatoriamente, ser bifásica nestes casos? Não! Ela pode ser negativa apenas, tendo o mesmo significado clínico. No exemplo da Figura 15.16, observa-se onda T bifásica negativa em V2 e negativa pura de V3 a V6, DI e parede inferior.

◊ Resumo: onda T negativa, profunda (≥ 5 mm) e simétrica de V2 a V4 em paciente com dor torácica aguda é sinal bastante específico para a presença de lesão grave em artéria descendente anterior e para má evolução clínica, caso o paciente não seja submetido à revascularização da lesão. Este critério eletrocardiográfico não é citado pela maioria das diretrizes de síndrome coronariana aguda, mas precisa ser conhecido pelo médico que trata de pacientes com dor torácica aguda, sendo considerado indicação de cateterismo precoce pela maioria dos especialistas.

DISTÚRBIOS ELETROLÍTICOS

- Na presença de distúrbios eletrolíticos, podem surgir alterações evidentes de onda T. A mais clássica é a presença de ondas T apiculadas, simétricas e de base estreita em pacientes com hipercalemia (Figura 15.20). Geralmente, é o primeiro achado encontrado no ECG e vem seguido de achatamento de onda P, alargamento de PR, alargamento de QRS, desaparecimento da onda P, ritmo sinusoidal e fibrilação ventricular, sendo estes achados relacionados ao aumento progressivo do valor do potássio sérico.

DICA – O que fazer frente a um paciente com alterações eletrocardiográficas de hipercalemia?

Na presença de hipercalemia com alterações eletrocardiográficas típicas (exemplo: onda T apiculada), deve ser administrado gluconato de cálcio com a função de estabilizar a membrana miocárdica, reduzindo o risco de arritmias malignas e morte súbita. Após sua administração, o ECG deve ser repetido, geralmente com reversão ou atenuação significativa da alteração. O cálcio é mediador de inúmeras reações enzimáticas e é essencial para o processo de transmissão de impulsos nervosos e contração de musculatura cardíaca. Em pacientes com hipercalemia, o objetivo de seu uso é prevenir arritmias cardíacas e degeneração para parada cardíaca. Cabe ressaltar que o gluconato de cálcio não reduz o nível sérico de potássio.

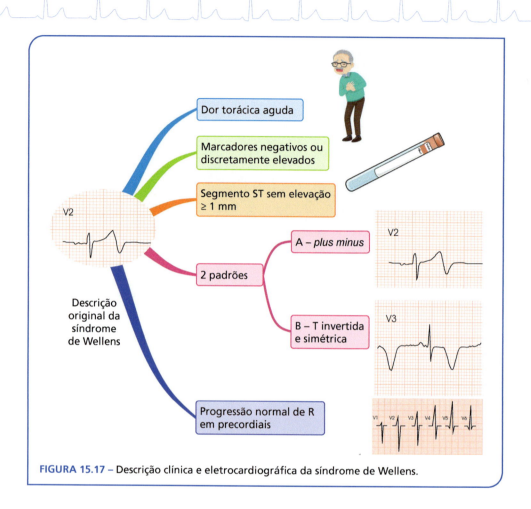

FIGURA 15.17 – Descrição clínica e eletrocardiográfica da síndrome de Wellens.

Alterações da Onda T 267

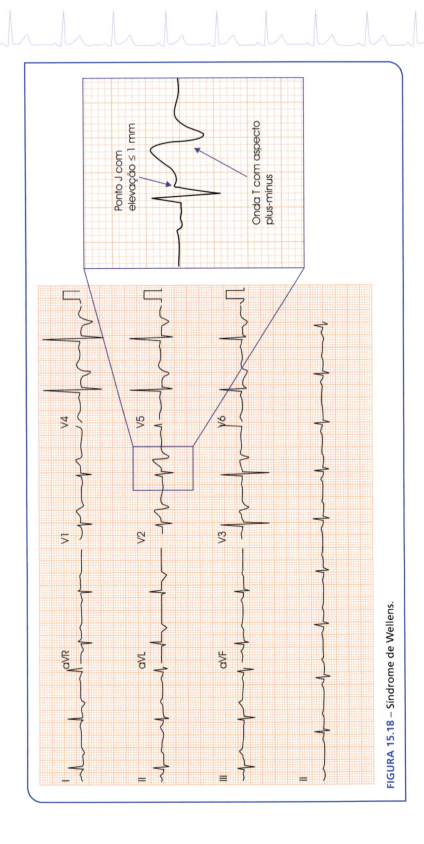

FIGURA 15.18 – Síndrome de Wellens.

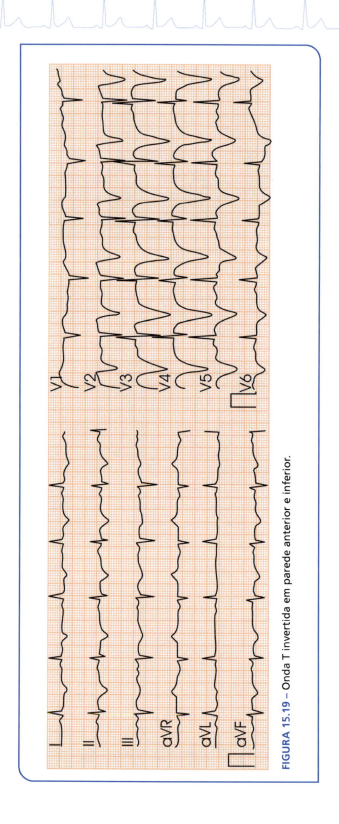

FIGURA 15.19 – Onda T invertida em parede anterior e inferior.

Alterações da Onda T 269

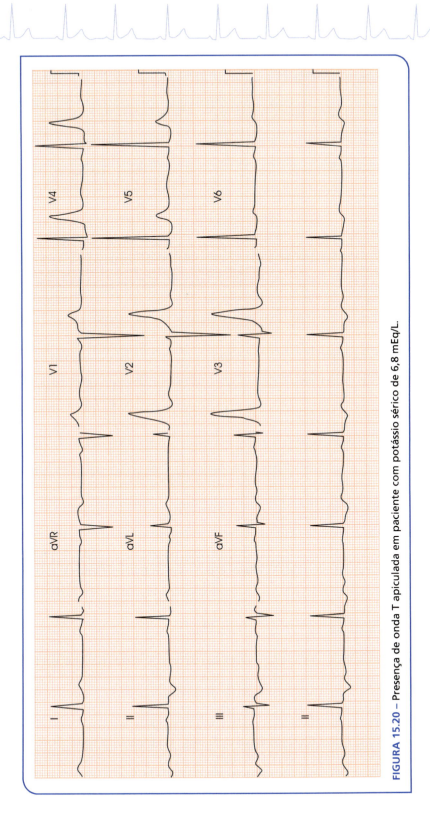

FIGURA 15.20 – Presença de onda T apiculada em paciente com potássio sérico de 6,8 mEq/L.

- Os principais pontos de diferenciação entre a onda T apiculada isquêmica e a causada por hipercalemia estão na Tabela 15.1.

Tabela 15.1 – Onda T	
Isquêmica	Hipercalemia
Simétrica	Simétrica
Elevada	Pontiaguda
Fase inicial do quadro	Base estreita (tenda)
Presente na parede acometida	Pode apresentar-se de maneira difusa

DICA – Principais causas de onda T apiculada e como diferenciá-las

Há várias situações que podem gerar ondas T apiculadas no ECG. As principais são: isquemia hiperaguda, hipercalemia e padrão variante do normal (frequentemente observado em homens jovens). A Figura 15.21 mostra dicas práticas de como diferenciar estas três situações.

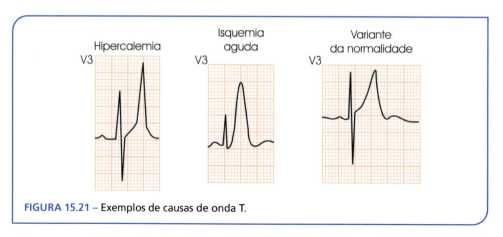

FIGURA 15.21 – Exemplos de causas de onda T.

- Em presença de hipocalemia ou hipomagnesemia, podem surgir ondas T profundas e de duração prolongada (intervalo QT longo) e, por vezes, seguidas de onda U (Figura 15.22).

ONDA T CEREBRAL

- Uma outra situação que pode levar a alterações da onda T é lesão cerebral aguda, que pode causar disfunção autonômica intensa. As "ondas T cerebrais" são ondas T gigantes, negativas e difusas, em geral acompanhadas de desnivelamento de ST e aumento do intervalo QT. São chamadas de ondas T negativas gigantes quando ultrapassam 10 mm de amplitude. Na Figura 15.23 podemos ver um exemplo de uma paciente internada com um quadro de acidente vascular cerebral hemorrágico extenso. O principal diferencial deste achado é a cardiomiopatia hipertrófica apical (Yamaguchi) e a presença de feocromocitoma, sendo na maioria das vezes difícil sua diferenciação somente pelo ECG.

Outro exemplo de ondas T cerebrais é apresentado na Figura 15.24.

Alterações da Onda T 271

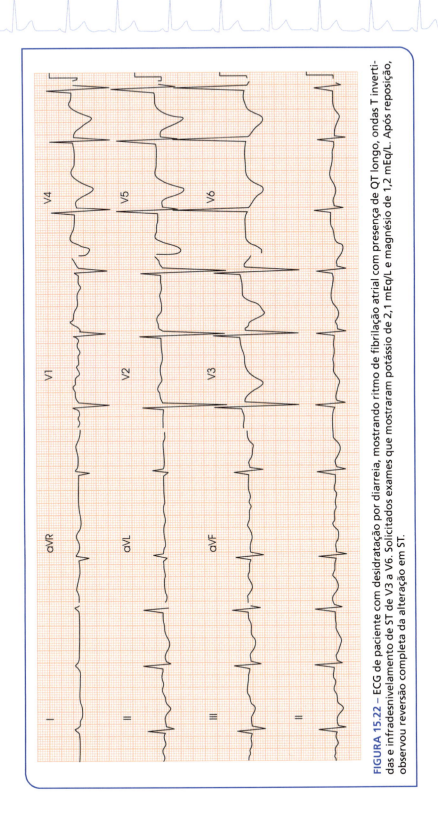

FIGURA 15.22 – ECG de paciente com desidratação por diarreia, mostrando ritmo de fibrilação atrial com presença de QT longo, ondas T invertidas e infradesnivelamento de ST de V3 a V6. Solicitados exames que mostraram potássio de 2,1 mEq/L e magnésio de 1,2 mEq/L. Após reposição, observou reversão completa da alteração em ST.

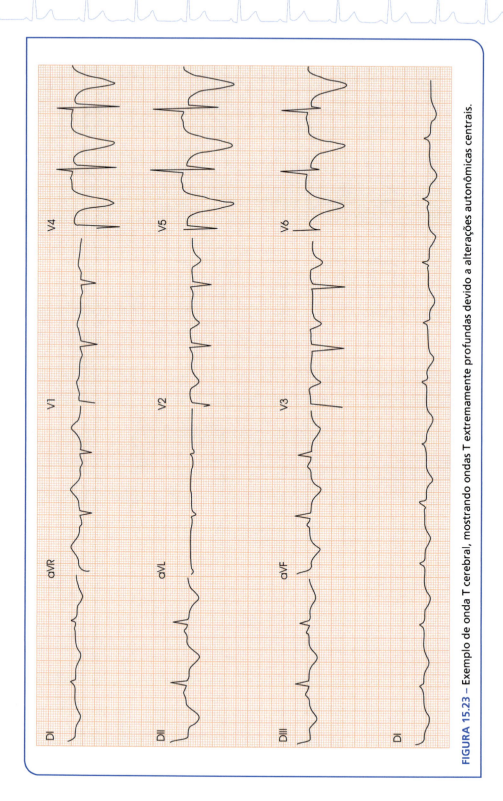

FIGURA 15.23 – Exemplo de onda T cerebral, mostrando ondas T extremamente profundas devido a alterações autonômicas centrais.

Alterações da Onda T

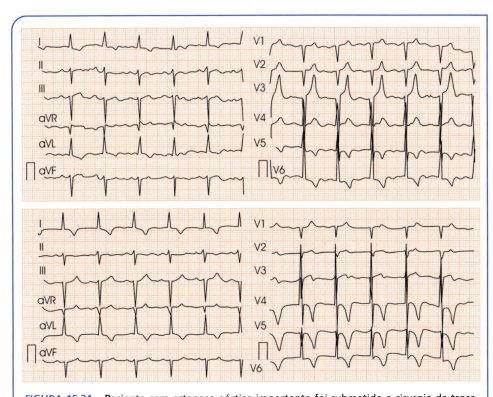

FIGURA 15.24 – Paciente com estenose aórtica importante foi submetido a cirurgia de troca valvar aórtica e, devido à grande calcificação de aorta ascendente, evoluiu com AVC embólico extenso no pós-operatório. No primeiro ECG, realizado antes da cirurgia, nota-se presença de onda T invertida e assimétrica em V5, V6, DI e aVL, padrão bastante típico de *strain*. Já no segundo ECG, feito no pós-operatório, observa-se que a onda T, que antes era assimétrica, torna-se simétrica e mais profunda em V5 e V6, além de acometer também V4.

Principais causas de onda T negativa gigante (> 10 mm)
- Isquemia
- AVCH
- Miocardiopatia hipertrófica forma apical (Yamaguchi)
- Feocromocitoma

SOBRECARGA DE VENTRÍCULO ESQUERDO

- A sobrecarga de ventrículo esquerdo também pode se apresentar com inversão de onda T, com padrão *strain*, conforme demonstrado na Figura 15.25, sendo geralmente restrito às derivações de parede lateral (aVL, DI, V5 e V6). Além disso, a onda T apresenta-se assimétrica nesses casos, diferente da isquemia. Com o tratamento adequado da hipertensão, a longo prazo tais alterações eletrocardiográficas podem desaparecer.

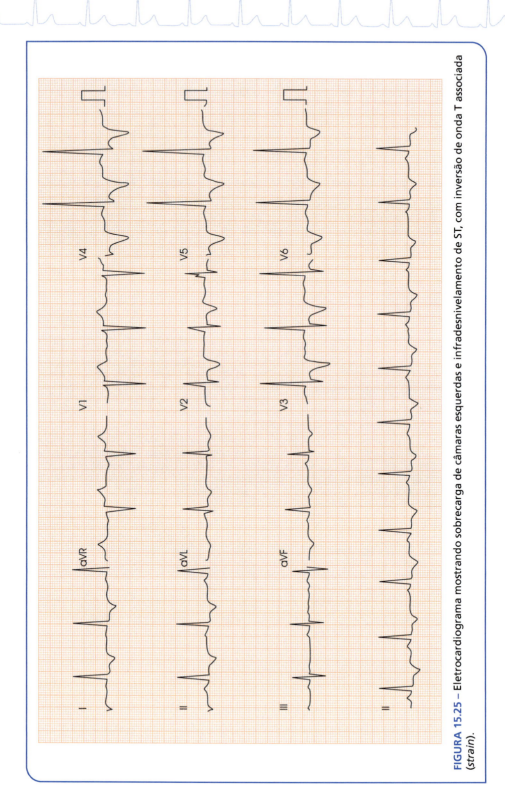

FIGURA 15.25 – Eletrocardiograma mostrando sobrecarga de câmaras esquerdas e infradesnivelamento de ST, com inversão de onda T associada (*strain*).

ALTERAÇÕES ASSOCIADAS AO USO DE MEDICAMENTOS

- Sabidamente, alguns medicamentos normalmente utilizados na prática clínica podem induzir mudanças na morfologia da onda T. A mais comum relaciona-se ao intervalo QT longo, podendo levar à ocorrência de arritmias ventriculares complexas e polimórficas (*torsade de pointes*), principalmente em paciente com QT longo congênito. Dentre os medicamentos capazes de levar a tal alteração, destacam-se aqueles descritos na Tabela 15.2.

Tabela 15.2 – Exemplos de medicações que podem causar alterações na onda T	
Amiodarona	Amitriptilina
Sotalol	Macrolídeos
Diuréticos espoliadores de potássio	Sulfametoxazol-trimetoprima
Anti-histamínicos	Quinolonas
Haloperidol	Cloroquina

OUTRAS SITUAÇÕES ASSOCIADAS A ALTERAÇÕES DE ONDA T

- Existem outras situações, ainda não citadas anteriormente, que também causam alterações secundárias na onda T, como onda T juvenil, pré-excitação ventricular (Figura 15.26), bloqueio de ramo direito (Figura 15.27), bloqueio de ramo esquerdo (Figura 15.28), sobrecarga de câmaras direitas (Figura 15.29) e vagotonia (Figura 15.30). Tais situações são exemplificadas a seguir.
- A onda T também pode apresentar-se de forma achatada e de pequena magnitude (< 2 mm); neste caso, falamos em alterações inespecíficas da repolarização ventricular.

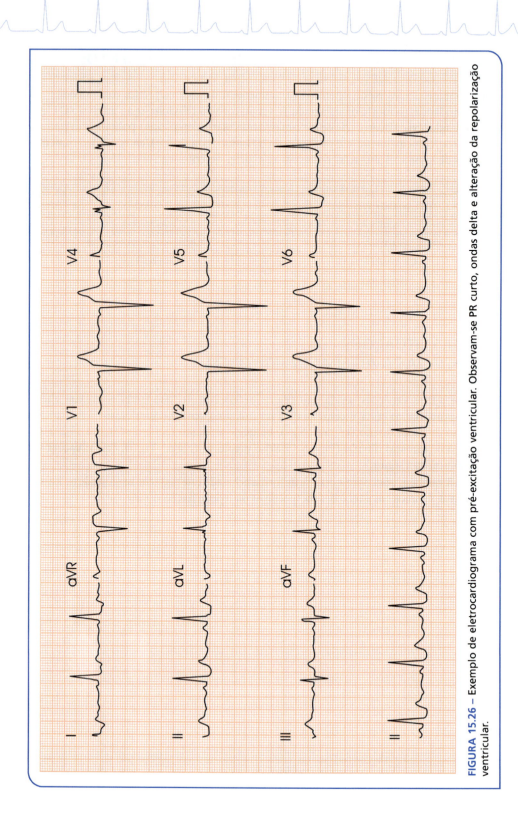

FIGURA 15.26 – Exemplo de eletrocardiograma com pré-excitação ventricular. Observam-se PR curto, ondas delta e alteração da repolarização ventricular.

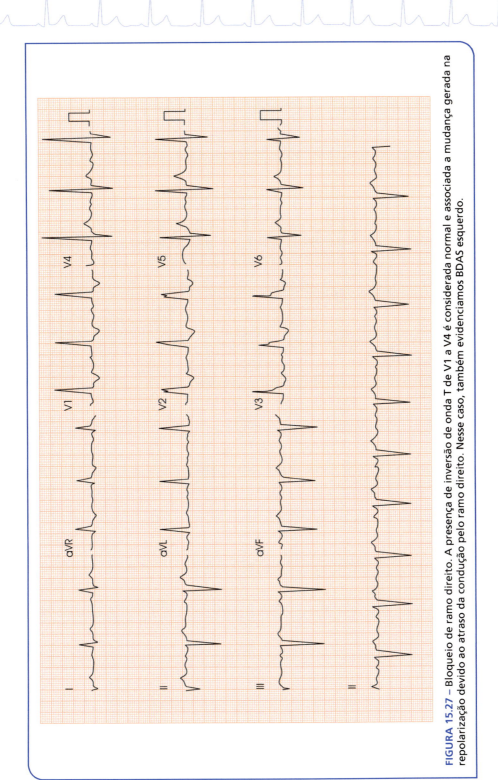

FIGURA 15.27 – Bloqueio de ramo direito. A presença de inversão de onda T de V1 a V4 é considerada normal e associada a mudança gerada na repolarização devido ao atraso da condução pelo ramo direito. Nesse caso, também evidenciamos BDAS esquerdo.

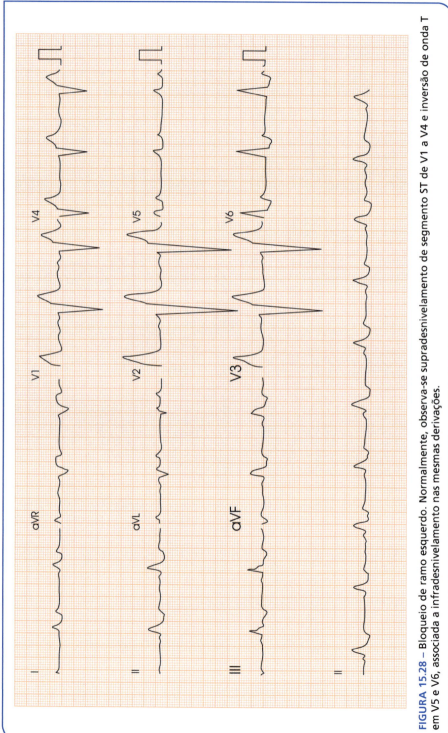

FIGURA 15.28 – Bloqueio de ramo esquerdo. Normalmente, observa-se supradesnivelamento de segmento ST de V1 a V4 e inversão de onda T em V5 e V6, associada a infradesnivelamento nas mesmas derivações.

Alterações da Onda T 279

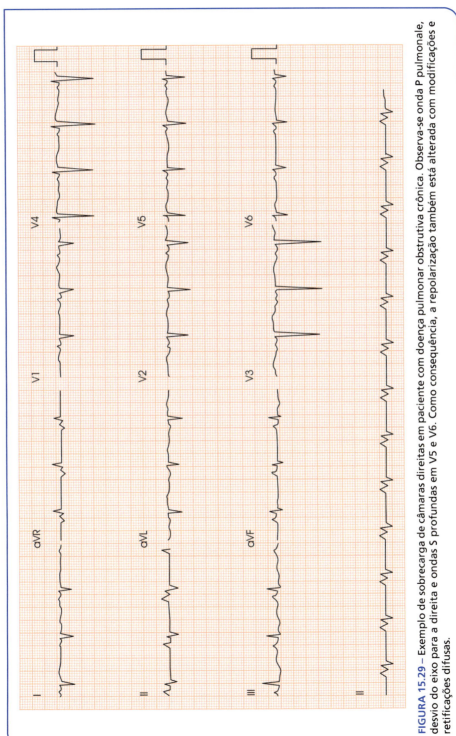

FIGURA 15.29 – Exemplo de sobrecarga de câmaras direitas em paciente com doença pulmonar obstrutiva crônica. Observa-se onda P pulmonale, desvio do eixo para a direita e ondas S profundas em V5 e V6. Como consequência, a repolarização também está alterada com modificações e retificações difusas.

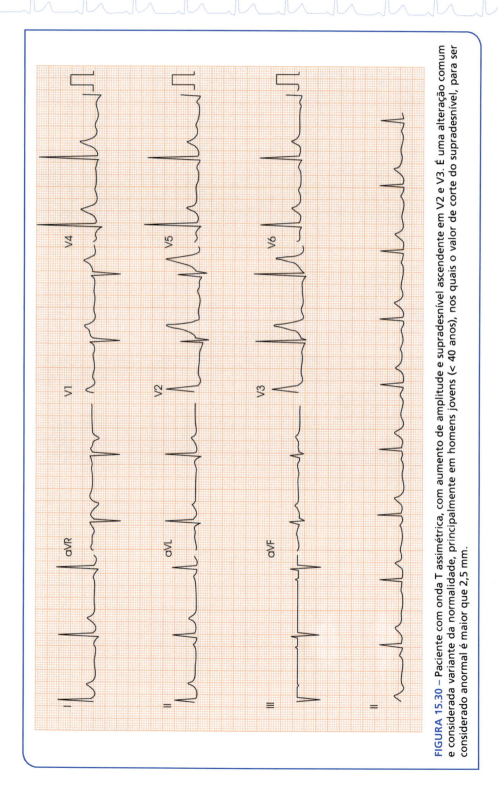

FIGURA 15.30 – Paciente com onda T assimétrica, com aumento de amplitude e supradesnível ascendente em V2 e V3. É uma alteração comum e considerada variante da normalidade, principalmente em homens jovens (< 40 anos), nos quais o valor de corte do supradesnível, para ser considerado anormal é maior que 2,5 mm.

LEITURAS SUGERIDAS

- Appel-da-Silva CM, Zago G, Pereira A, Walter A, Pin O, Pereira OS. Síndrome de Wellens. Arquivos Brasileiros de Cardiologia. 2010;94(4):e116-e119.
- de Zwaan CBF, Wellens HJ. Characteristic electrocardiographic pattern indicating a critical stenosis high in left anterior descending coronary artery in patients admitted because of impending myocardial infarction. American Heart Journal. 1982;103:730-736.
- Figuinha FCR, Mendes LTM. Eletrocardiograma. In: Santos ECL, Figuinha FCR, Lima AGS, Henares BB, Mastrocola F, editors. Manual de cardiologia cardiopapers. 1st ed. São Paulo: Ed. Atheneu; 2013. p. 267-276.
- Grindler J, Silveira MAP, Oliveira CAR, Friedmann AA. Artefatos técnicos. In: Friedmann AA, Grindler J, Oliveira CAR, editors. Diagnóstico diferencial no eletrocardiograma. 1st ed. São Paulo: Ed. Manole; 2007. p. 187-194.
- Grindler J. Fundamentos técnicos do ECG. In: Friedmann AA, Grindler J, editors. Eletrocardiologia básica. 1st ed. São Paulo: Ed. Sarvier; 2000. p. 99-104.
- Kaiser E. Diagnóstico diferencial das alterações do segmento ST e onda T. In: Pastores CA, Grupi CJ, Moffa PJ, editors. Eletrocardiologia atual. 2nd ed. São Paulo: Ed. Atheneu; 2008. p. 49-66.
- Moura E, Saad R. Situações miscelâneas na sala de emergência. In: Gonzalez MMC, Geovanini GR, Timerman S, editors. Eletrocardiograma na sala de emergência. 2nd ed. São Paulo: Ed. Manole; 2014. p. 236-264.
- Samesima N, God EG, Kruse JCL, Leal MG, Pinho C, França FFAC, Pimenta J, et al. Diretriz da Sociedade Brasileira de Cardiologia sobre a Análise e Emissão de Laudos Eletrocardiográficos – 2022. Arquivos Brasileiros de Cardiologia. 2022;119(4):638-80.
- Savonitto S, Ardissino D, Granger CB, Morando G, Prando MD, Mafrici A, Cavallini C, Melandri G, Thompson TD, Vahanian A, Ohman EM, Califf RM, Van de Werf F, Topol EJ. Prognostic value of the admission electrocardiogram in acute coronary syndromes. JAMA. 1999;281(8):707.
- Wagner GS, Macfarlane P, Wellens H, Josephson M, Gorgels A, Mirvis DM, Gettes LS. AHA/ACCF/HRS recommendations for the standardization and interpretation of the electrocardiogram: part VI: acute ischemia/infarction: a scientific statement from the American Heart Association Electrocardiography and Arrhythmias Committee, Council on Clinical Cardiology; the American College of Cardiology Foundation; and the Heart Rhythm Society. Endorsed by the International Society for Computerized Electrocardiology. J Am Coll Cardiol. 2009 Mar 17;53(11):1003-11. DOI: 10.1016/j.jacc.2008.12.014.

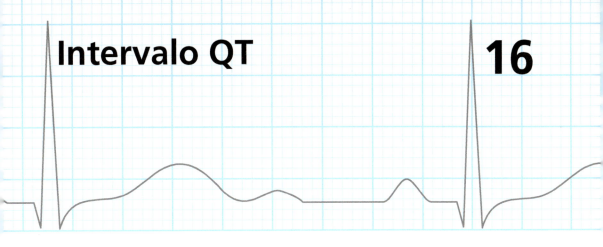

Intervalo QT   16

Ivson Cartaxo Braga

- O intervalo QT mede o tempo entre o início do complexo QRS até o final da onda T, correspondendo ao período de despolarização e repolarização ventricular (duração total da atividade elétrica ventricular).

> **DICA – Onde medir o intervalo QT?**
>
> Recomenda-se a medida nas derivações com maior QT ou onde as ondas T são maiores e mais nítidas, usualmente em V2-V3. Em geral, o QT é maior, essa derivação costuma não ser utilizada por ter ondas T de pequena amplitude e limites maldefinidos. Deve-se ter cuidado para não incorporar a onda U na medida. Isso pode superestimar a mensuração do QT. Nesses casos, medir o QT em derivações onde não haja onda U, frequentemente aVR e aVL.

- Recomenda-se, ainda, a média de pelo menos três ciclos cardíacos. No caso de fibrilação atrial, é necessária a medida da média de dez ciclos cardíacos e, mesmo assim, a avaliação fica comprometida.
- Várias condições influenciam a medida do intervalo QT, como frequência cardíaca, sexo, idade, uso de medicações, sono. A frequência cardíaca altera o QT, alargando-o nas bradicardias e estreitando-o nas taquicardias, ou seja, a medida do intervalo QT é frequência-dependente.
- Existem fórmulas que corrigem o intervalo QT (QTc) pela frequência cardíaca. A mais conhecida é a fórmula de Bazett, amplamente empregada na prática clínica devido à sua facilidade de utilização (envolve a divisão do QT medido em segundos pela raiz quadrada do intervalo RR em segundos). Porém, esta fórmula tem limitações por sofrer significante influência da frequência cardíaca (relação inversa à $\sqrt{RR}$), superestimando o intervalo QTc nas taquicardias e subestimando nas bradicardias. Cerca de 30% de ECG normais podem ter valores elevados do intervalo QT corrigido. A fórmula de Bazett

deverá ser empregada nos casos em que a frequência cardíaca estiver entre 60 e 90 bpm. No caso de frequência cardíaca fora desta faixa, o ideal é usar fórmulas lineares, como a de Framingham ou de Hodges.

- Veja exemplos no Quadro 16.1 e nas Figuras 16.1 a 16.4.

Quadro 16.1 – Fórmulas para cálculo do intervalo QT corrigido	
Fórmula de Bazett	QTc = QT medido/√RR
Fórmula de Frederica	QTc = QT medido/³√RR
Fórmula de Sagie (Framingham)	QTc = QT medido (s) + 0,154 (1 – RR)
Fórmula de Hodges	QTc = QT medido (ms) + 1,75 (HR – 60)

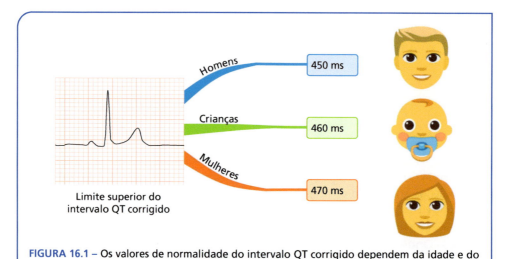

FIGURA 16.1 – Os valores de normalidade do intervalo QT corrigido dependem da idade e do sexo. Em crianças, o limite superior do QTc é 460 ms, em mulheres 470 ms e em homens 450 ms.

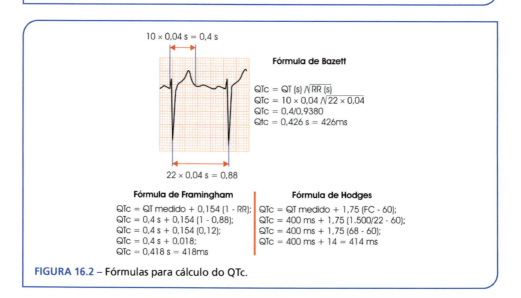

FIGURA 16.2 – Fórmulas para cálculo do QTc.

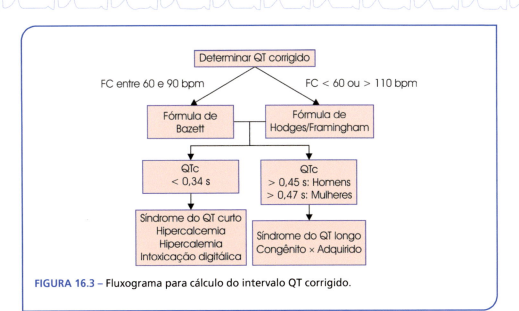

FIGURA 16.3 – Fluxograma para cálculo do intervalo QT corrigido.

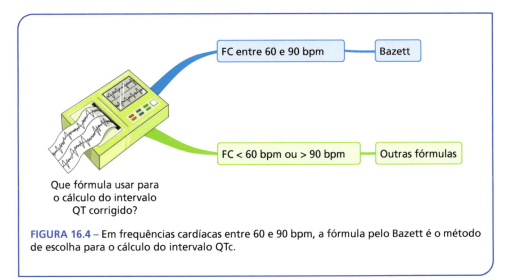

Que fórmula usar para o cálculo do intervalo QT corrigido?

FIGURA 16.4 – Em frequências cardíacas entre 60 e 90 bpm, a fórmula pelo Bazett é o método de escolha para o cálculo do intervalo QTc.

Quando se considera o QTc alterado?

- Valores de QTc > 450 ms em homens e QTc > 470 ms em mulheres são considerados elevados.
- Valores de QTc > 500 ms estão associados a maior risco de *torsades de pointes*.
- Valores de QTc < 340 ms são considerados anormalmente curtos.

DICAS

▶ Como transformar o valor do intervalo QT de segundos em milissegundos?

Deve-se contar a duração do intervalo em segundos e multiplicar por 1.000. Por exemplo, se o intervalo QT for de 10 quadrados pequenos e como cada quadrado corresponde a 0,04 s, temos 0,4 s (0,04 s x 10), então multiplicamos por 1.000 para obter o intervalo em milissegundos, ou seja, 400 ms.

▶ Como identificar o fim da onda T?

Uma forma prática é considerar o ponto de intersecção entre uma linha traçada seguindo a máxima inclinação final da onda T com a linha de base. Se a onda T tem dois desvios positivos, a deflexão mais alta deve ser escolhida. Se a onda T é bifásica, o fim da deflexão mais alta deve ser escolhido (Figura 16.5).

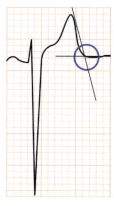

FIGURA 16.5 – Como identificar o final da onda T.

DICA – Como avaliar rapidamente se o QT está prolongado?

Uma forma rápida de triar e de suspeitar de alargamento do intervalo QT é traçar uma linha na metade entre dois complexos QRS. Se a onda T terminar após essa linha, o intervalo QT deve ser longo e seria importante realizar os cálculos para determinar o QT e o QT corrigido (Figuras 16.6 e 16.7).

Apesar de ser uma dica muita usada na prática clínica, alguns trabalhos mais recentes têm questionado o seu valor, mostrando que ela seria pouco precisa.

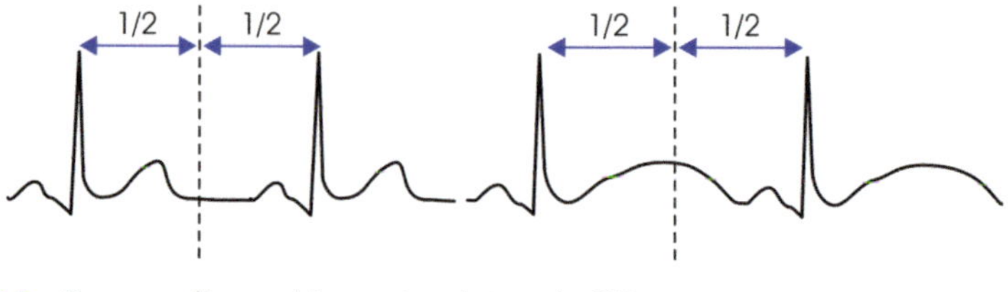

FIGURA 16.6 – Como avaliar rapidamente o intervalo QT.

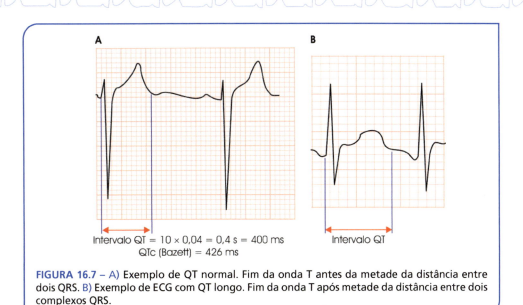

FIGURA 16.7 – A) Exemplo de QT normal. Fim da onda T antes da metade da distância entre dois QRS. B) Exemplo de ECG com QT longo. Fim da onda T após metade da distância entre dois complexos QRS.

- Quando há alargamento dos complexos QRS (bloqueios de ramos), o intervalo QT aumenta. O que se pode fazer nestes casos para avaliar a repolarização ventricular é medir o intervalo JT (vai do final do complexo QRS ao final da onda T), comparando-o com as medidas consideradas normais. Outra forma mais simples é aumentar em 30-50 ms o valor superior da normalidade.
- O cálculo do QTc apresenta dificuldades quando na presença de fibrilação atrial (FA). Na Figura 16.8 temos algumas dicas que ajudam no cálculo do QTc quando existe FA.

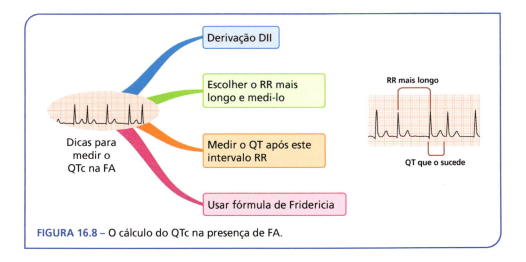

FIGURA 16.8 – O cálculo do QTc na presença de FA.

> **Fatores que dificultam a mensuração do intervalo QT**
> 1. Fibrilação atrial.
> 2. Síndrome de pré-excitação ventricular.
> 3. Ritmo de marcapasso.
> 4. Arritmia sinusal.
> 5. Distúrbios de condução e bloqueios de ramos.
> 6. Dificuldade de identificação do final de onda T pela presença de onda U ou presença de onda T bifásica.

SÍNDROME DO QT LONGO

- A síndrome do QT longo é uma desordem da condução elétrica do miocárdio (repolarização ventricular) que aumenta a vulnerabilidade para a formação de taquiarritmias ventriculares do tipo *torsades de pointes* e morte súbita.
- A principal implicação patológica do QT longo é sua facilitação para o desenvolvimento de pós-potenciais (despolarizações) precoces, que ocorrem no período vulnerável da repolarização ventricular (fase 3, período refratário relativo), possibilitando "fenômeno R sobre T", que funciona como gatilho para geração de mecanismos de reentrada e de taquiarritmias ventriculares, em especial a *torsades de pointes*. A manutenção do evento ocorre por atividade deflagrada, por reentrada resultante da dispersão da repolarização produzida pelos pós-potenciais precoces ou por automatismo anormal.
- Além do aumento do intervalo QT, alterações morfológicas na onda T podem estar presentes, como onda T bífida ou denteada. A presença de alternância de onda T é um marcador importante de eventos arrítmicos malignos.
- A *torsades de pointes* é uma forma de taquicardia ventricular polimórfica com frequência ventricular entre 200 e 250 batimentos por minuto, com variações frequentes no seu eixo, em que parecem "torcer" em torno da linha isoelétrica. Os episódios costumam ser de curta duração e terminar espontaneamente, mas em muitos casos eles são múltiplos e podem degenerar para fibrilação ventricular (Figura 16.9). Sequências de ciclo RR longo-curto precedem geralmente o início do *torsades* nas formas adquiridas. Extrassístoles relativamente tardias podem incidir durante o término da longa onda T e precipitar rajadas sucessivas de TV.
- A síndrome do QT longo pode ser congênita, quando decorrente de anormalidades nos canais iônicos de potássio ou sódio das células miocárdicas, ou adquirida, quando secundária ao uso de medicações, anormalidades elétricas ou distúrbios metabólicos.

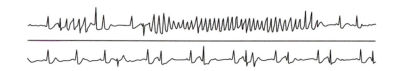

FIGURA 16.9 – *Torsades de pointes* – principal taquiarritmia associada à síndrome do QT longo.

- O princípio fisiopatológico decorre do prolongamento significativo do potencial de ação, associado a menor densidade de corrente de saída de potássio ou aumento da densidade da corrente de entrada de sódio ou cálcio.
- A síndrome do QT longo congênita é uma doença causada por mutações em genes que codificam canais iônicos de sódio, potássio ou cálcio, ou que codificam proteínas ligadas a esses íons. Têm variadas formas de apresentação, como a síndrome de Romano-Ward (autossômica dominante, transmitida de forma recessiva em paciente com audição normal) e a síndrome de Jervell-Lange-Nielsen (autossômica recessiva, associada a surdez neurossensorial).
- Anormalidades eletrolíticas (hipocalemia, hipocalcemia, hipomagnesemia) também estão associadas a aumento do intervalo QT. Entre outras causas: dieta proteica líquida, inanição, lesões no sistema nervoso, bradiarritmias significativas, hipotireoidismo, miopericardite (Figura 16.10). A hipocalemia causa aparente aumento do intervalo QTc devido à fusão da onda T com a U.

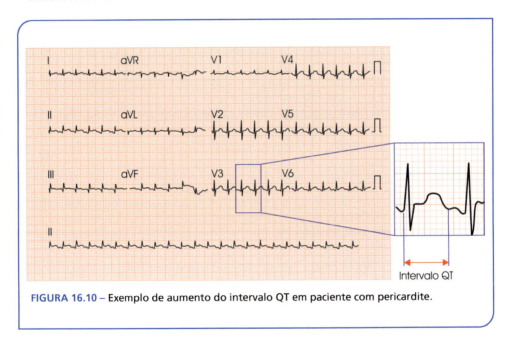

FIGURA 16.10 – Exemplo de aumento do intervalo QT em paciente com pericardite.

- As principais medicações que podem aumentar o intervalo QT são: antiarrítmicos (quinidina, procainamida, sotalol, amiodarona), antidepressivos, antipsicóticos, anti-histamínicos, antimicrobianos macrolídeos e fluorquinolonas, opiáceos e procinéticos. Além de associadas a ação das medicações nos canais iônicos, a variabilidade genética dos canais, situações metabólicas e autonômicas são importantes para o surgimento do QT longo e de arritmias ventriculares malignas (Figura 16.11).
- Na Figura 16.12 temos o mnemônico Cardiopapers para as principais medicações que aumentam intervalo QT.
- A isquemia miocárdica tende a prolongar o intervalo QT, sendo útil para distinguir ondas T hiperagudas da repolarização precoce que, no caso da Figura 16.13, em geral, são normais.

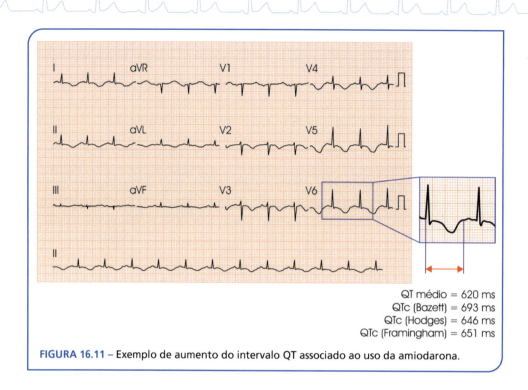

FIGURA 16.11 – Exemplo de aumento do intervalo QT associado ao uso da amiodarona.

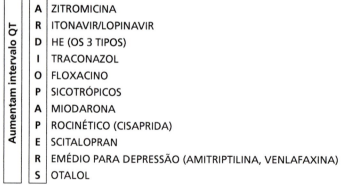

FIGURA 16.12 – Acrônimo Cardiopapers para as principais medicações que aumentam intervalo QT.

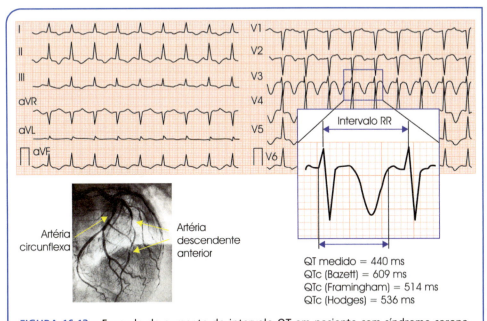

FIGURA 16.13 – Exemplo de aumento do intervalo QT em paciente com síndrome coronariana aguda. A imagem do cateterismo evidencia lesão estenótica severa segmentar em 1/3 proximal e médio da artéria descendente anterior. Nota-se ainda variação entre as medidas do QTc, com uma superestimação quando utilizada a Fórmula de Bazett (paciente taquicárdico – FC = 115 bpm).

SÍNDROME DO QT CURTO

Principais causas de redução do intervalo QT

1. Hipercalemia
2. Hipercalcemia
3. Intoxicação digitálica
4. Síndrome do QT curto congênito

- A síndrome do QT curto congênito é uma canalopatia de herança autossômica dominante, rara, associada a um intervalo QT curto (geralmente QTc < 330 ms), episódios de FA, síncope e morte súbita em pacientes sem doença estrutural cardíaca. Como apresentam períodos refratários curtos, estão suscetíveis a arritmias por reentrada (fibrilação atrial e ventricular). O ECG, além do intervalo QT curto, pode apresentar ondas T apiculadas nas precordiais, ondas U proeminentes e segmento ST ausente. O tratamento envolve o implante de CDI.
- Pacientes que fazem uso de digitais também podem apresentar encurtamento do intervalo QT, sem necessariamente estar com intoxicação digitálica.

Manual de Eletrocardiografia – Cardiopapers – 2ª Edição

Causas de síndrome do QT longo adquirido	
Distúrbios metabólicos	
Hipocalemia	Hipotireoidismo
Hipomagnesemia	Anorexia nervosa/inanição
Hipocalcemia	Dieta com proteínas líquidas
Bradiarritmias	
Doença do nó sinusal	BAV 2º e 3º graus
Antiarrítmicos	
Quinidina, procainamida	Amiodarona
Flecainida, propafenona	Sotalol
Antimicrobianos	
Macrolídeos: eritromicina, claritromicina, azitromicina	Fluorquinolona: gatifloxacina, levofloxacina, moxifloxacina, ofloxacina, ciprofloxacina
Alguns retrovirais: lopinavir, saquinavir, atazanavir	Pentamidina
Antifúngicos: cetoconazol, voriconazol, fluconazol, itraconazol	
Anti-histamínicos	
Terfenadina	Astemizol
Difenidramina	
Psicotrópicos/antidepressivos	
Antipsicóticos: haloperidol, clorpromazina, clozapina, olanzapina, tioridazina, sulpirida, ziprasidona, quetiapina, prometazina	Inibidores seletivos da recaptação de serotonina: fluoxetina, paroxetina, sertralina, citalopram, escitalopram
Trazodona	Antidepressivos tricíclicos (amitriptilina, clomipramina, imipramina, nortriptilina) ou tetracíclicos (mirtazapina)
Antineoplásicos	
Trióxido de arsênio, dabrafenibe, eribulina, nilotinibe, lapatinibe, sunitinibe, vandetanibe, vorinostat, cloreto de césio	
Medicamentos gastrointestinais	
Antieméticos: ondansetrona, droperidol, cisaprida, domperidona	
Outras drogas	
Opiáceos: metadona, oxicodona	Diuréticos: alterações eletrolíticas (hipocalemia/hipomagnesemia)
Diversos: formoterol, mifepristone, cocaína, papaverina, algumas ervas chinesas, hidrato de cloral, dexmedetomidina, terlipressina	
Outros fatores	
Isquemia miocárdica	Lesões agudas do SNC (hemorragia cerebral, infecção do SNC, processos expansivos)
Infecção por HIV	Hipotermia
Exposição a inseticidas organofosforados	Doenças do tecido conjuntivo com anticorpos anti-Ro/SSA

Fonte: Adaptado Torsades.org.

- Observe na Tabela 16.1 a escala de valores de QT.

Tabela 16.1 - Escala de Valores de QT				
QTc (ms)	Homens	Escala de QT	Homens	QTc (ms)
		QT muito longo Após exclusão de causas secundárias, considerar SQT longo mesmo em assintomáticos		
	470 ▶	QT longo possível	◀ 480	
		Deve-se considerar a presença de sintomas, história familiar de QT longo e/ou morte súbita e dados de exames complementares (holter, estudo eletrofisiológico, testes genéticos)		
	450 ▶		◀ 470	
		QT normal SQT longo e curto improváveis		
	350 ▶		◀ 360	
		QT curto possível Deve-se considerar a presença de sintomas, história familiar de QT curto e/ou morte súbita e dados de exames complementares (holter, estudo eletrofisiológico, testes genéticos)		
	330 ▶		◀ 340	
		QT muito curto Após exclusão de causas secundárias, considerar SQT curto mesmo em assintomáticos		

Fonte: Tabela de QT (Adaptada de Viskin, 2009).

LEITURAS SUGERIDAS

- Acquired long QT syndrome. UpToDate. Disponível em: <http://www.uptodate.com/contents/acquired-long-qt-syndrome?source=search_result&search=interval+qt&selectedTitle=4~150>. Acessado em março de 2023.
- Chiladakis J, Kalogeropoulos A, Arvanitis P, et al. Preferred QT correction formula for the assessment of drug-induced QT interval prolongation. J Cardiovasc Electrophysiol. 2010 Aug 1;21(8):905-13.
- QT interval. Life in the Fast Lane. Disponível em: http://lifeinthefastlane.com/ecg-library/basics/qt_interval/. Acessado em março de 2023.
- Roden DM. Drug Induced Prolongation of the QT Interval. N Engl J Med. 2004;350(10):1013-22.
- Torsades: Credible Meds' Torsades de Pointes (TDP) Risk Classifications. Disponível em: http://crediblemeds.org/healthcare-providers/drug-list/?rf=US. Acessado em março de 2023.

Roteiro para Interpretação do Eletrocardiograma

17

Fernando Côrtes Remísio Figuinha
Eduardo Cavalcanti Lapa Santos
Fabio Mastrocola

PASSOS PARA INTERPRETAÇÃO DO ELETROCARDIOGRAMA

- A interpretação do eletrocardiograma deve sempre seguir um roteiro, para que todos os detalhes sejam avaliados em todos os exames.
- Detalharemos, neste capítulo, uma sugestão de roteiro para interpretação desse exame. Seguiremos os seguintes passos:

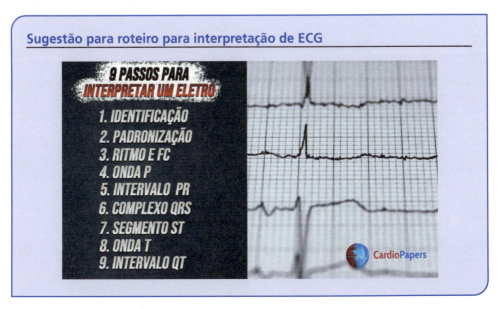

Sugestão para roteiro para interpretação de ECG

1º Passo – Identificação do paciente

▸ Identificar idade, sexo e biotipo do paciente. Essas características podem influenciar no que é considerado normal, como na determinação do eixo. Pacientes altos e magros (longilíneos) tendem a apresentar eixo do QRS orientado para baixo (verticalizado), enquanto pacientes baixos (brevilíneos) costumam ter orientação de QRS mais horizontalizada.

2º Passo – Padronização/qualidade técnica

▸ Analisar se o ECG em questão está com a padronização habitual, ou seja, com velocidade de 25 mm/s (1 mm = 40 ms) e com amplitude N (1 mm = 0,1 mV).

▸ Verificar qualidade técnica (exemplo: se a linha de base apresenta alguma interferência, checar se houve mau posicionamento de eletrodos etc.).

3º Passo – Ritmo/frequência cardíaca

▸ Avaliar se o ritmo é sinusal – se a morfologia e orientação da onda P são normais (entre 0º e +90º: onda P positiva em DI, DII e aVF); se há uma onda P para cada complexo QRS; e se as ondas P têm a mesma morfologia e mesmo intervalo PR.

▸ Avaliar a frequência cardíaca – dividir 1.500 pelo número de milímetros (contar número de quadrados pequenos) entre 2 complexos QRS (intervalo R-R); ou dividir 300 pelo número de quadrados grandes (de 5 mm) entre R-R. A faixa de normalidade da frequência cardíaca é entre 50 e 100 bpm.

4º passo – Onda P

▸ Avaliar a presença de sobrecarga atrial. Analisar a morfologia da onda P em DII e V1. A duração normal é de 80 a 110 ms, e amplitude até 2,5 mm em DII.

▸ Se onda P entalhada e bífida em DII, com duração ≥ 120 ms (ou 3 mm), com componente final negativo de V1 > 1 mm de amplitude e 40 ms de duração, pensar em sobrecarga de átrio esquerdo.

▸ Se onda P pontiaguda em DII, DIII e aVF (amplitude > 2,5 mm) com duração normal, e amplitude de P em V1 e V2 ≥ 1,5 mm, pensar em sobrecarga de átrio direito. Pode haver desvio do eixo P para a direita.

5º Passo – Intervalo PR

- Avaliar a duração do intervalo PR – valores normais entre 120 e 200 ms (entre 3 e 5 mm). Em crianças e em pacientes com frequência cardíaca elevada costuma ser mais curto.
- Se intervalo PR curto (< 120 ms), pensar em ritmo ectópico atrial, condução AV acelerada ou pré-excitação.
- Se intervalo PR longo (> 200 ms), pensar em atraso de condução atrioventricular (BAV de primeiro grau).

6º Passo – Complexo QRS

- Avaliar a orientação do QRS – normalmente, no plano frontal, encontra-se entre -30º e 90º (positivo em DI e DII). No plano horizontal, tem orientação para trás (negativo em V1).
- Avaliar a duração do QRS – duração de < 120 ms (< 3 mm). Um aumento na duração pode significar um atraso na condução intraventricular ou um bloqueio de ramo.
- A morfologia típica do Bloqueio do Ramo Esquerdo é: ondas R alargadas com entalhes ou empastamentos medioterminais em DI, aVL, V5 e V6 (em torre) e ondas S profundas em V1.
- Já o Bloqueio do Ramo Direito apresenta ondas S empastadas em DI, aVL, V5 e V6, e complexo QRS com morfologia rSR' ou rsR' em V1.
- Avaliação de sobrecargas ventriculares.

  ◊ Sobrecarga de ventrículo esquerdo:

  a. Critérios de Romhilt-Estes: SVE se 5 pontos (critérios para 3 pontos: aumento da amplitude da onda R ou S > 20 mm no plano frontal ou > 30 mm no horizontal; padrão strain na ausência de ação digitálica; índice de Morris/para 2 pontos: desvio do eixo elétrico do QRS além de -30º/1 ponto: aumento do tempo de ativação ventricular; aumento da duração do QRS em V5 e V6, strain sob ação do digital).

  b. Índice de Sokolow-Lyon: S de V1 + R de V5 ou V6 > 35 mm.

  c. Índice de Cornell: onda R de aVL + S de V3 > 28 mm em homens e 20 mm em mulheres.

  ◊ Sobrecarga de ventrículo direito: se eixo elétrico desviado à direita (> +110º); presença de onda R de alta voltagem em V1, V2 e S profunda em V5 ou V6; morfologia qR ou qRs em V1 ou V2; padrão strain em derivações precordiais direitas.

- Avaliar a presença de áreas inativas – presença de onda Q patológica em duas derivações contíguas de uma determinada parede. É considerada onda Q patológica se duração > 40 ms (> 1 mm). A redução importante da onda R em local onde ela deveria estar presente também pode significar área inativa.

Continua

Continuação

◊ Análise topográfica:

a. Parede anterosseptal: derivações V1, V2 e V3.

b. Parede anterior: derivações V1, V2, V3 e V4.

c. Parede anterior localizada: V3 e V4 ou V3, V4 e V5.

d. Parede anterolateral: derivações V4 a V5, V6, DI, aVL.

e. Parede anterior extensa: derivações V1 a V6, DI, aVL.

f. Parede lateral alta: derivações DI, aVL.

g. Parede lateral baixa: derivações V5 e V6.

h. Parede inferior: derivações DII, DIII e aVF.

i. Parede dorsal: derivações V7, V8.

j. Infarto de ventrículo direito: derivações precordiais direitas (V1, V3R, V4R).

7º Passo – Segmento ST

▶ Período normalmente isoelétrico, nivelado em relação à linha de base determinada pelo segmento PR.

▶ Avaliar a presença de supra ou infradesnivelamento do segmento ST.

▶ Infradesnivelamento de segmento ST pode ocorrer por isquemia miocárdica, por hipertrofia ventricular, distúrbios hidroeletrolíticos ou uso do digital.

▶ O supradesnivelamento de segmento ST pode ocorrer por infarto agudo do miocárdio, repolarização precoce, hipercalemia, bloqueio de ramo esquerdo, pericardite, síndrome de Brugada, entre outras causas.

8º Passo – Onda T

▶ Analisar a morfologia da onda T. Normalmente, é assimétrica (apresenta início mais lento e final mais rápido), positiva em quase todas as derivações, e com polaridade semelhante ao QRS. A amplitude equivale habitualmente a 10% a 30% do QRS.

▶ Avaliar a presença de onda U – última e menor deflexão do eletrocardiograma, aparecendo logo após a onda T e antes da onda P. Em geral, tem polaridade igual à onda T, e amplitude 5% a 25% desta.

9º Passo – Intervalo QT

▶ O intervalo QT é a medida do início do QRS ao término da onda T. Representa a duração total da atividade elétrica ventricular. Como esse intervalo é variável, de acordo com a frequência cardíaca, utiliza-se o intervalo QT corrigido (QTc) pela fórmula de Bazzet:

$$QTc = \frac{QT}{\sqrt[2]{RR}}$$

Considerados normais valores de QTc até 450 ms em homens e 470 ms em mulheres. Para crianças, 460 ms.

Uma opção à fórmula de Bazzet é a fórmula de Hodges:

$$QTc = QT \text{ medido} + 1,75 \times (FC\text{-}60) \quad \text{(valores em ms)}$$

Estudos mostram que o QTc calculado pela fórmula de Hodges apresenta menor variação relacionada à frequência cardíaca do que com as demais fórmulas, sendo então mais indicada, principalmente em casos de bradicardia ou taquicardia.

▶ Se intervalo QT longo, avaliar o uso de medicações que prolonguem esse intervalo, como amiodarona, antipsicóticos, antifúngicos; ou a presença de síndromes genéticas.

▶ Se intervalo QT curto, devemos pensar em hipercalcemia, hipercalemia, hipertermia ou intoxicação digitálica.

Exemplos

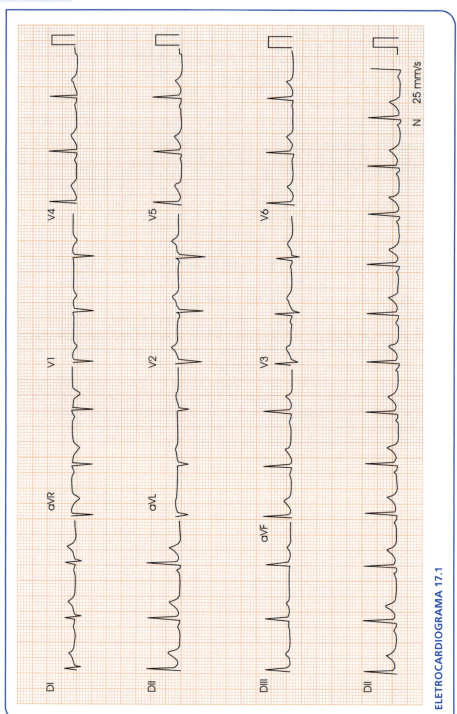

ELETROCARDIOGRAMA 17.1

Roteiro para Interpretação do Eletrocardiograma

Interpretação – Eletrocardiograma 17.1

- Identificação: paciente masculino de 50 anos, sem comorbidades
- Padronização: velocidade de 25 mm/s e com amplitude N
- Ritmo: sinusal (onda P a +60°, precede todo QRS, sempre com mesma morfologia)
- Frequência cardíaca: 83 bpm (1.500/18 – distância R-R de 18 mm)

Onda P

- Sobrecargas atriais: sem sinais de sobrecargas atriais
- Intervalo PR: normal (3,5 mm ou 140 ms)

Complexo QRS

- Orientação: normal (no plano frontal, entre +60° e +90°; no plano horizontal, para trás – negativo em V1)
- Duração: normal (2 mm ou 80 ms)
- Sobrecargas ventriculares: sem sinais de sobrecargas ventriculares
- Áreas inativas: sem área inativa
- Segmento ST: normal
- Morfologia da onda T: normal
- Intervalo QT: normal – 376 ms (corrigido pela fórmula de Bazett).

Conclusão:
- Ritmo sinusal, FC 83 bpm, dentro dos limites da normalidade

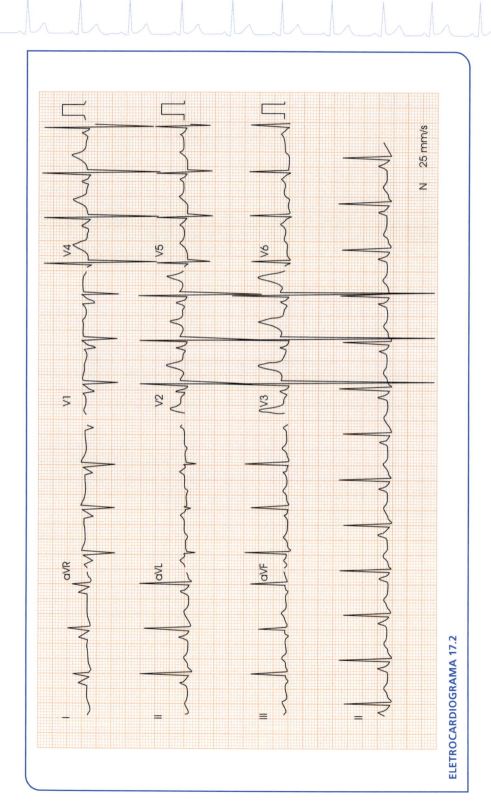

ELETROCARDIOGRAMA 17.2

Roteiro para Interpretação do Eletrocardiograma

Interpretação – Eletrocardiograma 17.2

▸ Identificação: paciente masculino de 41 anos, com antecedente de cardiomiopatia hipertrófica

▸ Padronização: velocidade de 25 mm/s e com amplitude N

▸ Ritmo: sinusal (onda P entre 0° e +30°, precede todo QRS, sempre com a mesma morfologia)

▸ Frequência cardíaca: 100 bpm (1.500/15 – distância R-R de 15 mm)

Onda P

▸ Sobrecargas atriais: sinais de sobrecarga atrial esquerda (duração da onda P de 120 ms, aumento da profundidade da fase negativa em V1 – índice de Morris) e de sobrecarga atrial direita com onda P apresentando mais que 2,5 mm de amplitude.

▸ Intervalo PR: normal (4 mm ou 160 ms)

Complexo QRS

▸ Orientação: normal (no plano frontal, entre +60° e +90°; no plano horizontal, para trás – negativo em V1)

▸ Duração: normal (2,5 mm ou 100 ms)

▸ Sobrecargas ventriculares: sinais de sobrecarga de ventrículo esquerdo (Romhilt-Estes: 7 pontos; R de avL + S V3 > 28 mm – Cornell). Aumento da amplitude de ondas R em V2 e V3 sugerindo hipertrofia septal

▸ Áreas inativas: sem área inativa

▸ Segmento ST: infradesnivelamento de segmento ST secundário a sobrecarga em derivações precordiais esquerdas (V5 e V6)

▸ Morfologia da onda T: onda T invertida em V6 e aVL

▸ Intervalo QT: intervalo QTc de 430 ms pela fórmula de Hodges

Conclusão:

▸ Ritmo sinusal, FC 100 bpm, sobrecarga biatrial, sobrecarga ventricular esquerda, alteração de repolarização em parede lateral.

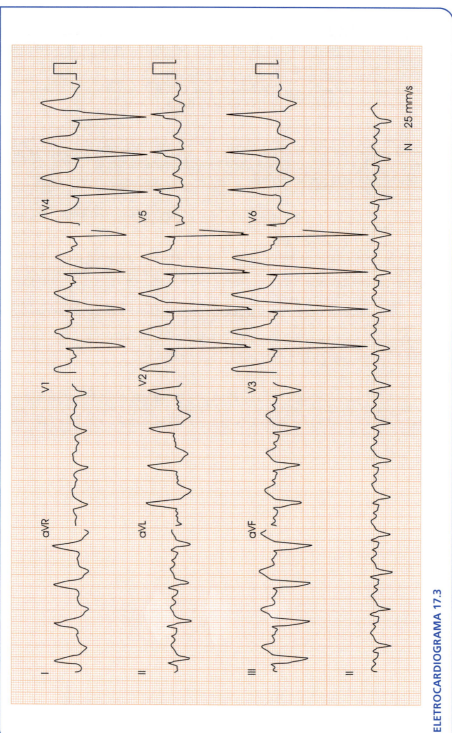

ELETROCARDIOGRAMA 17.3

Roteiro para Interpretação do Eletrocardiograma

Interpretação – Eletrocardiograma 17.3

► Identificação: paciente do sexo feminino, de 63 anos, com antecedente de hipertensão arterial sistêmica de longa data e insuficiência renal crônica

► Padronização: velocidade de 25 mm/s e com amplitude N

► Ritmo: sinusal (onda P próxima a 60°, precede todo QRS, sempre com a mesma morfologia)

► Frequência cardíaca: aproximadamente 100 bpm (3 quadrados grandes)

Onda P

► Sobrecargas atriais: sinais de sobrecarga atrial esquerda – onda P em V1 com duração e amplitude da fase negativa > 1 mm (Índice de Morris)

► Intervalo PR: normal, 180 ms

Complexo QRS

► Orientação: bloqueio divisional anterossuperior (BDAS) – desvio do eixo para a esquerda (no plano frontal, entre -30° e -60°; no plano horizontal, para trás – negativo em V1)

► Duração: bem aumentada – bloqueio de ramo esquerdo (4,5 mm ou 180 ms)

► Sobrecargas ventriculares: sinais de sobrecarga ventricular esquerda (Sokolow, S de V3 > 25 mm)

► Áreas inativas: sem área inativa

► Segmento ST: alterações de repolarização ventricular secundárias ao distúrbio de condução ventricular e à sobrecarga ventricular

► Morfologia da onda T: inversão da onda T em parede lateral

► Intervalo QT: avaliação limitada pela presença do BRE

Conclusão:

► Ritmo sinusal, FC 96 bpm, BRE, BDAS, sobrecarga de câmaras esquerdas.

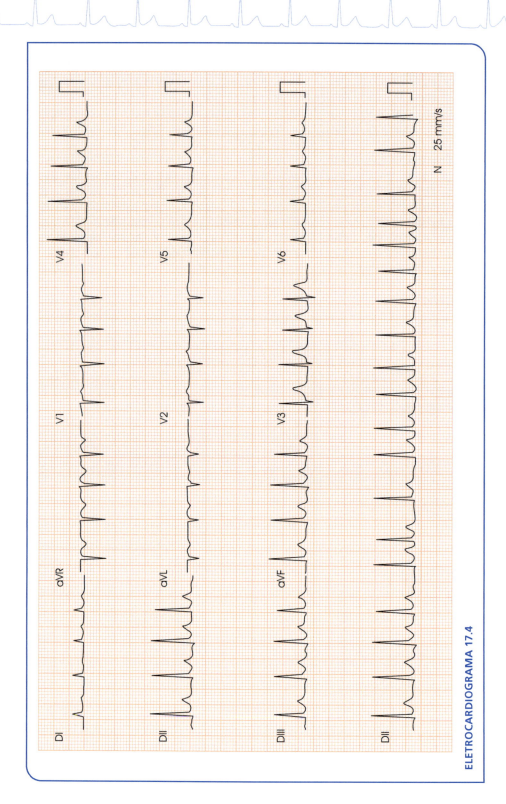

ELETROCARDIOGRAMA 17.4

Interpretação – Eletrocardiograma 17.4

- Identificação: paciente do sexo feminino, de 58 anos, com antecedente de hipertensão arterial sistêmica e palpitações
- Padronização: velocidade de 25 mm/s e com amplitude N
- Ritmo: fibrilação atrial (onda P não visível, intervalo R-R irregular)
- Frequência cardíaca: 114 bpm (D2 longo com 19 batimentos – multiplicando por 6 = 114)

Onda P

- Sobrecargas atriais: a fibrilação atrial é um sinal indireto de sobrecarga atrial, principalmente esquerda
- Intervalo PR: não se aplica

Complexo QRS

- Orientação: normal (no plano frontal, entre +60° e +90°; no plano horizontal, para trás – negativo em V1)
- Duração: normal (2 mm ou 80 ms)
- Sobrecargas ventriculares: sem sinais de sobrecargas ventriculares
- Áreas inativas: sem área inativa
- Segmento ST: sem alterações significativas
- Morfologia da onda T: normal
- Intervalo QT: normal – 340 ms (avaliação limitada pela presença da fibrilação atrial)

Conclusão:
- Ritmo de fibrilação atrial com alta resposta ventricular, FC 114 bpm.

LEITURAS SUGERIDAS

- Mann DL, Zipes DP, Libby P, Bonow RO. Braunwald's Heart Disease: A Textbook of Cardiovascular Medicine, 10th Edition. Philadelphia, PA: Elsevier Saunders; 2015.
- Friedmann AA, Grindler G. ECG: Eletrocardiologia básica. São Paulo: Sarvier; 2000.
- Libby P, Bonow RO. Electrocardiography. In: Mann DL, Zipes DP, Libby P, Bonow RO, eds. Braunwald's Heart Disease: A Textbook of Cardiovascular Medicine, 10th Edition. Philadelphia, PA: Elsevier Saunders; 2015:chap 12.
- Samesima N, God EG, Kruse JCL, Leal MG, Pinho C, França FFAC, Pimenta J, et al. Diretriz da Sociedade Brasileira de Cardiologia sobre a Análise e Emissão de Laudos Eletrocardiográficos – 2022. Arq. Bras. Cardiol. 2022;119(4):638-80.

Extrassístoles Ventriculares

18

Júlio Cesar Vieira de Sousa

INTRODUÇÃO

- As extrassístoles são as arritmias mais prevalentes na prática clínica. Na grande maioria dos casos tem caráter benigno, porém estas devem nos alertar para alguma condição clínica subjacente que predispõe ao seu desencadeamento, sendo, por vezes, de maior importância do que a própria arritmia.

CONCEITO

- As extrassístoles são batimentos cardíacos prematuros em relação ao ciclo basal do paciente. Frequentemente, o ritmo de base do paciente será o sinusal.

ETIOLOGIA

- Dividimos didaticamente as causas em cardíacas e não cardíacas. Por vezes, não é possível definir a etiologia das extrassístoles, denominando-as como de origem idiopática.

Quais as causas das extrassístoles?
Cardíacas
Hipertensão arterial sistêmica Miocardiopatias Pericardiopatias Cardiopatias congênitas Miocardites Doença cardíaca reumática
Não cardíacas
Transtornos de ansiedade e estresse emocional Tabagismo Síndrome da apneia obstrutiva do sono (SAOS) Gestação Pneumopatias Uso de drogas lícitas ou ilícitas (exemplo: álcool e cocaína) Medicamentos (exemplos: broncodilatadores, descongestionantes nasais) Hipertireoidismo Infecções sistêmicas Distúrbios metabólicos (exemplos: hipomagnesemia, hipocalemia) Intoxicação digitálica

(Adaptado – Dr. Dalmo Moreira, 1995)

> ## DICA
>
> Ao detectar a presença de extrassístoles sintomáticas, não esquecer de investigar e tratar os possíveis fatores desencadeantes (exemplo: tratamento adequado da hipertensão arterial; corrigir os distúrbios metabólicos; suspender medicamentos, orientar abandono do tabagismo, diagnosticar e tratar a apneia do sono) e não somente prescrever o antiarrítmico.

CLASSIFICAÇÃO

- Podemos classificar as extrassístoles, do ponto de vista didático, conforme esquema a seguir.

Classificação – Extrassístoles		
Localização	Supraventricular	Extrassístole atrial
		Extrassístole juncional
	Ventricular	
Frequência	Isoladas	
	Agrupadas	Pareadas
		Em salvas
Agrupadas em relação aos complexos do ritmo de base	Bigeminadas	
	Trigeminadas	
Quanto à morfologia (no caso das ventriculares)	Monomórfica	
	Polimórfica	

- Em determinados momentos, podem guardar uma sequência matemática lógica, intercalando-se com complexos basais em razões fixas. As variações, um normal para um complexo ectópico (bigeminismo), dois normais para um ectópico (trigeminismo), três para um (quadrigeminismo) e, assim, sucessivamente.

EXTRASSÍSTOLES SUPRAVENTRICULARES (ESV)

- A atividade ectópica prematura originada em qualquer região cardíaca antes da bifurcação do feixe de His é chamada de extrassístole supraventricular. As extrassístoles podem ser divididas em atriais (EA) ou juncionais (EJ). No caso das juncionais, a onda p pode ser visível antes do complexo QRS (intervalo PR será menor que 120 ms), depois do complexo QRS, ou pode não ser visualizada se ocorrer durante o complexo QRS.

> **Principais critérios eletrocardiográficos para identificação das extrassístoles supraventriculares**
> 1. Complexos QRS de morfologia, na maioria das vezes, semelhante ao ritmo sinusal basal.
> 2. Ondas P prematuras (P'), em relação ao ciclo cardíaco normal do exame.
> 3. Morfologia de P' ligeiramente diferente da onda P sinusal (raramente semelhante).
> 4. A onda P' pode estar ausente ou oculta na onda T precedente.
> 5. Pausas compensatórias incompletas (intervalo entre duas ondas P normais, que envolvem P', menor que 2× o intervalo entre as P normais, sem a extrassístole).

Observe os exemplos nas Figuras 18.1 a 18.5.

> **DICA – Como diferenciar extrassístoles atriais bloqueadas do bloqueio atrioventricular?**
> Quando as extrassístoles atriais encontram os ventrículos em período refratário, elas podem ser bloqueadas (ausência de QRS). O diagnóstico, muitas vezes, é feito pela modificação de uma onda T, seguida por pausa compensatória. A dica é que a onda P bloqueada será precoce em relação ao intervalo P-P do ritmo de base prévio, diferente do BAV, no qual a onda P será bloqueada, mas não é precoce.

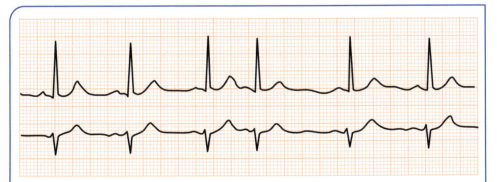

FIGURA 18.1 – Extrassístole supraventricular (atrial) isolada. Observação: Todas as figuras encontram-se com a padronização habitual: Vel. 25 mm/s, 10 mm = 1 mV.

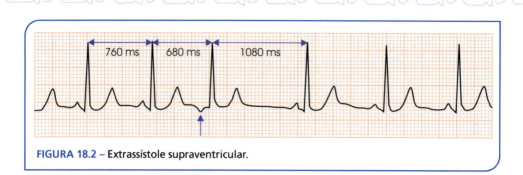

FIGURA 18.2 – Extrassístole supraventricular.

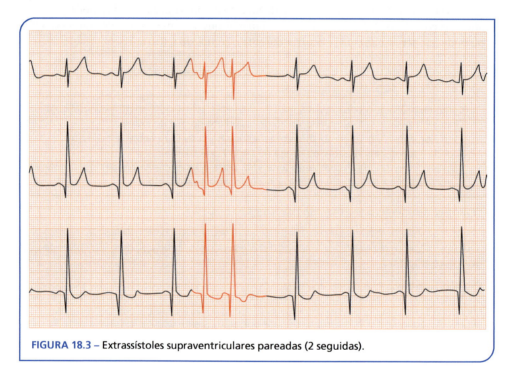

FIGURA 18.3 – Extrassístoles supraventriculares pareadas (2 seguidas).

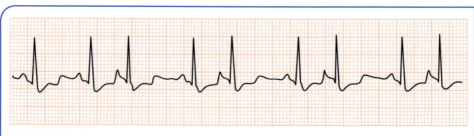

FIGURA 18.4 – Extrassístoles supraventriculares (atriais) isoladas bigeminadas. Observar as morfologias diferentes entre a P sinusal e a não sinusal (extrassístole).

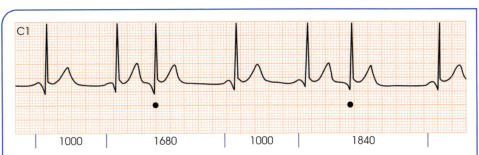

FIGURA 18.5 – Extrassístoles supraventriculares (atriais) isoladas trigeminadas (a cada 2 batimentos normais, uma ESV). Observar que as pausas após as extrassístoles são incompletas.

Veja o exemplo na Figura 18.6.

DICA – Como diferenciar arritmia sinusal de extrassístoles supraventriculares?

As irregularidades do ritmo sinusal (arritmia sinusal) podem erroneamente ser consideradas extrassístoles supraventriculares. Lembrar que a morfologia da onda P é a mesma em todos os batimentos na arritmia sinusal. Já na ESV, a onda P possui morfologia distinta da observada no batimento sinusal (Figura 18.7).

EXTRASSÍSTOLES VENTRICULARES (EV)

Principais critérios eletrocardiográficos para identificação das extrassístoles ventriculares

1. Complexo "QRS" prematuro, alargado e "bizarro" (geralmente > 0,12 s), com onda T oposta ao QRS.
2. Intervalo de acoplamento (medida da duração entre o QRS do ciclo Básico e o QRS da extrassístole ventricular) geralmente fixo ou pouco variável (exemplo na Figura 18.8).
3. Pausas compensatórias podem ser completas (distância R-R do intervalo que engloba a EV é o dobro ou maior que do intervalo R-R do ciclo básico, não havendo interferência da ectopia), exceto na interpolada.
4. Podem apresentar mais de um tipo de morfologia do QRS no mesmo paciente.
5. Podem se apresentar como batimentos em fusão (morfologia intermediária entre o QRS do ciclo basal e a morfologia do batimento ectópico ventricular).

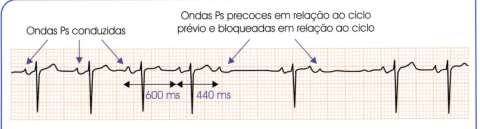

FIGURA 18.6 – Extrassístoles supraventriculares (atriais) bloqueadas – observar que a P bloqueada é precoce e diferente da sinusal. Não confundir com BAV de 2° grau.

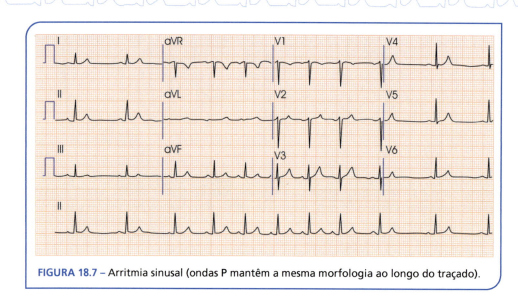

FIGURA 18.7 – Arritmia sinusal (ondas P mantêm a mesma morfologia ao longo do traçado).

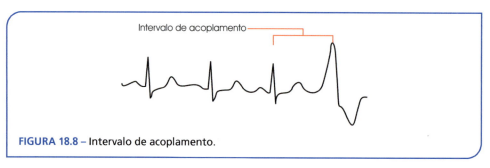

FIGURA 18.8 – Intervalo de acoplamento.

Observe os exemplos nas Figuras 18.9 a 18.12.

EXTRASSÍSTOLE DE VIA DE SAÍDA DE VENTRÍCULO DIREITO

- A extrassístole de via de saída de VD tem morfologia de bloqueio de ramo esquerdo em V1 a V3 (QRS negativo), com QRS positivo em D2, D3 e aVF e apresenta transição S-R em V3 ou V4 (derivação na qual o R torna-se maior que o S) (Figura 18.13).
- A importância desse tipo de extrassístole é que ela pode estar relacionada à displasia arritmogênica de VD, principalmente se houver alta densidade de extrassístoles no holter ou piora da arritmia ao exercício. É importante realizar uma investigação mais detalhada nesses casos, com ecocardiograma transtorácico ou ressonância magnética cardíaca.
- Lembrar que a maioria dos casos de extrassístole de VSVD não está relacionada à cardiopatia estrutural e tem bom prognóstico, elas são chamadas de extrassístoles idiopáticas de via de saída do VD.

Extrassístoles Ventriculares 315

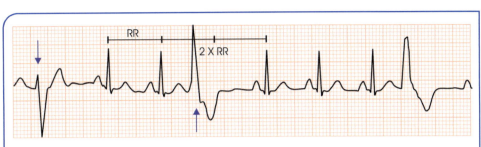

FIGURA 18.9 – Extrassístoles ventriculares polimórficas e isoladas (exemplo de pausa compensatória completa). Vide setas.

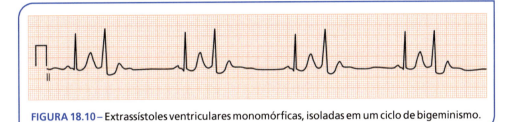

FIGURA 18.10 – Extrassístoles ventriculares monomórficas, isoladas em um ciclo de bigeminismo.

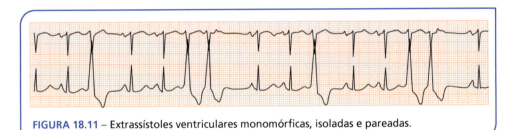

FIGURA 18.11 – Extrassístoles ventriculares monomórficas, isoladas e pareadas.

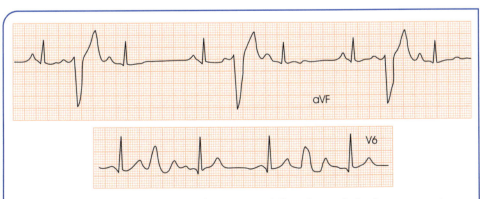

FIGURA 18.12 – Extrassístoles ventriculares monomórficas, interpoladas (aparecem entre os batimentos do ciclo basal do paciente).

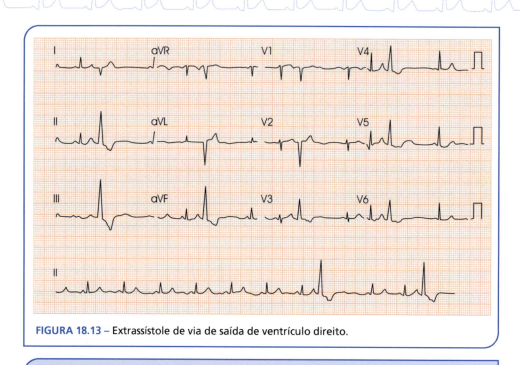

FIGURA 18.13 – Extrassístole de via de saída de ventrículo direito.

DICA – Diferenciação entre taquicardia ventricular bidirecional e bigeminismo

No bigeminismo temos batimento ventricular prematuro com ritmo de base geralmente sinusal. Na taquicardia ventricular bidirecional a frequência cardíaca é geralmente elevada (> 100 bpm), sem visibilização de onda P e alternância do eixo do QRS a cada batimento (Figura 18.14).

EXTRASSÍSTOLE SUPRAVENTRICULAR COM ABERRÂNCIA x EXTRASSÍSTOLE VENTRICULAR

- O diagnóstico diferencial frente a complexos QRS ectópicos alargados com duração aumentada apresenta três possibilidades diagnósticas.
    1. Tratar-se de extrassístole supraventricular (ESV) em paciente portador de bloqueio de ramo prévio.
    2. Tratar-se de ESV ativando os ventrículos de forma aberrante em função da precocidade do evento (um dos ramos, em geral o direito, encontra-se em período refratário, por isso a morfologia mais frequente é do BRD).
    3. Tratar-se de uma verdadeira extrassístole ventricular.
- A primeira possibilidade é fácil de ser identificada, pela presença de um bloqueio de ramo preexistente durante o ritmo sinusal normal.

Veja na Tabela 18.1 as características que podem ajudar a diferenciar um batimento supraventricular com condução aberrante de uma extrassístole ventricular.

Extrassístoles Ventriculares

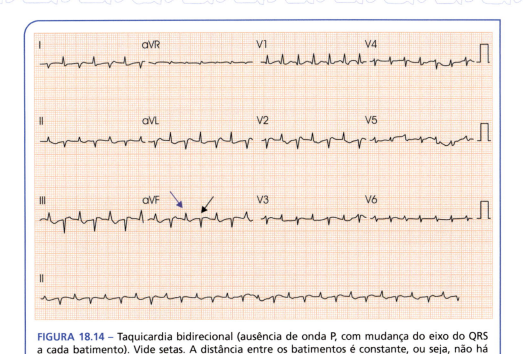

FIGURA 18.14 – Taquicardia bidirecional (ausência de onda P, com mudança do eixo do QRS a cada batimento). Vide setas. A distância entre os batimentos é constante, ou seja, não há batimentos precoces.

Tabela 18.1 – Diferenças entre ESV com aberrância e extrassístole ventricular	
ESV com aberrância	Extrassístole ventricular
Ausência de pausa compensatória completa	Padrão QS em V6
QRS polifásicos, com padrão de BRD	Duração do QRS (BRD > 140 ms/BRE > 160 ms)
Eixo do QRS no plano frontal semelhante ao batimento sinusal	Desvio do eixo para a esquerda além de -90°
A presença de uma onda P precedente com um valor de intervalo PR passível de condução AV	Início do R ao nadir do S > 100 ms
Intervalo de acoplamento variável	Intervalo de acoplamento geralmente fixo

Veja exemplos de ESV com aberrância e extrassístole ventricular nos ECG das Figuras 18.15 a 18.17.

- **Fenômeno de Ashman**: ocorre normalmente em pacientes com fibrilação atrial (pode ocorrer também em taquicardias atriais e extrassístoles supraventriculares), se houver um ciclo relativamente longo seguido por um curto; o batimento seguinte pode apresentar-se com morfologia aberrante, em geral de bloqueio de ramo direito. Isso acontece porque o ciclo mais longo prolonga o período refratário e, quando seguido por um mais curto, o impulso supraventricular pode atingir o sistema His-Purkinje, enquanto um de seus ramos ainda se encontra em período refratário. Como o ramo direito possui um período refratário discretamente maior, a morfologia mais comum é de BRD (Figuras 18.18 e 18.19).

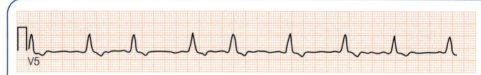

FIGURA 18.15 – Extrassístole supraventricular no paciente portador de bloqueio de ramo prévio.

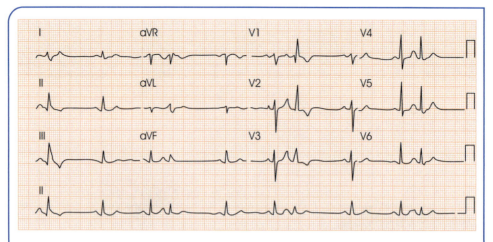

FIGURA 18.16 – Extrassístoles supraventriculares com aberrância de condução. Presença de pausas não compensatórias. O QRS com duração > 120 ms com morfologia de BRD-rsR´ em V1. Observar que a onda T do batimento antes da extrassístole apresenta-se mais apiculada que o normal. Isto ocorre porque a onda P precoce (extrassístole atrial) cai dentro da onda T.

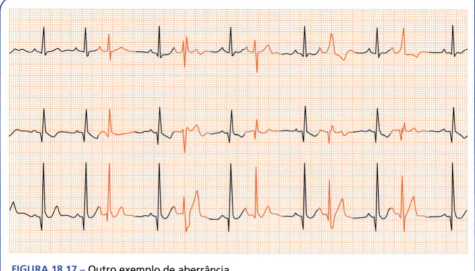

FIGURA 18.17 – Outro exemplo de aberrância.

Extrassístoles Ventriculares

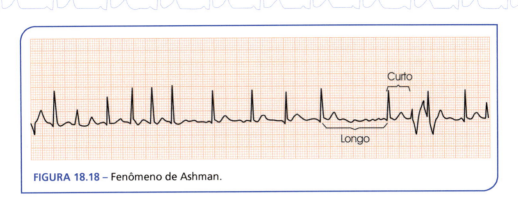

FIGURA 18.18 – Fenômeno de Ashman.

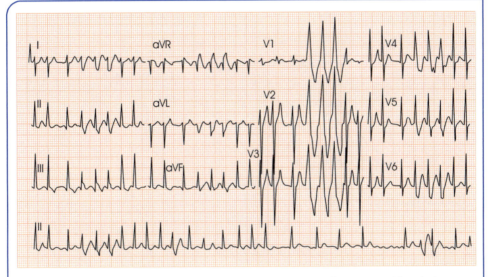

FIGURA 18.19 – Fenômeno de Ashman – em paciente com FA, se houver um ciclo relativamente longo seguido por um curto, o batimento seguinte pode apresentar-se com morfologia aberrante.

UTILIZAÇÃO DO HOLTER NA AVALIAÇÃO DAS EXTRASSÍSTOLES

- A eletrocardiografia dinâmica, conhecida como Holter 24h, é um método diagnóstico em cardiologia de uso na prática diária, com o objetivo de investigação de quadros de palpitações, síncope e estratificação de risco de morte súbita. Geralmente são utilizados 3 canais (3 derivações). Uma vez detectadas as extrassístoles no eletrocardiograma de repouso, o holter pode ser útil para avaliar a densidade, ou seja, a quantidade dessas arritmias nas 24 horas, que podem ser mais bem correlacionadas quando expressadas em porcentagem dos batimentos totais. Alguns aparelhos já calculam essa porcentagem automaticamente, outros só dão a quantidade de batimentos totais e dos batimentos ectópicos, sendo necessário fazer o cálculo.
- A importância do Holter nas extrassístoles também se deve para verificar a correlação dos eventos com os sintomas e a relação de maior ou menor densidade com o ritmo circadiano.

Manual de Eletrocardiografia – Cardiopapers – 2ª Edição

- Existem várias classificações para definir se os batimentos ectópicos são raros ou frequentes e o grau de complexidade. A seguir, apresentamos tabelas para orientação clínica quanto a densidade dos batimentos ectópicos supra e ventriculares.

Arritmia supraventricular

É considerada atividade ectópica:*
- rara: < 30/h ou frequente ≥ 30/h**.
- discreta se < 3% do número de QRS analisados nas 24 horas.
- moderada entre 3% e 10% do número de QRS analisados nas 24 horas.
- intensa entre 10% e 30% do número de QRS analisados nas 24 horas.
- muito intensa acima de 30% do número de QRS analisados nas 24 horas.

*Classificação somente para orientação clínica (Cardios – Sistema de Holter 24h). **Circulation e Electrophysiology, 2010.

Importância clínica

Paciente com atividade ectópica supraventricular acima de moderada pode ter mais chance de desenvolver fibrilação atrial e, dependendo dos fatores de risco, fenômenos tromboembólicos.

ARRITMIA VENTRICULAR

Classificação de Bigger

- Por seu caráter generalista, é uma classificação bastante usada em laudos de Holter.

Classificação de Bigger

- ≤ 10 EV/hora (rara).
- > 10 EV/hora (frequente).
- Polimórficas.
- Pares.
- TV.

Fonte: Circulation, 1984.

Importância clínica

Quando o paciente apresenta ectopia ventricular frequente, associada a mais de uma morfologia ou com presença de pares, denominamos arritmia ventricular complexa, podendo estar relacionada com prognóstico da doença de base (exemplo: doença de Chagas).
Pacientes com mais de 20% de batimentos ectópicos ventriculares podem desenvolver variados graus de disfunção ventricular esquerda, denominados taquicardiomiopatia, sendo esta potencialmente reversível após o controle adequado das extrassístoles ventriculares.

LEITURAS SUGERIDAS

- Binici Z, Intzilakis T, Nielsen OW, Køber L, Sajadieh A. Excessive supraventricular ectopic activity and increased risk of atrial fibrillation and stroke. Circulation. 2010 May 4;121(17):1904-11. doi: 10.1161/CIRCULATIONA-HA.109.874982. Epub 2010 Apr 19. PMID: 20404258.
- Cantillon DJ. Evaluation and management of premature ventricular complexes. Cleve Clin J Med. 2013 Jun;80(6):377-87. doi: 10.3949/ccjm.80a.12157. PMID: 23735409.
- ECG Wave-Maven Main Menu – Harvad University. <ecg.bidmc.harvad.edu/> Acesso em: abril de 2016.
- Lee GK, Klarich KW, Grogan M, Cha YM. Premature ventricular contraction-induced cardiomyopathy: a treatable condition. Circ Arrhythm Electrophysiol. 2012 Feb;5(1):229-36. doi: 10.1161/CIRCEP.111.963348.
- Moffa PJ, Sanches PCR. Eletrocardiograma Normal e Patológico. In: Ramires JAF, Oliveira SA, editors. 7th ed. São Paulo: Roca; 2001. p. 223-42.
- Zipes DP, Libby P, Bonow RO, Mann DL, Tomaselli GF. Braunwald's Heart Disease: A Textbook of Cardiovascular Medicine, 11th edition, 2019; Chapter 12. Electrocardiography. New York.

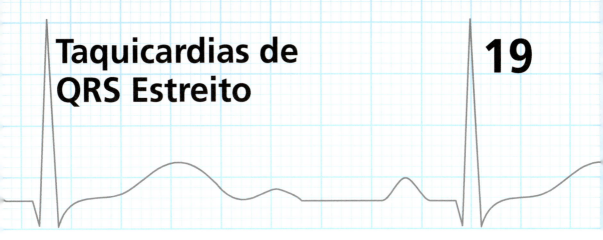

Taquicardias de QRS Estreito

19

Martina Battistini Pinheiro
Eduardo Cavalcanti Lapa Santos
Fabio Mastrocola
Ivson Cartaxo Braga

INTRODUÇÃO

- As taquicardias de QRS estreito se caracterizam por:
  - Frequência cardíaca (FC) maior que 100 batimentos por minuto (bpm).
  - QRS menor que 120 milissegundos (ms).
- As principais causas de taquiarritmias com complexo QRS estreito são citadas no Quadro 19.1.

Quadro 19.1 – Tipos de taquicardia com QRS estreito
Taquicardia sinusal.
Taquicardia juncional.
Taquicardia atrial.
Fibrilação atrial.
Flutter atrial.
Taquicardia por reentrada nodal.
Taquicardia por reentrada atrioventricular ortodrômica (TAV).

- Um conceito importante para o diagnóstico diferencial das taquicardias de QRS estreito é o de P'R e RP'. Como nem sempre a onda P avaliada é uma P sinusal, chamamos de P' (leia-se P linha), que corresponderia a uma onda P decorrente de ativação ectópica atrial ou por condução retrógrada. O P'R corresponde ao intervalo entre a onda P que antecede o QRS e a onda R, e o RP' corresponde ao intervalo entre a onda R e a próxima onda P (Figura 19.1).
- Conforme a Figura 19.1, no ritmo sinusal o intervalo P'R é bem menor que o RP'. Isto ocorrerá também na taquicardia sinusal e na taquicardia atrial, além de em outros tipos mais raros de taquiarritmias. Já os outros tipos mais comuns de taquiarritmias, discutidos neste capítulo, costumam ter intervalo P'R maior que o RP', já que a onda P situa-se após o complexo QRS nesses casos (Figura 19.2).

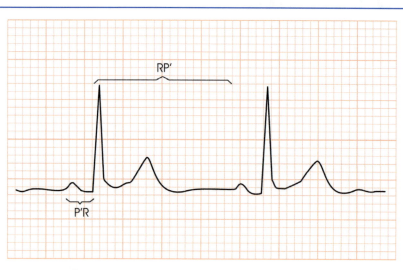

Figura 19.1 – Intervalos P'R e RP'. Trata-se de ECG em ritmo sinusal. Assim, o P'R é inferior ao RP'. Isto ocorrerá em alguns tipos de arritmia de QRS estreito, incluindo a taquicardia sinusal.

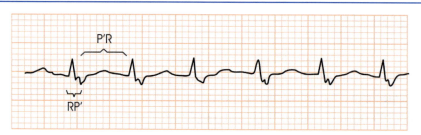

Figura 19.2 – Exemplo de taquicardia com RP' menor que o P'R. Trata-se de paciente com taquicardia por reentrada nodal. Neste caso, a onda P' situa-se logo após o complexo QRS, sendo, portanto, uma onda P retrógrada.

TAQUICARDIA SINUSAL

- Caracterizada por intervalo regular entre os complexos QRS.
- Apresenta onda P precedendo todo QRS.
- Onda P visível e com eixo entre 0° e +90°. Em frequências cardíacas muito altas, a onda P pode estar sobre a onda T, causando sua deformação.
- Intervalo RP' > P'R.
- Apresenta FC maior que 100 bpm, mas usualmente não ultrapassa 140 bpm em repouso (Figuras 19.3 e 19.4).
- A taquicardia sinusal tem início e término graduais.
- Geralmente é desencadeada por aumento da atividade simpática.

Causas de taquicardia sinusal (Figura 19.3)

- ▶ Dor.
- ▶ Febre.
- ▶ Ansiedade.
- ▶ Hipotensão.
- ▶ Tireotoxicose.
- ▶ Hipovolemia.
- ▶ Anemia.
- ▶ Exercício físico.
- ▶ Taquicardia sinusal inapropriada.
- ▶ Síndrome postural ortostática taquicardizante (SPOT).

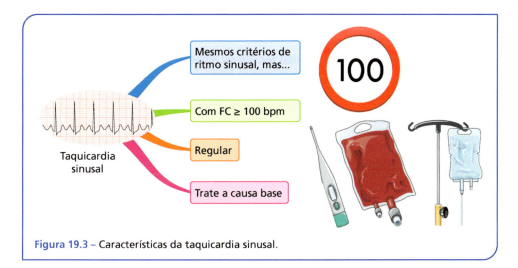

Figura 19.3 – Características da taquicardia sinusal.

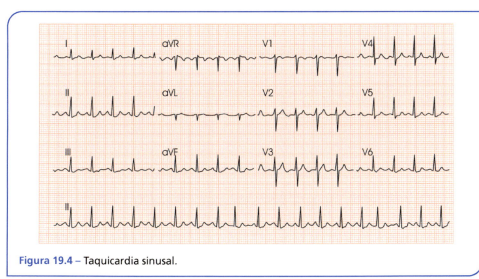

Figura 19.4 – Taquicardia sinusal.

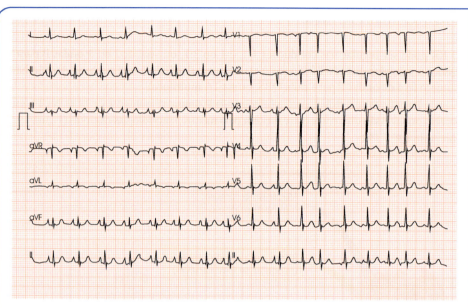

Figura 19.8 – ECG com taquicardia atrial multifocal. Observar a mudança das morfologias da onda P (presença de pelo menos 3 morfologias diferentes).

- Tem linha isoelétrica entre as ondas P, o que permite a diferenciação com *flutter*.
- Apresenta FC maior que 100 bpm, porém normalmente não atinge frequências atriais maiores que 240 bpm.
- O mecanismo pode ser hiperautomatismo, reentrada ou atividade deflagrada.
- Além disso, a taquicardia atrial pode ser sustentada, quando tem duração maior que 30 segundos, ou causa sintomas e não sustentada, quando tem duração menor que 30 segundos.

Causas de taquicardia atrial
- Doença pulmonar obstrutiva crônica (principalmente na TA multifocal).
- Comunicação interatrial.
- Miocardiopatia hipertrófica.
- Pós-operatório de cirurgia cardíaca.
- Estenose mitral.
- Intoxicação digitálica.
- Cardiopatia hipertensiva.

FIBRILAÇÃO ATRIAL

- O RR é irregular. Em frequências cardíacas altas, a irregularidade pode ser menos evidente.
- As principais características da fibrilação atrial estão mostradas na Figura 19.9.

Causas de taquicardia sinusal (Figura 19.3)

- ► Dor.
- ► Febre.
- ► Ansiedade.
- ► Hipotensão.
- ► Tireotoxicose.
- ► Hipovolemia.
- ► Anemia.
- ► Exercício físico.
- ► Taquicardia sinusal inapropriada.
- ► Síndrome postural ortostática taquicardizante (SPOT).

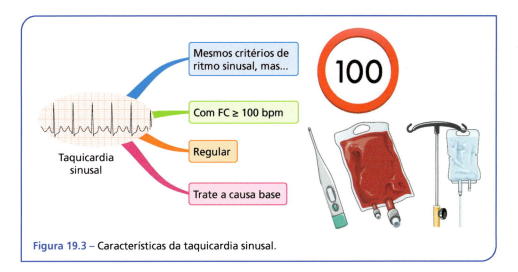

Figura 19.3 – Características da taquicardia sinusal.

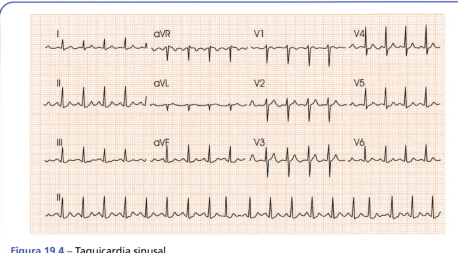

Figura 19.4 – Taquicardia sinusal.

TAQUICARDIA JUNCIONAL

- Caracterizada por RR regular.
- A onda P geralmente não é visível, pois encontra-se dentro do QRS. Isso pode ocorrer porque a despolarização ventricular acontece no sistema His-Purkinje, tendo potencial de despolarizar o átrio retrogradamente. Por estar muito perto do átrio, a despolarização deste é quase simultânea à do ventrículo. Há também outro mecanismo no qual o ritmo atrial, que continua sinusal, está dissociado do ritmo juncional taquicárdico, nesse caso, com frequência atrial menor que a ventricular. Em FC mais baixas, pode-se ver onda P dissociada do QRS.
- Apresenta FC maior que 100 bpm, podendo chegar a mais de 200 bpm.
- Quando onda P visível, ela pode estar antes e bem próxima do QRS ou logo após este. Dessa forma, nos casos de taquicardia juncional, o P'R tanto pode ser menor quanto maior que o RP'.
- Apresenta início e término súbitos.
- O mecanismo é hiperautomatismo.
- Veja exemplos de ECG com taquicardias juncionais diferentes na Figura 19.5.

Causas de taquicardia juncional

- Intoxicação digitálica.
- Cardite reumática.
- Infarto agudo do miocárdio.
- Pós-operatório de cirurgia cardíaca.
- Hipóxia.
- Drogas como álcool e anfetamina.
- Doença pulmonar obstrutiva crônica (DPOC).

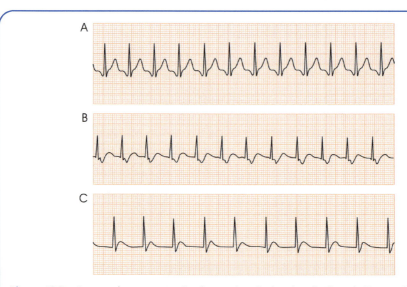

Figura 19.5 – Formas de apresentação da taquicardia juncional: A) onda P negativa antes do QRS associado a PR curto; B) onda P logo após o QRS; C) ausência de onda P.

TAQUICARDIA ATRIAL

- O RR pode ser regular nas conduções 1:1, 2:1 ou 3:1, ou seja, 1, 2 ou 3 ondas P para um QRS, ou irregular quando há bloqueio atrioventricular (BAV) variável, ou seja, não há um número fixo de ondas P para cada QRS, ou na TA multifocal.
- A onda P geralmente é visível, porém diferente da P sinusal (Figuras 19.6 e 19.7). Na TA multifocal as ondas P são diferentes entre si e têm pelo menos 3 morfologias distintas (Figura 19.8).
- Intervalo RP' > P'R.

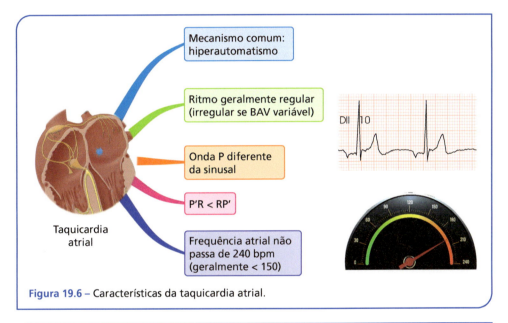

Figura 19.6 – Características da taquicardia atrial.

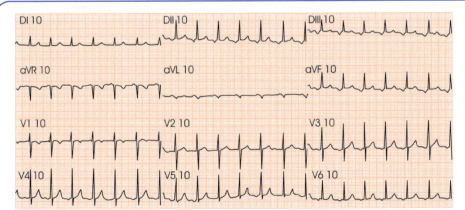

Figura 19.7 – Taquicardia atrial. Notar as ondas P negativas em DII e aVF e positiva em aVR, mostrando nitidamente que não se trata de ritmo sinusal. A frequência cardíaca está discretamente acima de 100 bpm. ECG gentilmente cedido pelo Dr. Daniel Vidigal.

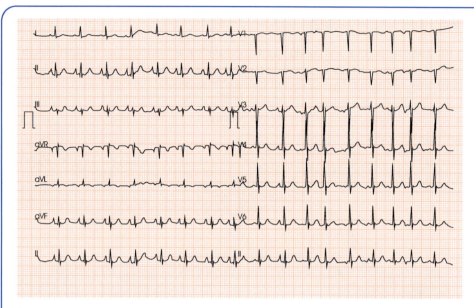

Figura 19.8 – ECG com taquicardia atrial multifocal. Observar a mudança das morfologias da onda P (presença de pelo menos 3 morfologias diferentes).

- Tem linha isoelétrica entre as ondas P, o que permite a diferenciação com *flutter*.
- Apresenta FC maior que 100 bpm, porém normalmente não atinge frequências atriais maiores que 240 bpm.
- O mecanismo pode ser hiperautomatismo, reentrada ou atividade deflagrada.
- Além disso, a taquicardia atrial pode ser sustentada, quando tem duração maior que 30 segundos, ou causa sintomas e não sustentada, quando tem duração menor que 30 segundos.

Causas de taquicardia atrial

- ▶ Doença pulmonar obstrutiva crônica (principalmente na TA multifocal).
- ▶ Comunicação interatrial.
- ▶ Miocardiopatia hipertrófica.
- ▶ Pós-operatório de cirurgia cardíaca.
- ▶ Estenose mitral.
- ▶ Intoxicação digitálica.
- ▶ Cardiopatia hipertensiva.

FIBRILAÇÃO ATRIAL

- O RR é irregular. Em frequências cardíacas altas, a irregularidade pode ser menos evidente.
- As principais características da fibrilação atrial estão mostradas na Figura 19.9.

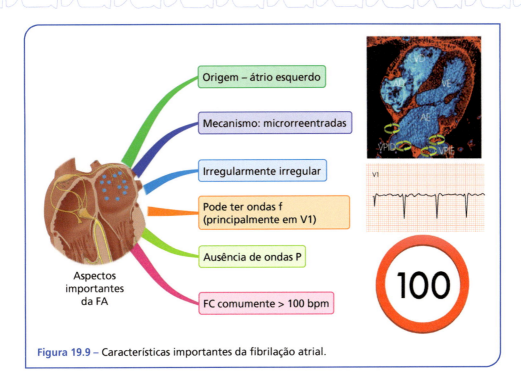

Figura 19.9 – Características importantes da fibrilação atrial.

- Não apresenta onda P, somente ondas F que se apresentam no ECG como irregularidades na linha de base. Estas podem ser tão finas que podem não ser visualizadas (Figuras 19.10 a 19.12).
- Para ser considerada com FC elevada (taquiarritmia) a FC deve ser maior que 100 bpm, podendo atingir FC bem altas, acima de 200 bpm.
- Tem início e término súbitos quando paroxística, porém, quando a FC é controlada, o paciente pode não perceber o começo e o final da arritmia (Figura 19.13).
- O mecanismo eletrofisiológico da FA é decorrente de múltiplas microrreentradas. O principal foco de microrreentradas são as veias pulmonares (Figura 19.14).

Causas de fibrilação atrial

- ▶ Tireotoxicose.
- ▶ Doença pulmonar obstrutiva crônica.
- ▶ Distúrbios hidroeletrolíticos (exemplo: hipocalemia).
- ▶ Comunicação interatrial.
- ▶ Miocardiopatia hipertrófica.
- ▶ Pós-operatório de cirurgia cardíaca.
- ▶ Estenose mitral.
- ▶ Intoxicação digitálica.
- ▶ Cardiopatia hipertensiva.
- ▶ Ingesta excessiva de álcool.
- ▶ Drogas estimulantes.

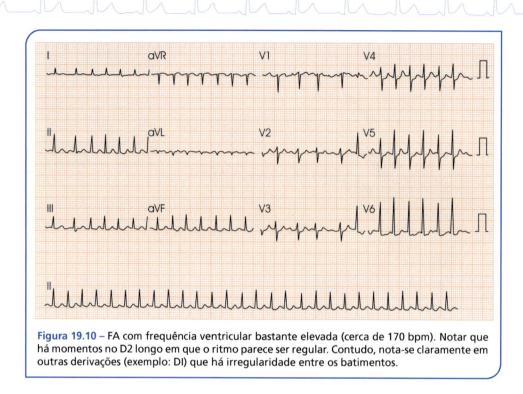

Figura 19.10 – FA com frequência ventricular bastante elevada (cerca de 170 bpm). Notar que há momentos no D2 longo em que o ritmo parece ser regular. Contudo, nota-se claramente em outras derivações (exemplo: DI) que há irregularidade entre os batimentos.

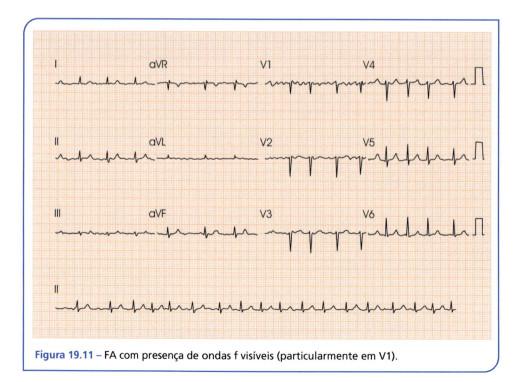

Figura 19.11 – FA com presença de ondas f visíveis (particularmente em V1).

Taquicardias de QRS Estreito

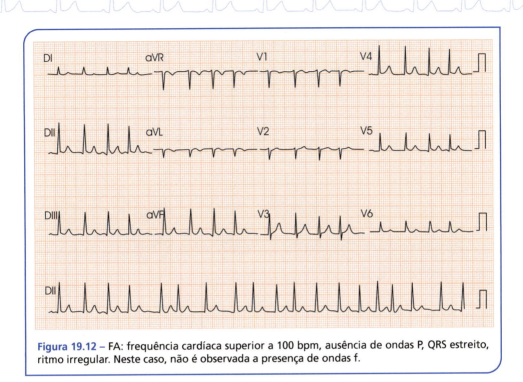

Figura 19.12 – FA: frequência cardíaca superior a 100 bpm, ausência de ondas P, QRS estreito, ritmo irregular. Neste caso, não é observada a presença de ondas f.

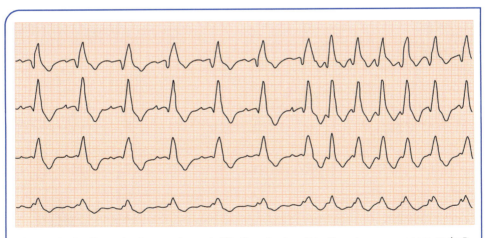

Figura 19.13 – Exemplo de paroxismo de FA. Os primeiros 7 batimentos apresentam onda P. Após isto, inicia-se taquicardia irregular e sem presença de ondas P.

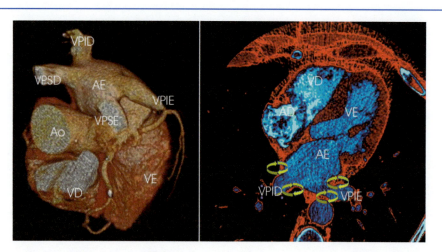

Figura 19.14 – A figura da esquerda mostra a entrada das quatro veias pulmonares no átrio esquerdo. A figura da direita ilustra circuitos de microrreentrada ao redor das veias pulmonares superiores. VPSD = veia pulmonar superior direita; VPSE = veia pulmonar superior esquerda; VPID = veia pulmonar inferior direita; VPIE = veia pulmonar inferior esquerda; AE = átrio esquerdo; AD = átrio direito; VD = ventrículo direito; VE = ventrículo esquerdo; Ao = aorta. Imagens gentilmente cedidas pela Dra. Renata Ávila.

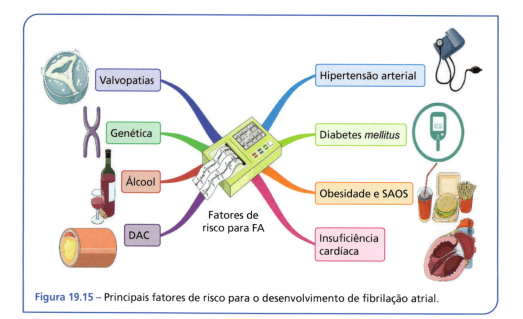

Figura 19.15 – Principais fatores de risco para o desenvolvimento de fibrilação atrial.

DICA

A fibrilação atrial é a taquiarritmia sustentada mais comum na prática clínica. Portanto, se o ritmo é irregular e a onda P não é visível, deve-se pensar em FA.

Taquicardias de QRS Estreito 333

> **DICA**
>
> Em paciente sabidamente com história de FA permanente que apresentar pulso regular e bradicardia, deve-se desconfiar de FA com BAVT. No ECG haverá RR regular com ondas f na linha de base. Para mais detalhes, consultar Capítulo 21.

> **F de *flutter* × f de fibrilação atrial**
>
> - Ondas F = *flutter*: possuem a mesma morfologia e frequência regular.
> - Ondas f = fibrilação atrial: possuem morfologia variável e frequência irregular.
>
> Exemplos na Figura 19.16.

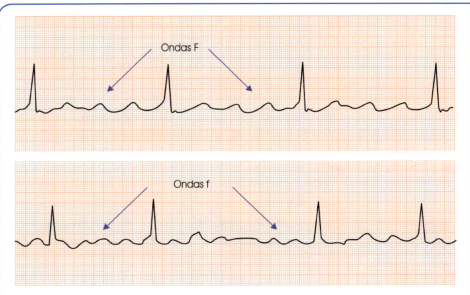

Figura 19.16 – Ondas F encontradas no *flutter* atrial podem ser vistas acima. Notar que apresentam sempre o mesmo aspecto, além de serem regulares. Já na parte inferior da figura, observamos a presença de ondas f, encontradas na FA. Notar que estas possuem morfologia variável, além de serem irregulares.

FLUTTER ATRIAL

- O RR pode ser regular nas conduções 1:1, 2:1 ou 3:1, ou irregular se o BAV for variável, assim como na taquicardia atrial. A condução mais frequente é a 2:1.
- Não apresenta onda P, somente ondas F que têm aspecto serrilhado. Não apresenta linha isoelétrica entre as ondas F.
- Apresenta FC atrial em torno de 300 bpm, portanto, devemos desconfiar de *flutter* sempre que a FC estiver ao redor de 150 bpm (Figura 19.17).

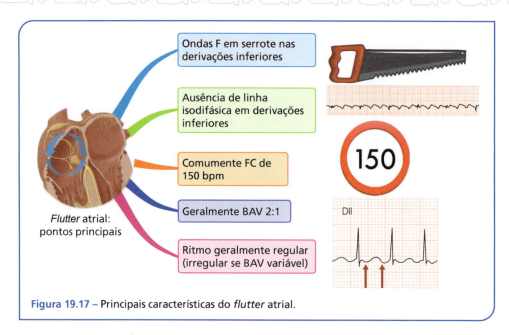

Figura 19.17 – Principais características do *flutter* atrial.

- O mecanismo é o de macrorreentrada. Chamamos de *flutter* típico quando o circuito se encontra no átrio direito e é dependente do istmo cavotricuspídeo. Nesse caso, as ondas F são negativas nas derivações inferiores e positivas em V1. No *flutter* atípico, o circuito não é dependente do istmo cavotricuspídeo (reentrada ocorre no átrio esquerdo ou em torno de cicatrizes) e as ondas F são positivas nas derivações inferiores (Figura 19.18).

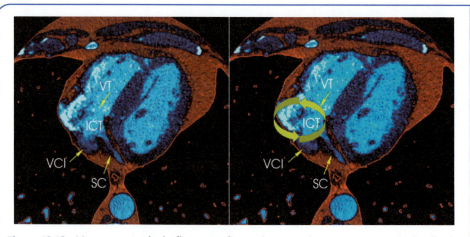

Figura 19.18 – Macrorreentrada do *flutter*. Na figura da esquerda vemos a anatomia detalhada envolvida na origem do *flutter* atrial. Nota-se a presença do chamado istmo cavotricuspídeo (ICT), que se situa entre a valva tricúspide (VT) e a veia cava inferior (VCI)/seio coronário (SC). Na figura da direita, vemos o sentido do circuito de macrorreentrada. Normalmente, este gira em sentido anti-horário, o que irá gerar ondas F negativas nas derivações inferiores (*flutter* típico). Caso o sentido seja inverso, as ondas F serão positivas e o *flutter* será chamado de atípico. Imagens gentilmente cedidas pela Dra. Renata Ávila.

Taquicardias de QRS Estreito

	Fibrilação atrial	*Flutter* atrial
Local de origem da arritmia	Átrio esquerdo	Átrio direito
Mecanismo causador	Microrreentrada	Macrorreentrada
Resposta à ablação	Boa a curto prazo, mas elevado índice de recorrência a longo prazo	Excelente (cura na maioria dos casos)

Causas de *flutter* atrial

- Doença pulmonar obstrutiva crônica.
- Comunicação interatrial.
- Miocardiopatia hipertrófica.
- Pós-operatório de cirurgia cardíaca.
- Estenose mitral.
- Intoxicação digitálica.
- Hipertensão mal controlada.
- Ingesta excessiva de álcool.
- Drogas estimulantes.

DICA

Sempre que estiver perante uma taquicardia com complexo QRS estreito e frequência cardíaca próxima a 150 bpm, deve-se considerar a hipótese de *flutter* atrial. Isto porque a frequência dos batimentos atriais nesta arritmia costuma ser de 300 bpm e, normalmente, apenas metade desses estímulos passam para os ventrículos (condução 2:1). Muitas vezes não é fácil visualizar as ondas F, já que parte delas pode se localizar exatamente após o complexo QRS. Sempre procurar com atenção, principalmente em derivações inferiores (Figuras 19.19 a 19.21).

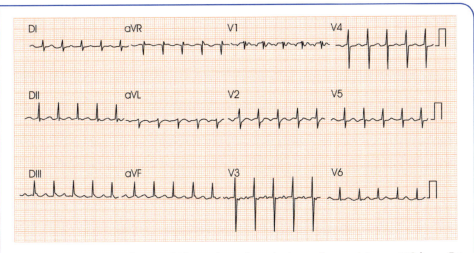

Figura 19.19 – Taquicardia com QRS estreito e frequência cardíaca próxima a 150 bpm. Em grande parte das derivações pode ser difícil para o examinador pouco experiente ver as ondas F que caracterizam o *flutter*. Contudo, se observamos atentamente a derivação D2, podemos observá-las. Veja a figura a seguir:

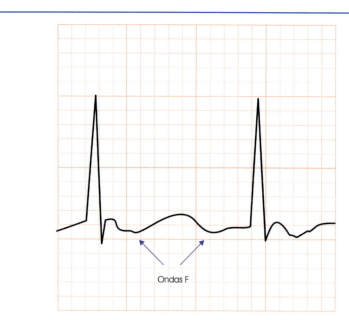

Figura 19.20 – Ondas F do *flutter* atrial. Notar a ausência de linha isoelétrica entre as ondas.

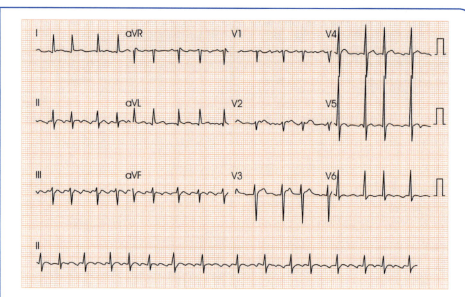

Figura 19.21 – *Flutter* atrial com BAV (bloqueio atrioventricular) variável. Repare no DII longo, que apesar de ser *flutter* (ondas F bem evidentes com frequência próxima a 300 bpm), o ritmo é irregular, pois o bloqueio no nó AV não é fixo. Existem momentos em que a cada duas ondas F, uma é conduzida, como no primeiro R-R do traçado com frequência ventricular próxima de 150 bpm; em seguida, a cada três ondas, uma é conduzida; FC próxima de 100 e no meio do traçado a cada 4 ondas uma é conduzida, levando FC de 75 bpm.

TAQUICARDIA POR REENTRADA NODAL

- São taquicardias frequentes na prática clínica, correspondendo a 55%-60% das taquicardias paroxísticas supraventriculares (o termo paroxística significa início e término súbitos).
- As principais causas de taquicardias paroxísticas estão mostradas na Figura 19.22.
- O RR é regular.
- Apresenta onda P' dentro do QRS (60% dos casos) ou imediatamente após o QRS, simulando um pseudo s' nas derivações D2, D3 e aVF e um pseudo r' em V1. Chamamos de pseudo s' e pseudo r' porque, na verdade, é a onda P no fim do QRS que simula esses entalhes.
- RP' < P'R, com RP' inferior a 70-80 ms.
- Pode apresentar FC entre 140 e 230 bpm.
- Início e término súbitos.
- O mecanismo é reentrada que ocorre no nó AV devido à existência de uma via rápida (alfa) e uma via lenta (beta) dentro do nó AV. Em ritmo sinusal normal, a condução ocorre pelas duas vias, mas preferencialmente pela rápida. Quando ocorre uma extrassístole, esta pode encontrar a via rápida em período refratário, porém o estímulo consegue descer pela via lenta, e ao chegar às porções distais do nó AV, encontra a via rápida fora do período refratário, levando à reentrada.
- Em situações de ritmo sinusal, o paciente pode apresentar intervalo PR curto e, após uma extrassístole, um PR longo, demonstrando a presença de uma dupla via nodal, ora conduzindo pela via rápida e, ora pela lenta (Figuras 19.23 a 19.25).

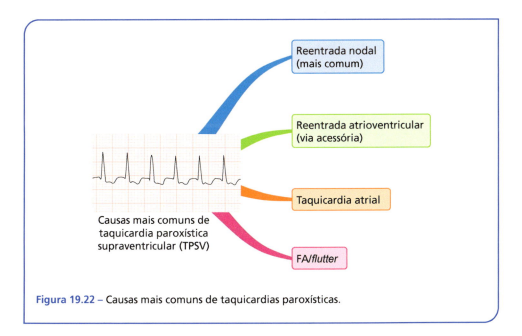

Figura 19.22 – Causas mais comuns de taquicardias paroxísticas.

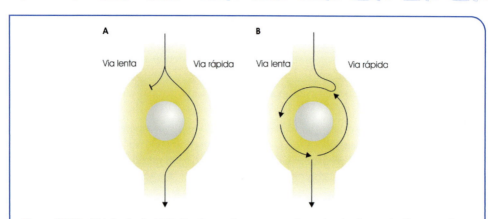

Figura 19.23 – Fisiologia da TRN. Na figura A, passagem do estímulo de condução normal. Na figura B, a reentrada com o estímulo descendo pela via lenta e subindo pela rápida, despolarizando retrogradamente os átrios (P' negativa em derivações inferiores, pois o estímulo vem de baixo para cima, com o vetor de ativação "fugindo" de DII, DIII e AVF).

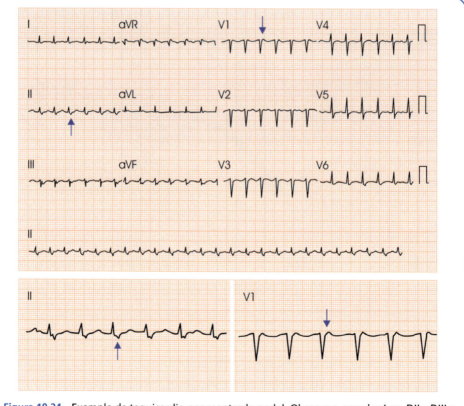

Figura 19.24 – Exemplo de taquicardia por reentrada nodal. Observe o pseudo s' em DII e DIII e o pseudo r' em V1, o que na verdade representa a onda P retrógrada caindo logo após o QRS.

Taquicardias de QRS Estreito

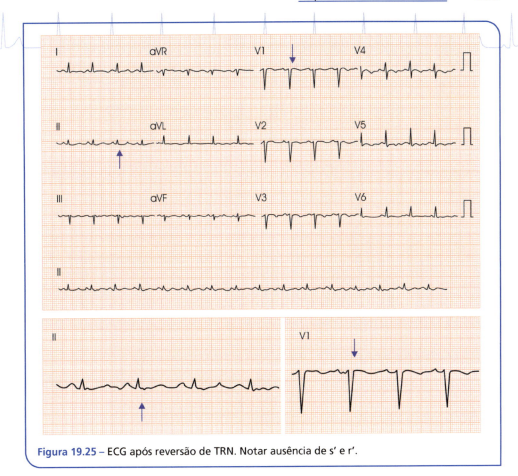

Figura 19.25 – ECG após reversão de TRN. Notar ausência de s' e r'.

DICA – Como o término da arritmia pode ajudar no seu diagnóstico?

A saída da taquicardia ajuda no diagnóstico diferencial das TPSV de QRS estreito.

A TRN e a TAV sempre vão terminar em P retrógada, pois a taquicardia se encerra pelo bloqueio do nó AV. O estímulo despolariza os ventrículos e sobe retrogradamente para o átrio, porém, ao encontrar o nó AV em período refratário, a taquicardia é encerrada (Figura 19.26). Já a taquicardia atrial, na maioria das vezes, termina em QRS, pois o estímulo se inicia no átrio e desce para os ventrículos e não há uma via de ativação retrógrada do átrio; portanto, ao cessar o foco da TA, a última despolarização será do ventrículo e não do átrio.

▶ Resumindo – taquicardias de QRS estreito paroxísticas:
  ◊ Se ocorrer interrupção com onda P – pensar em TRN ou em TAV.
  ◊ Se ocorrer interrupção com complexo QRS – pensar em TA.

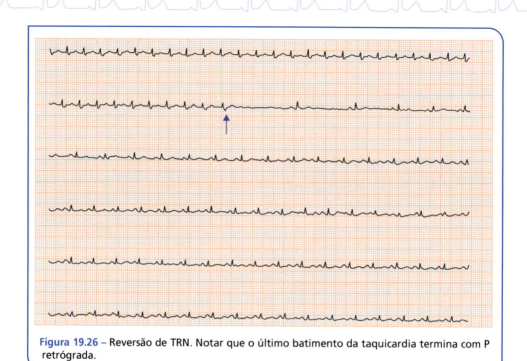

Figura 19.26 – Reversão de TRN. Notar que o último batimento da taquicardia termina com P retrógrada.

TAQUICARDIA POR REENTRADA ATRIOVENTRICULAR

- O RR é regular.
- Apresenta onda P' após o QRS, geralmente de polaridade negativa, podendo levar a um infradesnivelamento do segmento ST, mais frequente nas derivações precordiais.
- Quando o infradesnivelamento ocorre em DI, é chamado de sinal de Puech, e é característico de uma via anômala lateral E (Figura 19.27).
- RP' < P'R, com RP' maior que 70 ms.
- Pode apresentar FC entre 150 e 230 bpm, mais comumente em torno de 170 bpm.
- Pode apresentar alternância elétrica nas derivações precordiais, ou seja, o QRS varia de tamanho, alternando um maior com outro menor (vide ECG na Figura 19.28).
- O mecanismo é reentrada, que ocorre devido a um feixe anômalo de fibras musculares entre o átrio e o ventrículo (Figura 19.29).
- Quando o QRS é estreito, denomina-se taquicardia ortodrômica, ou seja, o estímulo desce pelo nó sinusal e sobe pelo feixe anômalo, geralmente desencadeado por uma extrassístole que encontra a via acessória, inicialmente, em período refratário, e o nó AV conduz o estímulo.

Taquicardias de QRS Estreito 341

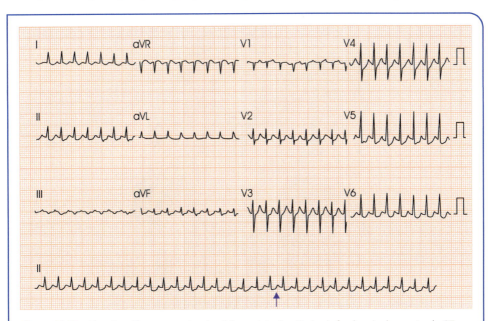

Figura 19.27 – Taquicardia por reentrada atrioventricular. Notar infradesnivelamento do ST em DI, DII, aVF, V5 e V6 causado pela P retrógrada negativa (seta). O infradesnivelamento em DI é uma alteração característica da TAV e chama-se sinal de Puech.

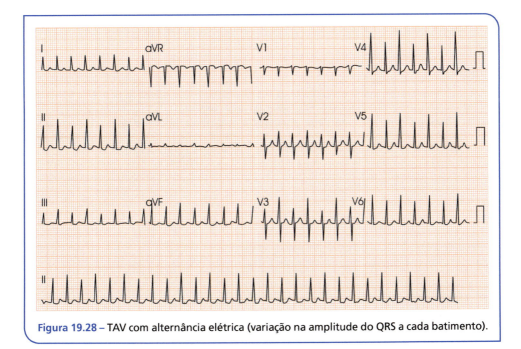

Figura 19.28 – TAV com alternância elétrica (variação na amplitude do QRS a cada batimento).

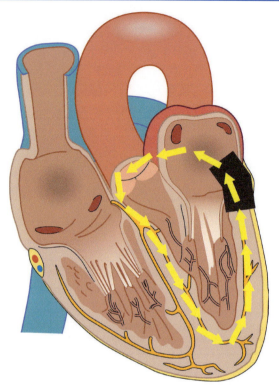

Figura 19.29 – Reentrada atrioventricular ortodrômica. Repare que o estímulo desce pelo nó sinusal e sobe pela via acessória.

DICA

▶ Após a reversão da taquicardia de QRS estreito RR regular, o eletrocardiograma pode fornecer informações importantes sobre o mecanismo da taquiarritmia:
- ◊ Se houver PR curto e onda delta, estamos diante de um episódio de taquicardia ortodrômica por reentrada atrioventricular, ou seja, o estímulo desce pelo nó AV e sobe pela via acessória, estabelecendo o diagnóstico da síndrome de Wolff-Parkinson-White.
- ◊ Se não houver PR curto, ou delta e o s' (pseudo s') de DII e DIII e o r' (pseudo r') de V1 desaparecerem no eletrocardiograma em ritmo sinusal, estamos diante de uma taquicardia por reentrada nodal.

Para o diagnóstico diferencial das taquicardias de QRS estreito, você deve responder a 4 perguntas principais (algoritmo na Figura 19.30)

1. A taquicardia (intervalo R-R) é regular ou irregular?
2. Existem ondas P visíveis?
3. A frequência atrial é maior que a ventricular?
4. O intervalo RP' é maior ou menor que o P'R?

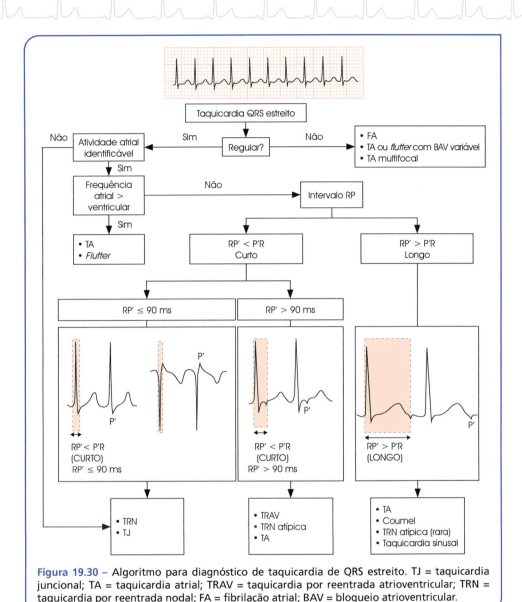

Figura 19.30 – Algoritmo para diagnóstico de taquicardia de QRS estreito. TJ = taquicardia juncional; TA = taquicardia atrial; TRAV = taquicardia por reentrada atrioventricular; TRN = taquicardia por reentrada nodal; FA = fibrilação atrial; BAV = bloqueio atrioventricular.

LEITURAS SUGERIDAS

- Friedmann JA, Grindler J, Oliveira CAR. Diagnóstico Diferencial no Eletrocardiograma. Barueri: Manole; 2007.
- Pastore CA, Grupi CJ, Moffa PJ, Ramires JAF. Eletrocardiologia Atual – Curso do Serviço de Eletrocardiologia do Incor. 2. ed. São Paulo: Atheneu; 2008.
- Samesima N, God EG, Kruse JCL, Leal MG, Pinho C, França FFAC, Pimenta J, et al. Diretriz da Sociedade Brasileira de Cardiologia sobre a Análise e Emissão de Laudos Eletrocardiográficos – 2022. Arq. Bras. Cardiol. 2022;119(4):638-80.

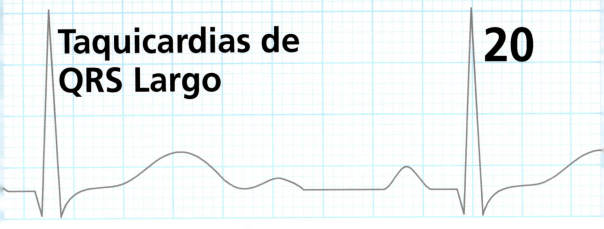

Taquicardias de QRS Largo

20

Martina Battistini Pinheiro
Fabio Mastrocola
Eduardo Cavalcanti Lapa Santos
Ivson Cartaxo Braga

INTRODUÇÃO

- As taquicardias de QRS largo se caracterizam por:
  - Frequência cardíaca (FC) maior que 100 batimentos por minuto (bpm).
  - QRS maior ou igual a 120 milissegundos (ms).

> **Causas de taquicardia com QRS largo**
> 1. Taquicardia supraventricular em paciente com bloqueio de ramo preexistente ou no portador de marca-passo em comando (estímulo) ventricular.
> 2. Taquicardia supraventricular com aberrância de condução, ou seja, devido ao aumento da FC ocorre uma lentificação no sistema de condução (em geral, com morfologia de BRD).
> 3. Taquicardia supraventricular com condução anterógrada pela via acessória, a taquicardia atrioventricular (TAV) antidrômica.
> 4. Taquicardia ventricular.

- A maior dificuldade destas taquicardias é o diagnóstico diferencial entre taquicardia supraventricular (TSV) com aberrância de condução e taquicardia ventricular (TV), devido ao pior prognóstico e à necessidade de rápido tratamento na ventricular (Figura 20.1).

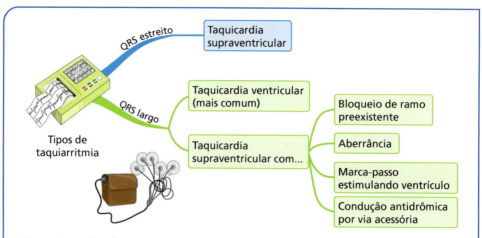

FIGURA 20.1 – Classificação das taquiarritmias de acordo com a duração do QRS. As taquiarritmias de QRS estreito têm origem acima do feixe de His (supraventriculares). As taquiarritmias de QRS largo geralmente têm origem infra-hissiana (ventriculares) e serão tanto mais aberrantes quanto mais distante for sua origem do sistema de condição normal. Também podem ser de origem supra-hissiana nos casos de presença de bloqueio de ramo prévio, de surgimento de QRS largo diante de aumento do tônus simpático, na condução antidrômica da via acessória ou, ainda, na taquiarritmia na presença de marca-passo.

EPIDEMIOLOGIA

- Das taquicardias de QRS largo:
  - 81% são TV.
  - 14% são TPSV com aberrância (bloqueios de ramos prévios ou frequência-dependentes).
  - 5% são TPSV com condução anterógrada pela via acessória (antidrômica).

Dica prática

▶ Como citado anteriormente, 8 em cada 10 casos de taquicardia com QRS largo são TV. Assim, se houver dúvida no diagnóstico diferencial de um paciente com taquicardia e QRS ≥ 120 ms, deve-se considerar a arritmia como TV até que se prove o contrário.

ETIOLOGIA

Causas de bloqueio de ramo

- ▶ Idiopático.
- ▶ Degenerativo.
- ▶ Miocardiopatias.
- ▶ Drogas antiarrítmicas, como propafenona.
- ▶ Isquemia miocárdica.
- ▶ Distúrbios hidroeletrolíticos.

> **Causas de taquicardia ventricular**
>
> ▸ Miocardiopatia chagásica.
> ▸ Miocardiopatia isquêmica.
> ▸ Outras miocardiopatias.
> ▸ Infarto agudo do miocárdio.
> ▸ QT longo congênito/adquirido.
> ▸ Síndrome de Brugada.
> ▸ Cardiomiopatia arritmogênica do ventrículo direito.
> ▸ Idiopática.

DIAGNÓSTICO DIFERENCIAL

- Atualmente, existem dois algoritmos bastante utilizados que permitem o diagnóstico diferencial em até 90% dos casos. São o algoritmo de Brugada (mais conhecido) e o de Vereckei, que utiliza critérios baseados apenas na derivação aVR.
- Critérios de Brugada (Figura 20.2).

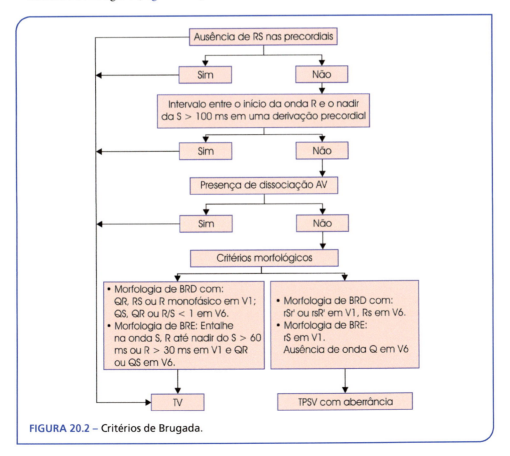

FIGURA 20.2 – Critérios de Brugada.

A seguir, colocamos exemplos dos 4 critérios usados no algoritmo de Brugada.
1. Ausência de RS nas precordiais – significa que o estímulo não utilizou o sistema His-Purkinje para a despolarização ventricular e, portanto, não pode ser uma arritmia proveniente dos átrios (Figura 20.3).
2. Início do R ao nadir (ponto mais baixo) do S maior que 100 ms. Quando o estímulo atrial é conduzido pelo sistema His-Purkinje, essa condução ocorre de maneira rápida e, portanto, o início do R ao nadir do S será rápido, com menos de 100 ms. Como a taquicardia ventricular não usa o sistema His-Purkinje, a despolarização ventricular ocorre de forma mais lenta (Figuras 20.4 e 20.5).
3. Dissociação atrioventricular: na TV, os ventrículos se contraem de forma independente dos átrios, o que faz com que as ondas P fiquem dissociadas dos complexos QRS. É possível ver as ondas P em locais diferentes a cada batimento. Caso não consiga ver as P dissociadas, passa-se para o próximo critério.

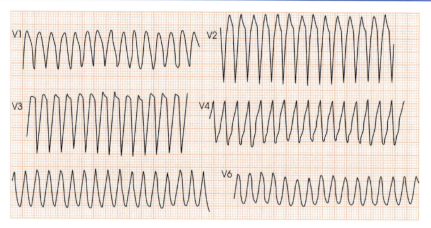

FIGURA 20.3 – Ausência de RS nas precordiais. Note que os complexos QRS são todos monofásicos. Neste caso, está feito o diagnóstico de TV.

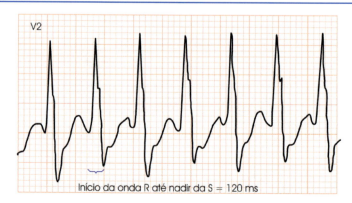

FIGURA 20.4 – RS maior que 100 ms, o que indica que se trata de uma TV.

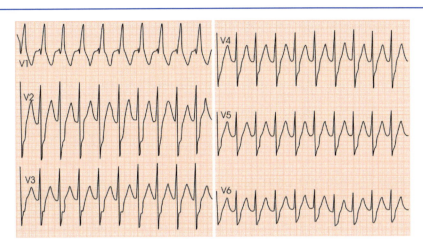

FIGURA 20.5 – Taquicardia de QRS largo com RS nas precordiais. Neste caso, deve-se passar ao terceiro critério para diferenciar a causa da arritmia, pois do início do R até nadir do S < 100 ms.

- Observação: a TV pode despolarizar os átrios retrogradamente e, portanto, a P não estará dissociada do QRS, porém, em geral, não podemos vê-la, pois como o QRS é largo a P estará dentro dele (Figura 20.6).
    4. Critérios morfológicos compatíveis com TV devem estar presentes em V1 e V6:
        ◦ BRD:
            - V1: R, RS ou QR (Figura 20.7).
            - V6: R/S < 1, QS ou QR (Figura 20.8).
        ◦ BRE:
            - V1 ou V2: entalhe em S, R > 30 ms ou > 60 ms até o nadir da onda S em V1.
            - V6: QR ou QS (qualquer onda Q) (Figura 20.10).
- Observação: na taquicardia supraventricular com aberrância, o estímulo desce pelo His-Purkinje (tecido especializado em condução) e se depara com uma condução mais lenta em um dos ramos (direito ou esquerdo), da mesma forma que ocorre durante o ritmo sinusal, por isso o QRS terá a mesma morfologia de um BRD ou BRE comum. Já na TV, o estímulo vem do ventrículo e não utiliza o sistema His-Purkinje (condução feita por tecido não especializado, célula a célula) para a despolarização do restante do ventrículo e, por isso, o QRS tão aberrante e mais lento.

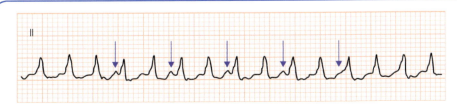

FIGURA 20.6 – Dissociação atrioventricular: note como a onda P é observada somente em alguns momentos e em diferentes lugares, demonstrando não haver relação entre a P e o QRS.

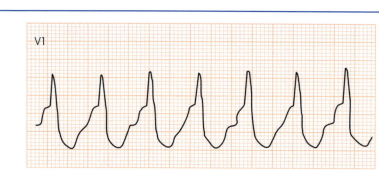

FIGURA 20.7 – TV com R puro em V1.

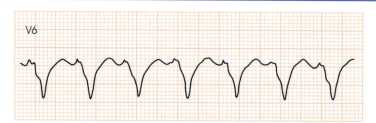

FIGURA 20.8 – TV com QS em V6. Quando se trata de uma TPSV com aberrância, a onda R em V6 costuma ser de maior amplitude que a onda S (ver Figura 20.9).

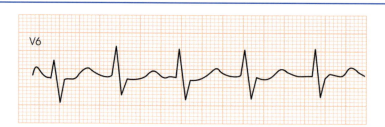

FIGURA 20.9 – TPSV com aberrância de condução com RS em V6.

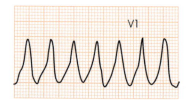

FIGURA 20.10 – TV com R maior que 30 ms.

> **DICA**
>
> Para não ter que decorar os critérios morfológicos de Brugada, é só lembrar das características dos bloqueios de ramo. Se em V1 e V6 a morfologia for típica do bloqueio de ramo esquerdo ou do direito, fala a favor da taquicardia supraventricular conduzida com aberrância.

- Critérios de Vereckei:
1. Presença de R inicial em aVR – indica TV.
   - Qual a lógica por trás disto? Simples. Quando temos uma taquicardia supraventricular com aberrância, o estímulo vem de cima (dos átrios) para baixo (ventrículos). Dessa forma, o vetor resultante da despolarização dos ventrículos apontará para a esquerda e para baixo, portanto, para longe de aVR.
   - Já quando se trata de uma taquicardia ventricular, a depender do local onde a arritmia é deflagrada, o estímulo pode ir em direção a aVR. O exemplo mais fácil para ilustrar é se o foco gerador da TV se localizar no ápice do VE.
   - Toda TV gera onda R em aVR? Não! Isso vai depender do local da origem da arritmia, como já dito anteriormente. Caso a arritmia surja, por exemplo, na porção basal do septo interventricular, os estímulos irão se direcionar para baixo e, assim, o complexo QRS será predominantemente negativo em aVR (Figuras 20.11 a 20.14).

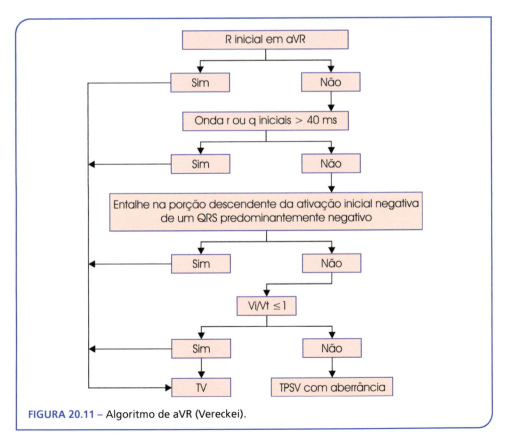

FIGURA 20.11 – Algoritmo de aVR (Vereckei).

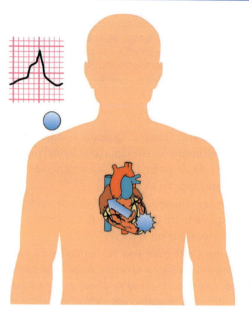

FIGURA 20.12 – Foco arritmogênico localizado no ápice do VE emite estímulos elétricos direcionados de baixo para cima. Assim, gera QRS positivo em aVR.

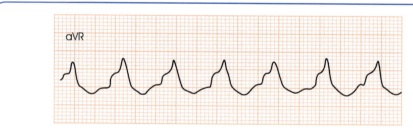

FIGURA 20.13 – TV com R puro em aVR.

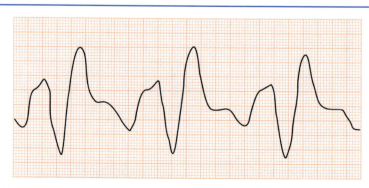

FIGURA 20.14 – Outro exemplo de TV com R inicial em aVR.

2. Onda r ou q iniciais > 40 ms – indica TV.
   - Os próximos 3 critérios do algoritmo de Vereckei baseiam-se no seguinte princípio: nos casos de taquicardia supraventricular, a condução do estímulo elétrico é inicialmente rápida, já que é feita pelo feixe de His. Apenas quando chega em um dos ramos bloqueados (direito ou esquerdo) é que a condução começa a se lentificar. Ou seja, a parte inicial do QRS é rápida e a parte medial/terminal é que é lenta.
   - Já na TV, o princípio inverso ocorre. Como o estímulo elétrico surge no meio do músculo ventricular, inicialmente o impulso elétrico será conduzido de forma lenta, célula a célula. Após um certo tempo, o estímulo irá chegar ao sistema de condução cardíaco e, então, sua condução irá acelerar. Seria como se um veículo estivesse percorrendo um terreno bastante acidentado inicialmente e, depois, chegasse até uma pista asfaltada e bem conservada. Assim, na TV observamos um complexo QRS que é lento em sua porção inicial e rápido em sua porção final.
   - O segundo critério, então, determina que se a porção inicial do QRS (quer seja uma onda negativa, q, ou positiva, r) for lentificada (> 40 ms) trata-se de uma TV.
3. Entalhe na porção descendente da ativação negativa de um QRS predominantemente negativo. Esse entalhe ocorre pela lentificação da condução do estímulo por fibras não especializadas, que pode ser observada na TV (Figura 20.15).

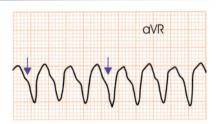

FIGURA 20.15 – TV com entalhe na porção descendente do QRS.

4. Vi/Vt ≤ 1 – sugere TV como causa da arritmia.
   - O Vi mede a amplitude do complexo QRS nos seus primeiros 40 ms. Já o Vt faz o mesmo nos últimos 40 ms do QRS.
   - Nos casos de taquicardia supraventricular, o Vi será maior que o Vt, já que a velocidade de condução é alta no início do QRS e lenta no final deste. O inverso ocorre na TV (Figuras 20.16 e 20.17).
     - Vi é a incursão vertical em milivolts dos 40 ms iniciais do QRS.
     - Vt é a incursão vertical em milivolts dos 40 ms finais do QRS.
     - Quando estes apresentarem porção positiva e negativa, o valor será a soma desses valores desconsiderando a polaridade.
     - Da mesma forma que o critério de RS do Brugada, essa medida tem como objetivo avaliar se a despolarização ventricular é rápida ou não, ou seja, se é ou não feita através do sistema His-Purkinje. No bloqueio de ramo, o início é rápido (desce pelo His-Purkinje - Vi) e depois se lentifica (bloqueio de ramo – Vt). Já na TV, o início da despolarização já é lento (Figura 20.18).

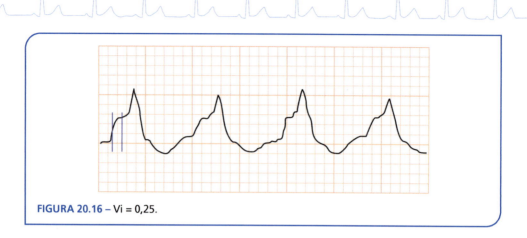
FIGURA 20.16 – Vi = 0,25.

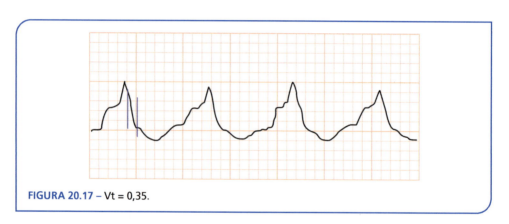
FIGURA 20.17 – Vt = 0,35.

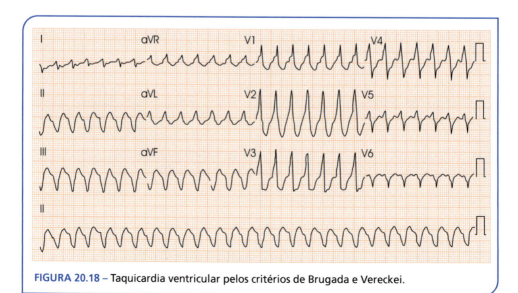
FIGURA 20.18 – Taquicardia ventricular pelos critérios de Brugada e Vereckei.

TAQUICARDIA SUPRAVENTRICULAR COM QRS LARGO

- Bloqueio de Ramo Prévio.
  - Pacientes portadores de bloqueio de ramo prévio à taquicardia e que desenvolvem taquicardia supraventricular.

> **Dica prática**
>
> Muitas vezes, o paciente não possui ECG prévio para o médico avaliar se já apresentava bloqueio de ramo ou não. Nesses casos, como confirmar que se trata de taquicardia supraventricular em paciente com bloqueio de ramo precedente? Caso o bloqueio de ramo permaneça de forma similar após a reversão da arritmia, sugere alteração preexistente. Ver exemplo a seguir (Figuras 20.19 e 20.20).

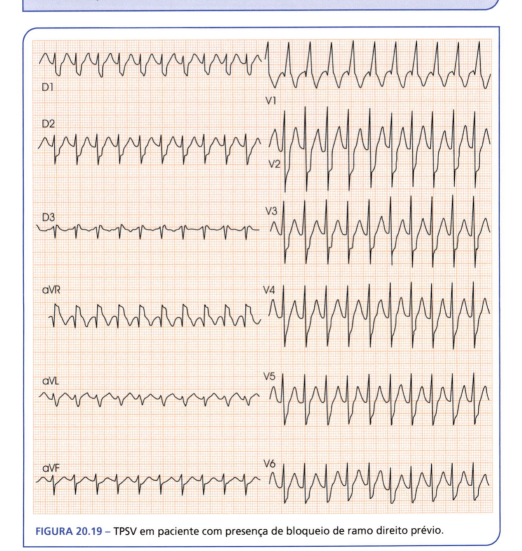

FIGURA 20.19 – TPSV em paciente com presença de bloqueio de ramo direito prévio.

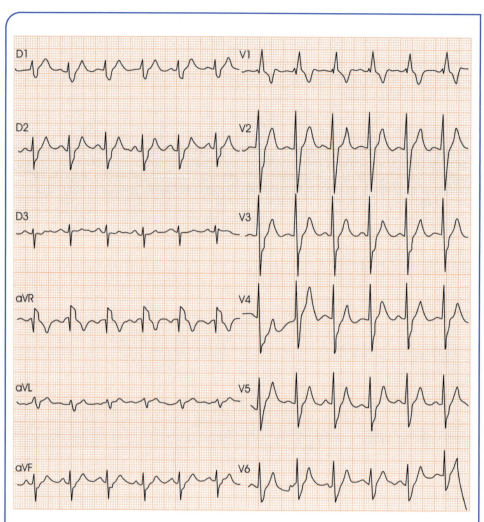

FIGURA 20.20 – Mesmo paciente após reversão da TPSV, mantendo padrão de BRD, sugerindo que o paciente já apresentava bloqueio de ramo previamente à arritmia.

- Aberrância de Condução.
  - Em geral, a morfologia é de BRD pela condução mais rápida pelos fascículos esquerdos e pelo período refratário mais longo do ramo direito, o que muitas vezes ocasiona o bloqueio de ramo frequência-dependente.

O que é bloqueio de ramo frequência-dependente?

▶ Devido à frequência cardíaca alta, o estímulo passa pelos fascículos esquerdos que têm período refratário mais curto, porém encontram o ramo direito em período refratário, levando à morfologia de bloqueio de ramo direito.

- Taquicardia antidrômica na Síndrome de Wolff-Parkinson-White.
  - Taquicardia em que o estímulo cardíaco desce pela via acessória, levando ao QRS aberrante, pois é conduzido pelo miócitos e não pelo sistema especializado de condução, e sobe pelo nó AV (Figura 20.21).

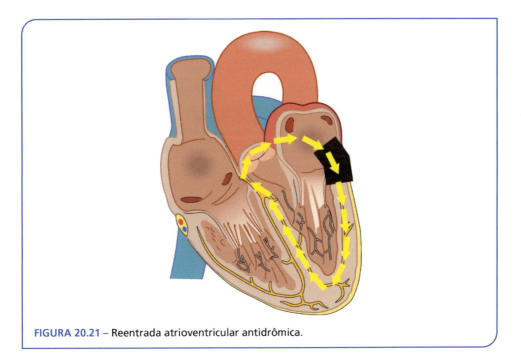

FIGURA 20.21 – Reentrada atrioventricular antidrômica.

- Fibrilação atrial pré-excitada.
  - FA em que o estímulo desce pela via acessória.
  - Eletrocardiograma característico em que os QRS têm morfologia bem aberrantes e diferentes entre si e há uma irregularidade do ritmo (Figura 20.22).
- Agora que terminamos de falar dos dois critérios mais conhecidos, vamos falar rapidamente de outros dois algoritmos de rápida e fácil aplicação.
- O Dr. Francisco Santos propôs, na sua tese de doutorado, em 2015, no InCor, um novo algoritmo, que usa critérios visuais de aplicação bem simples. Sua acurácia foi boa e similar ao de Brugada quando utilizado por médicos com menor experiência em eletrocardiografia, já para os experientes, o Brugada foi superior (Figura 20.23).
- Portanto, pela sua praticidade, principalmente quando a diferenciação entre TV e TSV-A é feita por médicos com menor experiência, este algoritmo pode ser uma boa opção (Figura 20.24).
- Existe ainda outro critério que utiliza apenas uma derivação (DII) e também é de fácil aplicação, que é o de Pava e colaboradores publicado em 2010.
- Ao avaliar-se o complexo QRS em DII, se o intervalo de tempo entre o início do QRS e a primeira mudança de polaridade for ≥ 50 ms = Taquicardia Ventricular.
- Vamos ver exemplos nas Figuras 20.25 e 20.26.

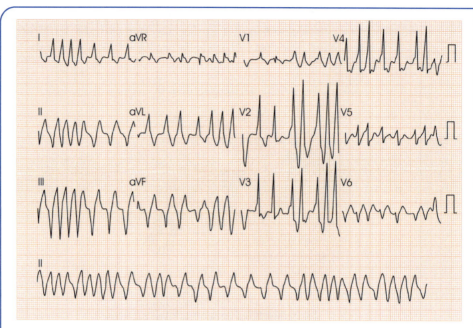

FIGURA 20.22 – FA com pré-excitação ventricular. Observe a taquicardia com QRS largo, FC bem elevada, RR irregular com QRS de morfologias diferentes.

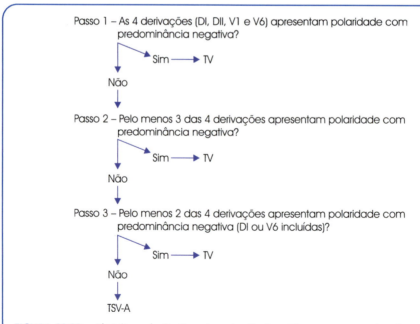

FIGURA 20.23 – Algoritmo do Dr. Francisco dos Santos. Observe que no algoritmo proposto pelo Dr. Santos basta apenas analisar a polaridade do QRS negativa ou positiva em 4 derivações (DI, DII, V1 e V6).

Taquicardias de QRS Largo

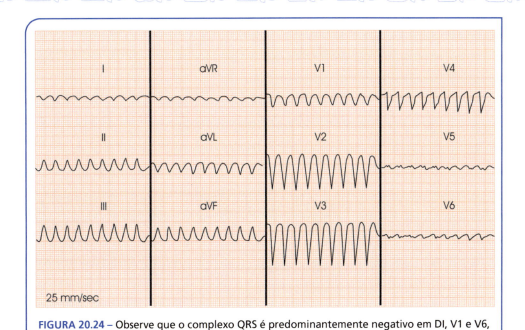

FIGURA 20.24 – Observe que o complexo QRS é predominantemente negativo em DI, V1 e V6, ou seja, 3 das 4 derivações avaliadas no algoritmo de Santos, sugerindo TV. ECG gentilmente cedido pelo Dr. Pedro Veronese.

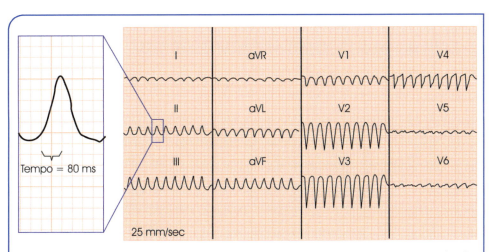

FIGURA 20.25 – Neste caso, o complexo QRS começa por uma onda para cima, positiva (onda R). A primeira mudança de polaridade ocorre no pico da onda R, quando esta começa a se dirigir para baixo. Do início do QRS até o pico da onda R, temos aproximadamente 80 ms de duração, o que sugere ser uma TV.

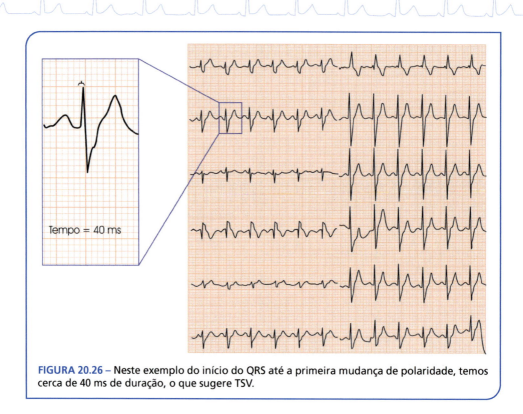

FIGURA 20.26 – Neste exemplo do início do QRS até a primeira mudança de polaridade, temos cerca de 40 ms de duração, o que sugere TSV.

TAQUICARDIA VENTRICULAR MONOMÓRFICA

- A taquicardia ventricular monomórfica é caracterizada por apresentar todos os QRS com a mesma morfologia.

Tipos de taquicardia ventricular monomórfica
- Idiopática.
- Secundária à fibrose miocárdica.
- Fascicular.
- Ramo a ramo.

- Idiopática.
    - Taquicardia ventricular de via de saída de ventrículo direito.
        - É a taquicardia ventricular mais comum em indivíduos com coração estruturalmente normal.
        - O padrão clássico é de BRE com complexos QRS positivos em DII, DIII e aVF.
        - Importante excluir Cardiomiopatia Arritmogênica do VD (Figura 20.27).

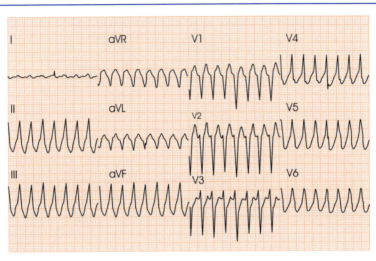

FIGURA 20.27 – TV de via de saída de VD.

> **ATENÇÃO**
>
> ► A TV de VSVD é a taquicardia ventricular mais comum em indivíduos com coração normal. Sempre que o paciente se apresentar com esta arritmia, deverá ser excluída a cardiomiopatia arritmogênica de ventrículo direito, uma doença caracterizada por infiltração gordurosa no miocárdio, principalmente em ventrículo direito.
> ► O diagnóstico é feito através de critérios clínicos, eletrocardiográficos e exames de imagem; a ressonância cardíaca é o exame mais recomendado e pode apresentar as alterações características, como disfunção de VD e áreas discinéticas (aneurismas).
> ► No ECG poderá apresentar ondas T negativas de V1 a V3 e onda épsilon, principalmente em V1, achado menos frequente, mas característico da doença – conforme ECG da Figura 20.28.

- Taquicardia ventricular de via de saída de ventrículo esquerdo.
    - Ocorre em pacientes com coração estruturalmente normal.
    - O padrão clássico é de BRD com complexos QRS positivos em DII, DIII e aVF (Figura 20.29).
- Secundária à fibrose miocárdica.
    - A fibrose miocárdica ocorre após algum processo de lesão dos miócitos, em que estes são substituídos por tecido conjuntivo.
    - A causa mais comum de fibrose é o infarto do miocárdio, mas também ocorre na doença de Chagas, nas miocardites e após cirurgias cardíacas em que há incisão e/ou sutura do miocárdio, entre outros.
- Fascicular.
    - São taquicardias que ocorrem em pacientes com coração estruturalmente normal.
    - O padrão clássico é de QRS pouco alargado, BRD e complexos QRS negativos em DII, DIII e aVF.
    - 90% se originam no fascículo posteroinferior e 10% no fascículo anterossuperior.

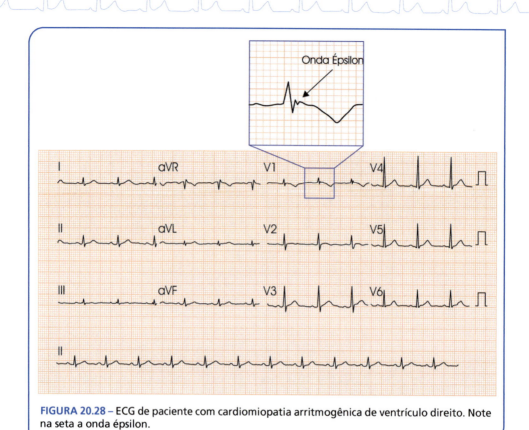

FIGURA 20.28 – ECG de paciente com cardiomiopatia arritmogênica de ventrículo direito. Note na seta a onda épsilon.

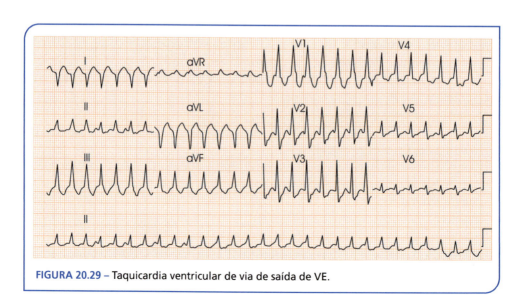

FIGURA 20.29 – Taquicardia ventricular de via de saída de VE.

- O mecanismo dessa taquicardia é, provavelmente, decorrente de reentrada originada na rede de fibras de Purkinje, localizada na porção septoapical do ventrículo esquerdo ou septomedial.
- Geralmente, respondem a bloqueador do canal de cálcio (Figura 20.30).

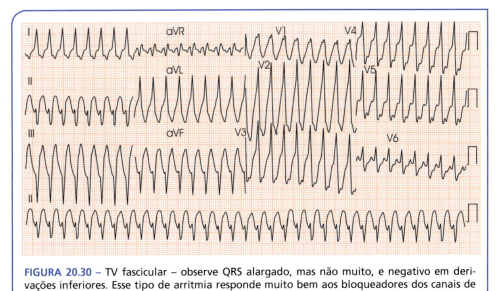

FIGURA 20.30 – TV fascicular – observe QRS alargado, mas não muito, e negativo em derivações inferiores. Esse tipo de arritmia responde muito bem aos bloqueadores dos canais de cálcio, como o verapamil.

- Ramo a ramo.
  - Mais frequente em pacientes com miocardiopatia dilatada não isquêmica.
  - O mecanismo responsável por essa arritmia é uma alça de reentrada que utiliza os ramos esquerdo e direito do sistema de condução.
  - Na maioria das vezes, o padrão eletrocardiográfico é de TV com BRE.
  - Em geral, a taquicardia utiliza o ramo direito como condução anterógrada e o ramo esquerdo como condução retrógrada.

TAQUICARDIA VENTRICULAR POLIMÓRFICA

- Taquicardia ventricular polimórfica apresenta complexos QRS com morfologias diferentes entre si. Pode ser secundária a: isquemia, síndrome de Brugada ou QT longo (Figura 20.31).
- Secundária à isquemia.
  - Isquemia aguda frequentemente causa TV polimórfica com degeneração para FV.
- Secundária à síndrome de Brugada (Figura 20.32).
  - Ocorre devido a disfunção do canal de sódio.
  - Ocorrem taquicardias polimórficas rápidas.
- *Torsades de pointes* (Figura 20.33).

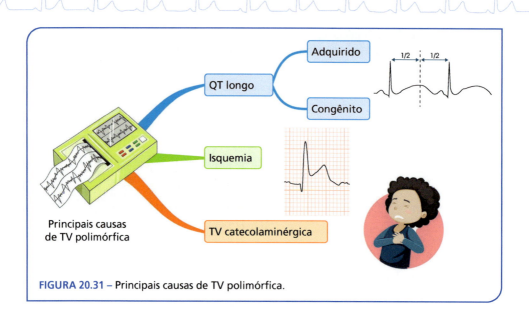

FIGURA 20.31 – Principais causas de TV polimórfica.

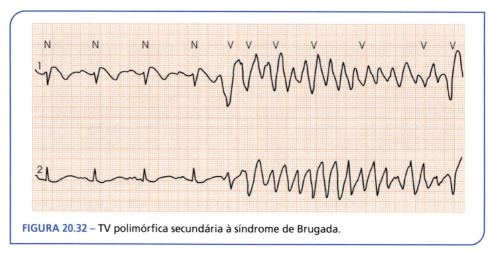

FIGURA 20.32 – TV polimórfica secundária à síndrome de Brugada.

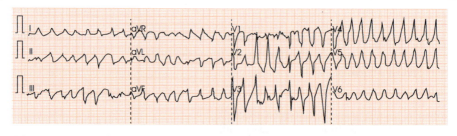

FIGURA 20.33 – Exemplo de ECG com torsades de pointes. Os complexos QRS mudam de morfologia, ora se apresentam com polaridade positiva, ora com polaridade negativa (torção das pontas).

- Ocorre em pacientes portadores de QT longo.
- Devido a uma disfunção nos canais iônicos, ocorre um prolongamento da repolarização ventricular e após potenciais precoces que levam à taquicardia.
- Eletrocardiograficamente, apresenta complexos QRS que mudam de morfologia e eixo ao longo da taquicardia, de tal forma que parecem que giram em torno do seu eixo (torção das pontas).

FIBRILAÇÃO VENTRICULAR

- Fase final das taquicardias ventriculares.
- Caracterizado por ondas finas, não podendo se caracterizar complexos QRS (Figura 20.34).

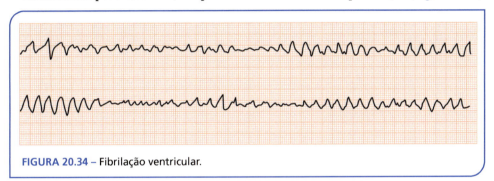

FIGURA 20.34 – Fibrilação ventricular.

LEITURAS SUGERIDAS

- Brugada P, Brugada J, Mont L, Smeets J, Andries EW. A new approach to the differential diagnosis of a regular tachycardia with a wide QRS complex. Circulation. 1991;83(5):1649-59.
- Friedmann JA, Grindler J, Oliveira CAR. Diagnóstico Diferencial no Eletrocardiograma. Barueri: Manole; 2007.
- Kaiser E, Darrieux FCC, Barbosa SA, Grinberg R, Assis-Carmo A, Sousa JC, et al. Differential diagnosis of wide QRS tachycardias: Comparison of two electrocardiographic algorithms. Europace. 2015;17(9):1422-7.
- Pastore CA, Grupi CJ, Moffa PJ, Ramires JAF. Eletrocardiologia Atual – Curso do Serviço de Eletrocardiologia do Incor. 2. ed. São Paulo: Atheneu; 2008.
- Pava LF, Perafán P, Badiel M, Flórez JP, Hincapié CA, Uribe W, et al. R-wave peak time at DII: A new criterion for differentiating between wide complex QRS tachycardias. Heart Rhythm. 2010;7(7):922-6.
- Santos Neto FR. Análise de um novo critério de interpretação no diagnóstico diferencial das taquicardias de complexo QRS largo [tese]. São Paulo: Faculdade de Medicina, Universidade de São Paulo; 2015.
- Vereckei A, Duray G, Szènási G, Altemose GT, Miller JM. New algorithm using only lead aVR for differential diagnosis of wide QRS complex tachycardia. Hear Rhythm. 2008;5(1):89-98.

Bradiarritmias

21

Nestor Rodrigues de Oliveira Neto
Ivson Cartaxo Braga

- São distúrbios do ritmo, onde a frequência cardíaca encontra-se baixa, < 50 bpm no adulto acordado. As bradiarritmias são classificadas em dois grupos: bradiarritmias sinusais e bloqueios atrioventriculares (Figura 21.1). As principais causas de bradiarritmias estão mostradas na Figura 21.2.

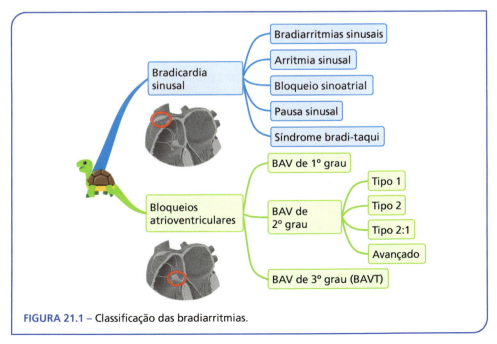

FIGURA 21.1 – Classificação das bradiarritmias.

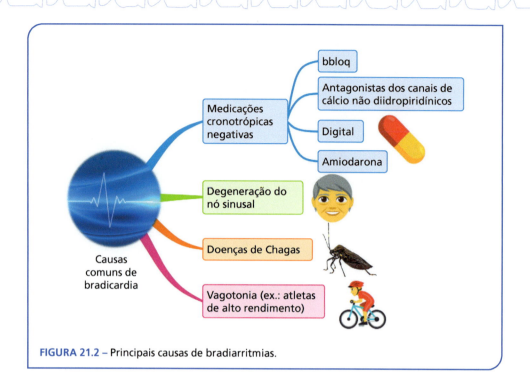

FIGURA 21.2 – Principais causas de bradiarritmias.

BRADIARRITMIAS SINUSAIS

- As bradiarritmias sinusais englobam distúrbios na função do nó sinusal, na junção sinoatrial ou na parede dos átrios. São mais comuns em idosos e apresentam causas variadas.
- A doença do nó sinusal apresenta diversas causas e pode ser intrínseca, quando a disfunção sinusal é causada por fibrose e degeneração do tecido nodal de causa idiopática (doença do nó sinusal primária), ou secundária a algumas doenças, tais como cardiopatia chagásica, cardiopatia isquêmica, amiloidose, miocardites, hipotireoidismo etc. A disfunção sinusal extrínseca é causada por drogas, como betabloqueadores, bloqueadores dos canais de cálcio, antiarrítmicos, agentes simpatolíticos, entre outras (Tabela 21.1).

Bradicardia sinusal

- Frequência cardíaca (FC) em repouso menor do que 50 bpm, em vigília, no adulto.
- A frequência cardíaca (FC) é dependente do sistema nervoso autônomo e deve ser interpretada tomando por base a idade e o nível de atividade. A FC, normalmente, cai significativamente durante o sono em virtude do maior tônus vagal, podendo chegar a 30 ou 40 bpm. No atleta, a bradicardia sinusal é comum (Figura 21.3).
- De modo geral, é uma condição benigna, porém pode ser causa de sintomas como síncope, tonturas, dispneia ou propiciar o surgimento de outros distúrbios do ritmo.

Tabela 21.1 – Causas das bradiarritmias sinusais (disfunção sinusal)

Disfunção sinusal primária	Mais comum no idoso (envelhecimento): fibrose e alteração degenerativa do nó sinusal e junção sinoatrial.
Isquemia miocárdica aguda	IAM: mais comum no infarto inferior por lesão da artéria do nó sinusal (ramo da coronária direita) ou por reflexo vagal (reflexo de Bezold-Jarisch). Associada a espasmo coronariano (angina de Prinzmetal).
Causa genética	Padrão familiar. Associada à cardiopatia congênita (CIA tipo seio venoso, anomalia de Ebstein).
Cardiopatias ou condições com envolvimento cardíaco	Doença de Chagas, miocardite, cardiomiopatia infiltrativa (amiloidose), neoplasias com invasão miocárdica, colagenoses, doença neuromuscular.
Causas extrínsecas	Efeitos de drogas: betabloqueador, BCC (verapamil, diltiazem), digital, antiarrítmicos (disopiramida, quinidina, amiodarona etc.), clonidina, lítio. Vagotonia e disfunção autonômica: atletas, síncope vasovagal, hipersensibilidade do seio carotídeo, hipertensão intracraniana.
Outras	Lesão do nó sinusal (pós-cirurgia cardíaca), doença reumática, hipotireoidismo, icterícia obstrutiva.

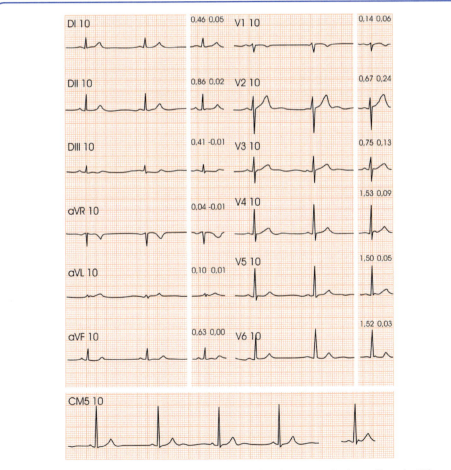

FIGURA 21.3 – Bradicardia sinusal em homem saudável, atleta. Frequência cardíaca de 43 bpm.

DICA – Bradiarritmias no sono

Episódios de bradiarritmias podem ocorrer durante o sono. Em geral, esses eventos são fisiológicos. Se houver uma incidência elevada de bradiarritmias durante o sono, devemos lembrar da possibilidade da síndrome da apneia obstrutiva do sono (SAOS), que é uma doença prevalente na população.
Casos com SAOS moderada a grave podem apresentar bradicardia progressiva durante episódio de apneia, devido à atividade vagal, seguida de taquicardia durante o período de retorno à respiração. As arritmias mais comuns em pacientes com SAOS são: bradicardia sinusal, parada sinusal, bloqueios atrioventriculares, complexos ventriculares prematuros e fibrilação atrial.

Arritmia sinusal

- O estímulo tem origem no nó sinusal, mas com intervalos de tempo variáveis. O ECG mostra variação entre os intervalos PP, com a variação entre os ciclos ultrapassando 0,12 s. A forma mais comum é denominada arritmia sinusal respiratória, quando o ciclo PP encurta na inspiração. É muito frequente em crianças e jovens. De modo geral, é uma alteração benigna, que não necessita de tratamento específico (Figura 21.4).

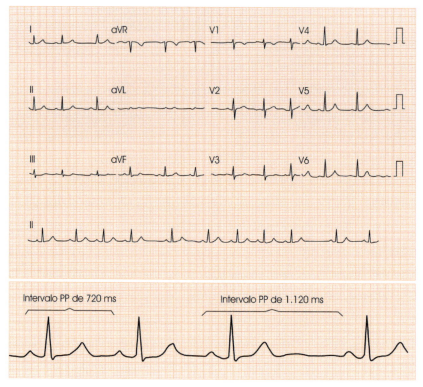

FIGURA 21.4 – Exemplo de arritmia sinusal. Notar no D2 longo como o intervalo entre os complexos QRS se modifica, sem alteração na morfologia da onda p. Há uma diferença maior que 120 ms entre os intervalos PP.

Bloqueios sinoatriais

- Distúrbio ocasionado pela dificuldade ou bloqueio da passagem do estímulo na junção sinoatrial. Pode ser de três tipos: 1º, 2º e 3º graus.
- O ECG permite o diagnóstico somente do bloqueio sinoatrial (BSA) de 2º grau.
- No bloqueio sinoatrial de 2º grau ocorre bloqueio da passagem de um ou mais estímulos na junção sinoatrial. Pode ser de dois subtipos:
    1. Bloqueio sinoatrial de 2º grau Tipo I: ocorre um encurtamento progressivo do intervalo PP até ocorrer a pausa. Esta tem duração menor do que o dobro do PP precedente. O intervalo PP após a pausa é mais longo que o intervalo PP que precede a pausa. Tem como mecanismo o aumento progressivo do tempo de condução na junção sinoatrial (fenômeno de Wenckebach na junção sinoatrial), até um batimento não conseguir passar (bloqueio) (Figura 21.5).
    2. Bloqueio sinoatrial de 2º grau Tipo II: não há alteração no intervalo PP antes ou após a pausa, e esta tem duração múltipla dos intervalos PP de base. A causa é o bloqueio súbito e intermitente na junção sinoatrial, sem modificação nos intervalos PP antes ou após a pausa. A pausa tem duração que é múltipla (dobro, triplo) do ciclo PP basal (Figura 21.6).

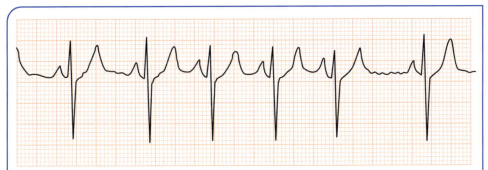

FIGURA 21.5 – Bloqueio sinoatrial de 2º grau Tipo I. As ondas P apresentam a mesma morfologia, mas observamos o encurtamento dos ciclos PP até ocorrer uma pausa, com duração menor do que o dobro do PP precedente. Pode ser facilmente confundido com arritmia sinusal (principalmente a não fásica), porém há encurtamento progressivo do PP até a pausa, isto é, a caracterização do fenômeno de Wenckebach sinoatrial, geralmente com repetição de um padrão cíclico é compatível com BSA 2º grau Tipo I e não arritmia sinusal.

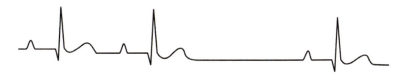

FIGURA 21.6 – Bloqueio sinoatrial de 2º grau Tipo II. A pausa tem duração múltipla do intervalo PP básico. Neste caso, a pausa é igual ao dobro do intervalo PP.

Pausas ou paradas sinusais

- Falha intermitente na atividade do nó sinusal. O ECG registra um ciclo PP com duração superior a 1,5 vez o ciclo PP básico e que não é múltiplo do ciclo básico como no BSA tipo II (Figura 21.7).
- A pausa é seguida por batimento de escape. Apresenta maior importância clínica quando ocorre em vigília, causa sintomas e tem duração > 3 s.

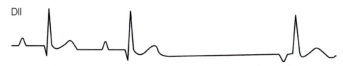

FIGURA 21.7 – O intervalo PP da pausa não é múltiplo do intervalo PP básico. A pausa é interrompida por um batimento de escape. Neste desenho o escape é juncional (onda P negativa precedendo um QRS estreito).

Doença do nó sinusal

- A doença do nó sinusal é definida pela presença de sintomas como tonturas, pré-síncope e síncope relacionados à disfunção do nó sinusal (bradiarritmias sinusais).
- A disfunção sinusal pode se manifestar de várias formas: bradicardia sinusal (distúrbio mais frequente), bloqueios sinoatriais, pausas e síndrome bradi-taqui.
- A síndrome bradi-taqui se caracteriza por episódios de taquicardia supraventricular, que se alternam com períodos de bradiarritmia sinusal (geralmente ao término da taquicardia), desencadeando os sintomas.

> **DICA**
> O tratamento das bradiarritmias sinusais associadas a sintomas, isto é, da doença do nó sinusal, é através do implante de marca-passo definitivo.

BLOQUEIOS ATRIOVENTRICULARES

- Os bloqueios atrioventriculares são comuns na prática clínica, tendo maior prevalência do que os bloqueios sinoatriais.
- O bloqueio atrioventricular (BAV) apresenta manifestações clínicas variadas, que dependem do tipo de bloqueio, desde as formas assintomáticas até os casos com sintomas como síncope recidivante.
- No adulto, o BAV é comumente adquirido, pode ser intermitente ou permanente e de causas reversíveis (efeito de drogas, miocardite, fase aguda do infarto etc.).
- O BAV de 3º grau congênito pode se apresentar de forma isolada ou associado à cardiopatia congênita. A forma isolada é mais comum, devendo-se à passagem de anticorpos (anti-Ro e anti-La) da mãe que apresenta lúpus eritematoso sistêmico ou doença de Sjögren, geralmente nas formas assintomáticas.

> **DICA**
>
> A principal causa de implante de marca-passo definitivo em adultos é a esclerose do sistema de condução cardíaco (chamada de doença de Lev-Lenegre). Esta etiologia causa cerca de 50% dos BAVT em países desenvolvidos, podendo o bloqueio total ser precedido por bloqueios de ramos ou fasciculares.

- No nosso meio, a doença de Chagas ainda é uma causa importante de bloqueio AV com indicação de marca-passo definitivo.

Aspectos clínicos dos bloqueios atrioventriculares	
BAV congênito	Pode ser na forma isolada ou associado à cardiopatia congênita. A forma isolada é mais comum, deve-se à passagem de anticorpos (anti-Ro e anti-La) da mãe, geralmente assintomática, que apresenta lúpus eritematoso sistêmico ou doença de Sjögren.
Fibrose e esclerose idiopática do sistema de condução	Mais comum nos idosos. Geralmente de causa irreversível.
Cardiopatia chagásica crônica	Epidemiologia positiva para Chagas. BAV de 2º grau ou BAV completo com QRS largo.
Associado a IAM inferior	Infarto inferior: lesão proximal da CD na maioria dos casos. Escape com QRS estreito pela localização nodal. Tende a reverter em horas ou dias.
Associado a IAM anterior	Associado a infarto anterior extenso. Apresenta alta mortalidade. Pode ser precedido por bloqueios de ramos e fasciculares.
Efeitos de drogas	Exemplos: betabloqueadores, verapamil, diltiazem, amiodarona, digital. O risco de BAV 2º/3º graus é maior no paciente com comprometimento do sistema de condução e quando se associa drogas (por exemplo: digoxina, amiodarona).
No curso de miocardite, endocardite infecciosa	Miocardite diftérica e de outras etiologias (geralmente nas formas graves). Complicação na endocardite infecciosa, especialmente da valva aórtica, pela proximidade com o sistema de condução; sugere extensão perivalvar e abscesso do anel valvar.
Vagotonia	Mais comum nos atletas, durante o sono ou estímulos vagais.
Pós-cirurgia cardíaca	Causado por edema, processo inflamatório ou lesão do sistema de condução. Pode ser reversível (mais comum) ou permanente.
Após outros procedimentos	Ablação por radiofrequência (incomum) e alcoolização do septo. Após troca valvar aórtica percutânea.
Outros	Hipercalemia, cardiomiopatias infiltrativas, doenças sistêmicas (espondilite anquilosante, doença de Reiter).

Classificação dos bloqueios atrioventriculares

- Bloqueio AV de 1º grau (Figura 21.8): caracteriza-se pelo prolongamento do intervalo PR, ou seja, intervalo PR > 0,20 s no adulto, mas as ondas P são conduzidas, com relação 1:1 (uma onda P para cada QRS). Na maioria dos casos, constitui um achado no ECG, sem relação com sintomas. A sua localização mais frequente é nodal.
- Bloqueio AV de 2º grau: tem como característica uma ou mais ondas P bloqueadas, isto é, existem algumas ondas P não seguidas por QRS. Pode ser dos seguintes subtipos:

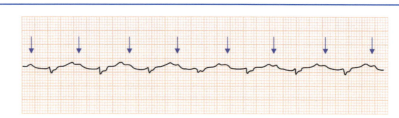

FIGURA 21.8 – BAV de primeiro grau: há prolongamento do intervalo PR (0,30 s). Ondas P indicadas pelas setas.

A. BAV de 2º grau Mobitz tipo I (bloqueio de Wenckebach) (Figuras 21.9 e 21.10): presença de progressivo aumento do intervalo PR até que uma onda P é bloqueada. O intervalo PR após a onda P não conduzida é mais curto do que o PR do intervalo que antecede a pausa. O ciclo que inclui a P bloqueada tem duração aumentada (pausa), mas menor do que dois ciclos com P conduzidas. Após a pausa, o intervalo PR volta a aumentar. A localização mais frequente do BAV do bloqueio de Wenckebach é no nó AV (bloqueio nodal).
B. BAV de 2º grau Mobitz tipo II: caracterizado pela presença de um intervalo PR constante, com a mesma duração, antes e depois da onda P bloqueada. Na maioria dos casos tem localização infranodal e apresenta complexo QRS largo. O seu prognóstico é pior do que o de 2º grau tipo I, com maior probabilidade de progressão para BAV completo e maior associação com síncope.
C. BAV de 2º grau 2:1 (Figura 21.11): a cada duas ondas P uma é bloqueada e a outra conduzida.
D. BAV de alto grau (Figura 21.12): quando há duas ou mais ondas P bloqueadas, isto é, relação 3:1, 4:1 ou maior.

- Bloqueio AV completo (Figura 21.13): ausência de P conduzidas, assim não há relação entre as ondas P e o QRS (dissociação AV), com a frequência atrial maior do que a frequência ventricular. A frequência cardíaca tipicamente é baixa, geralmente entre 30 e 50 bpm. Podem ser assintomáticos, ou causa de sintomas como tonturas, síncope e dispneia. A sua localização pode ser nodal ou infranodal.
- Quando se instala BAV completo associado à fibrilação atrial (Figura 21.14), ocorre regularização dos intervalos RR e frequência cardíaca baixa. Nesse caso, as ondas f (atividade atrial) não são conduzidas na junção AV. O ritmo é mantido por um escape (Figura 21.15). Em alguns casos a frequência cardíaca é baixa, há alto grau de bloqueio AV, mas há ainda condução atrioventricular, o que causa certa irregularidade do intervalo RR (fibrilação atrial com alto grau de bloqueio AV).

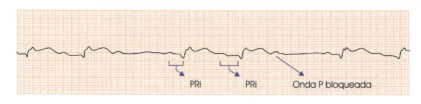

FIGURA 21.9 – BAV de 2º grau Mobitz I (Wenckebach): o intervalo PR aumenta progressivamente até que uma onda P é bloqueada, originando uma pausa. O intervalo PR após a onda P não conduzida é mais curto do que o PR do intervalo que antecede a pausa.

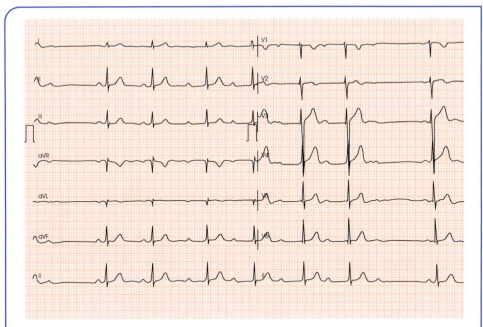

FIGURA 21.10 – ECG com BAV de 2º grau Mobitz I (Wenckebach): observar na derivação DII o alargamento progressivo do intervalo PR até a presença de uma onda P bloqueada.

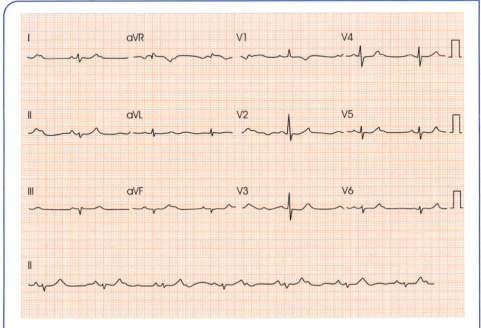

FIGURA 21.11 – BAV de 2º grau 2:1: uma onda P é conduzida, a seguinte é bloqueada, ou seja, a cada 2 P, apenas uma é conduzida. Neste caso o QRS é estreito.

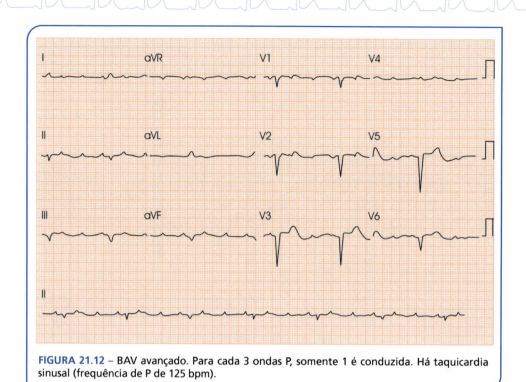

FIGURA 21.12 – BAV avançado. Para cada 3 ondas P, somente 1 é conduzida. Há taquicardia sinusal (frequência de P de 125 bpm).

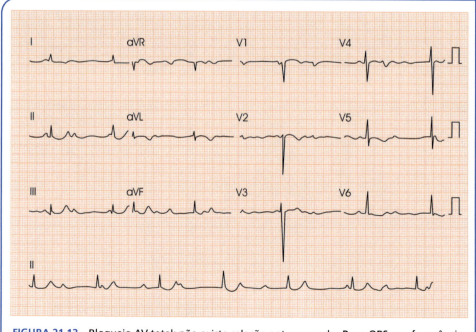

FIGURA 21.13 – Bloqueio AV total: não existe relação entre as ondas P e o QRS, e a frequência sinusal é maior do que a ventricular.

Bradiarritmias

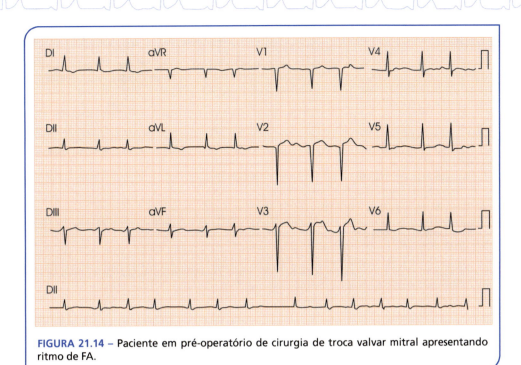

FIGURA 21.14 – Paciente em pré-operatório de cirurgia de troca valvar mitral apresentando ritmo de FA.

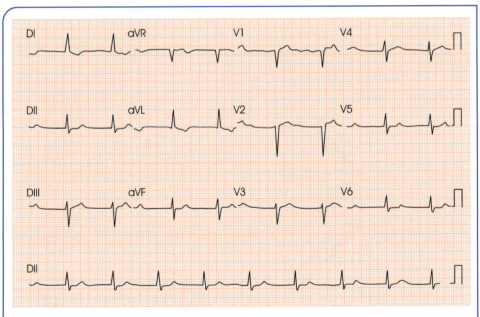

FIGURA 21.15 – ECG do mesmo paciente no 2º pós-operatório de cirurgia cardíaca. Observa-se que o ritmo que antes era irregular com FC de 84 agora está regular e com FC de 57 bpm. Não se visualizam ondas P no traçado. Isto sugere que o paciente evoluiu com FA + BAVT.

> **DICA**
>
> Paciente com ritmo prévio de fibrilação atrial, que começa a apresentar ritmo regular e bradicárdico – pensar em FA com BAVT. Normalmente a FA é um ritmo completamente irregular.

> **DICA**
>
> O implante de marca-passo provisório é, geralmente, indicado para BAV de 2º grau avançado ou BAV de 3º grau se:
> 1. Associado a sintomas (exemplo: síncope, dispneia) e/ou
> 2. Presença de repercussão hemodinâmica e/ou
> 3. Risco de evoluir para ritmos instáveis ou assistolia.
>
> O marca-passo provisório pode ser retirado após reversão do bloqueio (quando este apresenta causa reversível) ou após o implante do marca-passo definitivo.
> Nos casos de infarto agudo do miocárdio, por exemplo, costuma-se indicar marca-passo definitivo se o distúrbio de condução persistir por mais de 14 dias.
> O pós-operatório de cirurgia cardíaca é outra situação a qual devemos aguardar a possibilidade de reversão do bloqueio antes de indicar o implante do dispositivo definitivo.

> **DICA**
>
> Quando há surgimento de BAV novo em paciente com endocardite, sobretudo quando compromete a valva aórtica (pela proximidade com o sistema de condução), pensar em abscesso perivalvar. Dessa forma, é interessante fazer ECG periódico em pacientes internados por endocardite.

- Para facilitar ainda mais o entendimento dos bloqueios atrioventriculares, podemos fazer uma analogia com os tipos de plantonistas que atrasam para rendição de plantão (Figura 21.16).

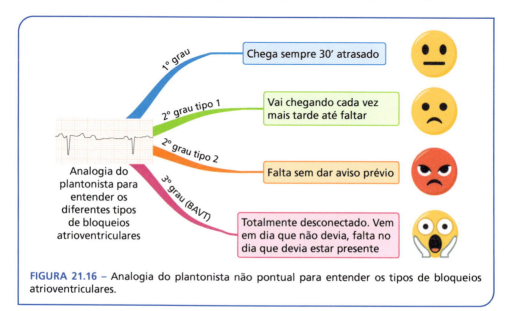

FIGURA 21.16 – Analogia do plantonista não pontual para entender os tipos de bloqueios atrioventriculares.

Bradiarritmias no IAM com supra de ST

- As bradiarritmias associadas ao IAM são causadas por alteração autonômica, como a bradicardia sinusal decorrente do aumento do tônus vagal (reflexo de Bezold-Jarisch), ou por isquemia.
- O bloqueio atrioventricular completo ocorre em cerca de 5% dos pacientes com IAM, sendo mais comum no IAM de parede inferior e quando há envolvimento do ventrículo direito associado (IAM inferior e de VD).
- Em geral, os pacientes com IAM e BAV completo apresentam pior prognóstico do que aqueles sem BAV.
- A irrigação do nó AV é suprida pela artéria do nó AV, ramo da coronária direita em 85% a 90% dos casos e pela artéria circunflexa nos demais (10% a 15%). Por isso, a lesão culpada no IAM inferior complicado com BAV geralmente é a coronária direita (lesão proximal).
- O BAV total que se instala no IAM inferior tem localização comumente alta, apresentando escape juncional, com QRS estreito e frequência cardíaca entre 40 e 60 bpm. Tende a reverter em horas ou poucos dias, especialmente quando estratégias de reperfusão são usadas. A frequência do escape pode aumentar, ou às vezes o bloqueio reverte, em resposta à administração de atropina IV, em virtude de sua localização nodal (Figura 21.17).
- Com respeito ao implante do marca-passo provisório no paciente com infarto inferior e BAV total, pode-se adotar uma conduta expectante, sem realizar o implante no paciente estável, já que a reversão do bloqueio AV é esperada. Entretanto, quando a frequência do escape é baixa (< 40 bpm), há instabilidade hemodinâmica ou arritmia ventricular, está indicado o emprego do marca-passo provisório.

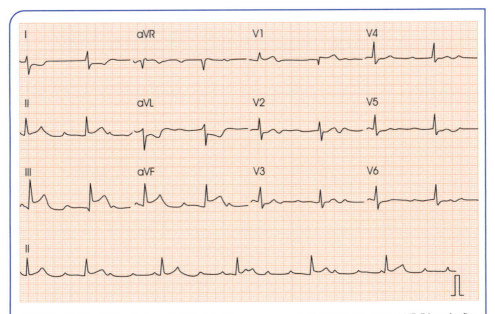

FIGURA 21.17 – IAM inferior e BAV total. Observar o supra de ST em DII, DIII e aVF. Dissociação com frequência atrial maior do que a frequência ventricular, que apresenta escape com QRS estreito. Houve reversão do bloqueio no seguimento e boa evolução clínica.

- Já o BAV total que ocorre associado ao infarto anterior é infranodal, geralmente causado por bloqueios nos ramos, tem escapes instáveis com QRS largo. Ocorre nos infartos extensos e tem mau prognóstico, com mortalidade alta. A alta mortalidade é relacionada a necrose extensa e surgimento de falência de bomba cardíaca. **Muitas vezes é precedido por bloqueios de ramos, bifascicular ou BAV de 2º grau Mobitz II. O implante de marca-passo provisório é indicado.**
- A realização de angioplastia primária pode causar reversão do BAV completo.

DICA

▶ BAVT + IAM inferior – muitas vezes o bloqueio é transitório. A maioria reverte após reperfusão, espera-se normalmente até 14 dias para se decidir sobre necessidade de marca-passo definitivo.

▶ BAVT + IAM anterior – prognóstico muito ruim, já que normalmente está associado a extensa necrose miocárdica. Mortalidade alta devido a choque cardiogênico. Frequentemente, o bloqueio tem caráter permanente, uma vez que ocorre devido à necrose do sistema de condução.

LEITURAS SUGERIDAS

- Adán V, Crown LA. Diagnosis and treatment of sick sinus syndrome. Am Fam Physician. 2003 Apr 15;67(8):1725-32. PMID: 12725458.
- Epstein AE, DiMarco JP, Ellenbogen KA, et al. ACC/AHA/HRS 2008 guidelines for device-based therapy of cardiac rhythm abnormalities: a report of the ACC/AHA Task Force on Practice Guidelines. Circulation. 2008 May 27;117(21):e350-408. doi: 10.1161/CIRCULATIONAHA.108.189742. PMID: 18483207.
- Goldberger AL. Clinical electrocardiography: a simplified approach. 7th ed. Philadelphia, PA: Elsevier; 2006. p. 203-214.
- Oliveira Neto NRO, Barros MNDS. Eletrocardiografia clínica: aspectos básicos e tópicos principais. 1ª edição. Brazil: Edição do Autor; 2011. p. 179-191.
- Rodriguez RD, Schocken DD. Update on sick sinus syndrome, a cardiac disorder of aging. Geriatrics. 1990 Jan;45(1):26-30, 33-6. PMID: 2295687.
- Sandesara CM, Olshansky B. Atriventricular block (Updated: Nov 30, 2012). http://emedicine.medscape.com/article/151597-overview. Acessado em março de 2014.
- Wagner GS. Marriott's Practical electrocardiography. 11th ed. Philadelphia, PA: Lippincott Williams and Wilkins; 2008. p. 262-286.
- Zipes DP, Libby P, Bonow RO, Mann DL, Tomaselli GF. Braunwald's Heart Disease: A Textbook of Cardiovascular Medicine, 11th edition, 2019; Chapter 12. Electrocardiography. New York.

Eletrocardiograma no Portador de Marca-passo

22

Marco Túlio Hercos Juliano

INTRODUÇÃO

- Para entender o eletrocardiograma no portador de marca-passo é necessário que se tenha uma ideia de como esse dispositivo funciona e para que serve, além do conhecimento das principais bradicardias.
- O marca-passo pode ser resumido como um gerador de pulsos acoplado a um sofisticado contador de tempos (temporizador), com capacidade de sentir a atividade elétrica do coração e estimular o mesmo quando necessário. O contato com o coração é estabelecido através dos eletrodos acoplados a esse dispositivo (Figura 22.1).
- Os dispositivos cardíacos eletrônicos implantáveis (DCEI) existentes são os marca-passos (MP), os cardioversores desfibriladores implantáveis (CDI) e os ressincronizadores (RC).

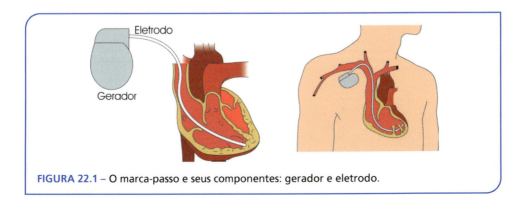

FIGURA 22.1 – O marca-passo e seus componentes: gerador e eletrodo.

- A radiografia de tórax permite o reconhecimento do DCEI. Fica mais fácil entender o eletrocardiograma quando já soubermos de que dispositivo se trata (Quadro 22.1).
- O MP é o dispositivo cardíaco eletrônico que trata as bradicardias. O CDI trata as taquicardias e as fibrilações ventriculares. O ressincronizador (RC) é um MP atriobiventricular (multissítio), que auxilia no tratamento da insuficiência cardíaca.
- Os MP podem ser unicamerais, quando possuem apenas um eletrodo posicionado no átrio (MP atrial) ou no ventrículo (MP ventricular), ou bicamerais, também conhecidos como dupla câmara, quando possuem um eletrodo no átrio e outro no ventrículo.
- A marca eletrocardiográfica da estimulação artificial pelo MP são as espículas. Representam a energia liberada pelo aparelho em um curto intervalo de tempo, e a despolarização que se segue nos dá a ideia da câmara estimulada (Figura 22.2 e Quadro 22.2).

> **Quais as características principais do ECG no portador de marca-passo?**
> ▶ A presença de espículas, que aparecem como linhas verticais de curta duração, a partir das quais é gerada uma onda P ou um complexo QRS, dependendo se a energia foi liberada no átrio ou no ventrículo.
> ▶ O QRS gerado após a espícula ventricular, na maioria das vezes, apresenta morfologia de Bloqueio de Ramo Esquerdo (BRE), ou seja, com QRS alargado e negativo em V1. Isto ocorre porque o cabo-eletrodo encontra-se no ventrículo direito e o ativa primeiro, com a propagação da despolarização seguindo em direção ao VE através dos cardiomiócitos, e não pelo sistema de condução normal, semelhante ao que ocorre no BRE.

Quadro 22.1 – Radiografia dos dispositivos cardíacos eletrônicos implantáveis (DCEI)

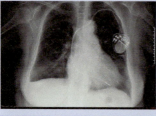

Marca-passo
Notar o gerador no quadrante superior esquerdo do tórax e os eletrodos atrial e ventricular.

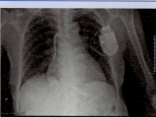

Cardioversor desfibrilador implantável
O gerador é um pouco maior que o do marca-passo e o seu eletrodo ventricular tem porções radiopacas chamadas *coils*, que formam vetores de choque junto com o gerador.

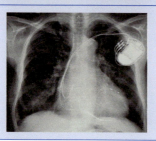

Ressincronizador
Gerador similar ao desfibrilador, porém com três eletrodos que dele emergem; um para o átrio direito, um para o ventrículo direito e outro para o ventrículo esquerdo (introduzido pelo seio coronário).

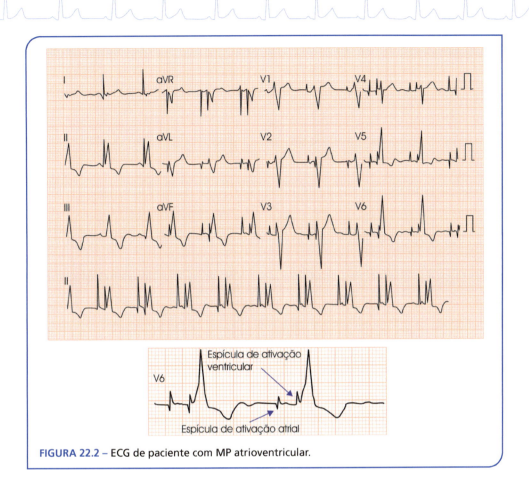

FIGURA 22.2 – ECG de paciente com MP atrioventricular.

CONCEITOS BÁSICOS

Existem conceitos básicos, necessários para o aprendizado do eletrocardiograma do portador de MP:

- Captura ou comando: dizemos que houve captura quando o MP foi capaz de provocar a despolarização da câmara em questão. No ECG, verificamos a captura se, após a espícula do MP, houver a despolarização da câmara estimulada (Quadro 22.2). Quando após a espícula atrial ou ventricular não houver despolarização, diz-se que houve perda de captura.
- Sensibilidade é a capacidade do MP de sentir a atividade elétrica do coração. Sua análise no ECG é indireta; no MP câmara única (atrial ou ventricular), se a sensibilidade estiver preservada e a FC do paciente estiver acima da frequência básica programada, o aparelho não emitirá as espículas, já que está sentindo os batimentos próprios do paciente. Nos dispositivos bicamerais, após atividade atrial sentida ou estimulada, inicia-se um período chamado IAV (intervalo atrioventricular). Ele é análogo ao intervalo PR do coração. Ao fim desse intervalo, se não ocorrer despolarização ventricular espontânea, o marca-passo lança um estímulo ventricular. Se durante o IAV o marca-passo sentir a despolarização espontânea do ventrículo, ele não emite espícula ventricular (inibe-se diante do evento sentido).

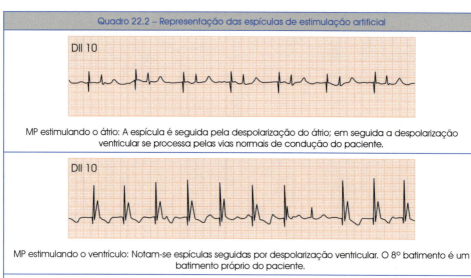

Quadro 22.2 – Representação das espículas de estimulação artificial

MP estimulando o átrio: A espícula é seguida pela despolarização do átrio; em seguida a despolarização ventricular se processa pelas vias normais de condução do paciente.

MP estimulando o ventrículo: Notam-se espículas seguidas por despolarização ventricular. O 8º batimento é um batimento próprio do paciente.

MP estimulando átrio e ventrículo sequencialmente: Observa-se uma espícula inicial seguida por despolarização dos átrios. Após aproximadamente 160 ms depois da espícula atrial (intervalo atrioventricular ou IAV) surge a espícula ventricular, seguida pela despolarização dos ventrículos.

- **Inibição:** quando o MP deixa de estimular uma câmara. A inibição pode ser apropriada (quando não precisa estimular) ou inapropriada; a última situação decorre de sensibilidade excessiva (*oversensing*).
- **Frequência básica:** frequência na qual o aparelho estimula o coração. Se a frequência básica for de 60 bpm em um aparelho unicameral, o MP começará a estimular o coração apenas quando a FC do paciente cair para valores abaixo de 60 bpm. Quando a FC do paciente estiver em valores acima deste, o MP ficará inibido pelo ritmo próprio.
- **Frequência magnética:** quando se coloca um ímã sobre o MP, o aparelho torna-se momentaneamente assíncrono (sem sensibilidade), operando em frequência diferente da programada. Essa frequência de memória, dita magnética, é programada em fábrica e é diferente entre cada fabricante. Além de auxiliar na identificação do fabricante do aparelho, dá ideia da longevidade da bateria; utilizam-se tabelas de frequência magnética dos aparelhos para se ter uma ideia do *status* de longevidade da bateria.

> **DICA**
> Aplicando um ímã sobre o marca-passo, podemos reverter uma arritmia mediada pelo marca-passo, além de proteger o mesmo de interferências eletromagnéticas, como em cirurgias de urgência em que se pretende usar o bisturi elétrico.

- Histerese: função especial programável em que a frequência cardíaca básica é reduzida após uma despolarização espontânea. Se a FC básica estiver programada em 60 com histerese de 50 (ou – 10 bpm), logo após um batimento próprio, o MP passará a estimular a 50 bpm, permitindo que o coração possa bater sozinho em FC ligeiramente menor que os 60 bpm (Quadro 22.3).
- Limiares: limiar de comando é o menor valor de energia capaz de provocar despolarização da câmara estimulada. Limiar de sensibilidade é o menor valor de sensibilidade com a qual o MP consegue sentir a atividade elétrica atrial ou ventricular.
- Modo: maneira como se programa o MP (modo de programação) ou como este está operando naquele determinado momento (modo de operação). Resumidamente são representados por uma sequência de letras e sua convenção será detalhada mais adiante.
- Disfunções: comportamentos apresentados quando há falhas no funcionamento dos MP; os grandes grupos de disfunções são as perdas de captura e as alterações de sensibilidade.
- Fusão: ocorre quando há ativação simultânea do miocárdio pelas vias normais de condução e artificialmente pelo MP. Os complexos gerados são híbridos; têm morfologia intermediária entre o QRS ou onda P espontâneos e os estimulados pelo MP (Quadro 22.4).
- Pseudofusão: quando a emissão da espícula ocorre simultaneamente à despolarização espontânea da câmara em questão. A onda P ou o QRS, apesar de precedidos por espículas, são idênticos aos espontâneos, não precedidos por espícula (Quadro 22.4).

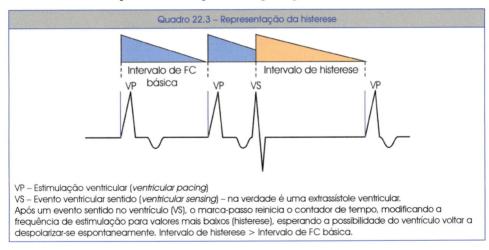

Quadro 22.3 – Representação da histerese

VP – Estimulação ventricular (*ventricular pacing*)
VS – Evento ventricular sentido (*ventricular sensing*) – na verdade é uma extrassístole ventricular.
Após um evento sentido no ventrículo (VS), o marca-passo reinicia o contador de tempo, modificando a frequência de estimulação para valores mais baixos (histerese), esperando a possibilidade do ventrículo voltar a despolarizar-se espontaneamente. Intervalo de histerese > Intervalo de FC básica.

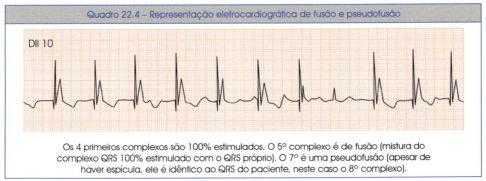

Quadro 22.4 – Representação eletrocardiográfica de fusão e pseudofusão

Os 4 primeiros complexos são 100% estimulados. O 5º complexo é de fusão (mistura do complexo QRS 100% estimulado com o QRS próprio). O 7º é uma pseudofusão (apesar de haver espícula, ele é idêntico ao QRS do paciente, neste caso o 8º complexo).

- **Período refratário:** os principais períodos refratários são o atrial, o ventricular e o período refratário atrial pós-evento ventricular, também conhecido como PVARP. Durante o período refratário, o MP fica não responsivo a novos eventos sentidos. Previne, por exemplo, no caso do ventrículo, que o MP sinta a própria onda T ou QRS e faça inibição inapropriada do referido canal.

O PVARP é o período refratário atrial que se segue a uma atividade ventricular estimulada ou sentida. Existe, entre outros motivos, para impedir que ondas P retrógradas gerem nova estimulação ventricular, causando o fenômeno de taquicardia mediada pelo MP (Quadro 22.5).

> **Resumindo os dois principais conceitos básicos**
> ▶ **Sensibilidade:** É a capacidade do marca-passo reconhecer o ritmo próprio do paciente.
> ▶ **Captura:** É a capacidade do marca-passo estimular o coração.

NOMENCLATURA DOS MODOS DE ESTIMULAÇÃO

- Por convenção e padronização internacional, o modo de programação dos DCEI é formado por uma série de 5 letras. Rotineiramente, utilizam-se apenas as 3 primeiras letras seguidas ou não pela letra R. Esta última se refere ao acionamento do sensor de variação de frequência, para que o MP aumente a frequência de estimulação quando sentir que o paciente precisa de FC maior do que a básica. Acionado para pacientes com doença do nó sinusal ou em MP unicamerais em pacientes ativos (Quadro 22.6).
- Os modos mais comuns nos marca-passos unicamerais são AAI ou VVI.

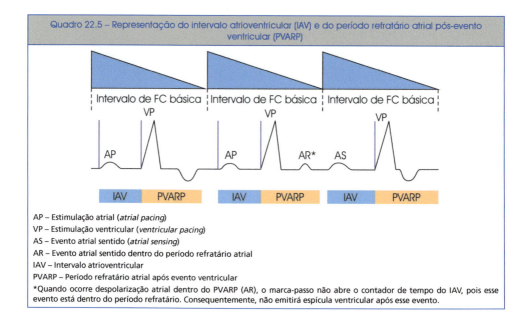

Quadro 22.5 – Representação do intervalo atrioventricular (IAV) e do período refratário atrial pós-evento ventricular (PVARP)

AP – Estimulação atrial (*atrial pacing*)
VP – Estimulação ventricular (*ventricular pacing*)
AS – Evento atrial sentido (*atrial sensing*)
AR – Evento atrial sentido dentro do período refratário atrial
IAV – Intervalo atrioventricular
PVARP – Período refratário atrial após evento ventricular
*Quando ocorre despolarização atrial dentro do PVARP (AR), o marca-passo não abre o contador de tempo do IAV, pois esse evento está dentro do período refratário. Consequentemente, não emitirá espícula ventricular após esse evento.

Quadro 22.6 – Nomenclatura internacional dos modos de programação

1ª letra	2ª letra	3ª letra	4ª letra	5ª letra
Câmara estimulada	Câmara sentida	Resposta à sensibilidade*	Resposta de frequência (sensor)	Estimulação multissítio
O = nenhuma	O = nenhuma	O = nenhuma	O = nenhuma	O = nenhuma
A = átrio	A = átrio	T = deflagrada ou sincronizada	R = sensor ativado	A = no átrio
V = ventrículo	V = ventrículo	I = inibida		V = no ventrículo
D = átrio e ventrículo	D = átrio e ventrículo	D = dupla (deflagrada ou inibida)		D = no átrio e no ventrículo

*Nos MP unicamerais, no modo deflagrado ou sincronizado (T), ao sentir uma atividade elétrica, que pode ser um batimento próprio ou uma interferência elétrica, o MP lança um estímulo atrial (AAT) ou ventricular (VVT). Essa programação protege os pacientes de inibições do MP em caso de interferências externas ou ruídos (como acontece em fraturas de eletrodos, por exemplo). No modo inibido, ao sentir atividade espontânea do paciente, o MP unicameral se inibe e não lança estímulo algum (AAI ou VVI). No modo duplo ou dual (D), o marca-passo bicameral pode inibir-se ou estimular; deflagra estimulação do ventrículo (T) após sentir uma atividade atrial e inibe-se ao sentir uma atividade ventricular espontânea (I).

- **AAI:** o MP estimula o átrio (A – primeira letra), sente o átrio quando houver atividade própria (A – segunda letra) e inibe-se quando isso ocorrer (I – última letra). Utilizado, por exemplo, na doença do nó sinusal, no qual o marca-passo estimulará o átrio se a frequência de ativação sinusal for inferior à programada pelo dispositivo. O mesmo raciocínio vale para o modo VVI, só que a câmara em questão é o ventrículo. Este modo é usado, por exemplo, em pacientes com fibrilação atrial.
- Nos MP bicamerais o modo mais comum de programação é o DDD (D = estimula as duas câmaras; átrio e ventrículo; D = sente as duas câmaras quando há atividade espontânea; D = comportamento duplo – capacidade de se inibir quando sente atividade espontânea dos ventrículos e estimulá-los quando sente atividade nos átrios).

DICA

> ► O modo de programação pode ser diferente do modo de operação. Um MP programado em DDD pode estar operando em AAI se estiver estimulando os átrios e a condução atrioventricular do paciente estiver preservada, inibindo a deflagração de espícula ventricular.

- Após a sequência de letras da nomenclatura internacional, segue-se o valor da frequência básica programada: DDD 60 (MP atrioventricular ou dupla-câmara programado em DDD, com frequência básica de 60 batimentos por minuto).

O ECG NAS DISFUNÇÕES DO MARCA-PASSO

- Embora os MP possam apresentar incontáveis disfunções, no eletrocardiograma elas vão se apresentar de duas maneiras principais, como falhas de sensibilidade e/ou de captura.
- A sensibilidade pode estar diminuída ou aumentada (*undersensing* ou *oversensing*, respectivamente). Quando estiver diminuída, o aparelho estimulará desnecessariamente o coração, pois está entendendo que não existe atividade espontânea (*undersensing* leva a *overpacing*).

Quando estiver aumentada (*oversensing*) deixará de estimular o coração quando necessário nos MP unicamerais, e nos MP bicamerais, o comportamento dependerá do canal em que está instalada a disfunção. Se houver *oversensing* no canal atrial, ocorrerá estimulação desnecessária dos ventrículos (o MP entenderá que tem muita atividade elétrica nos átrios e tentará sincronizar essa atividade com os ventrículos). Se houver sensibilidade excessiva no canal ventricular, ocorrerá inibição inapropriada da estimulação ventricular e não veremos espículas ventriculares após atividade atrial (pode ocorrer assistolia) (Quadro 22.7).

DICA – O que fazer perante uma disfunção do marca-passo?

▶ Em linhas gerais, se o paciente apresentar bradicardia com sinais ou sintomas de instabilidade, proceder à passagem de marca-passo provisório de emergência (transcutâneo/transvenoso).

▶ Se estável, solicitar ao paciente o cartão de identificação do marca-passo para que possa fazer a avaliação eletrônica do aparelho através de telemetria. Solicitar também radiografia de tórax para avaliar fratura ou mal posicionamento dos cabos eletrodos e exames laboratoriais.

▶ Lembrar que, se o diagnóstico for de *oversensing* ventricular, temporariamente a colocação de um ímã pode resolver o problema (o ímã deixa o marca-passo sem sensibilidade).

ARRITMIAS NOS PORTADORES DE MARCA-PASSO

- As arritmias nos portadores de MP podem ter relação direta com o aparelho (arritmias conduzidas, mediadas ou induzidas pelo MP) ou acontecer independentemente dele, situação na qual o aparelho será mero espectador do distúrbio do ritmo.

Taquicardia conduzida pelo marca-passo

- Nessa situação, o MP bicameral sente a frequência cardíaca elevada nos átrios (fibrilação atrial, *flutter* atrial, taquicardia atrial, taquicardia sinusal) e tenta sincronizar os eventos atriais com os ventrículos. É como se ele despejasse nos ventrículos a sobrecarga de estímulos que está sentindo nos átrios. Entretanto, os aparelhos são dotados de algoritmos que percebem uma taquiarritmia atrial e mudam o modo de estimulação para preservar os ventrículos dessa estimulação excessiva (mudança automática de modo ou *auto mode switch*). Geralmente, os MP programados em DDD mudam o modo para VVI ou DDI (Quadro 22.8).

Taquicardia mediada pelo marca-passo

- Também conhecida como taquicardia por reentrada eletrônica, a arritmia usa como alças da reentrada o eletrodo do MP e o sistema de condução do paciente. Se por motivo qualquer (extrassístole ventricular, perda de captura atrial) ocorrer estimulação retrógrada dos átrios pelo sistema de condução, esse eco atrial poderá cair dentro do período refratário do átrio ou após este. Na primeira situação, não haverá estimulação ventricular, já que está em período refratário. Na segunda, porém, o ventrículo será estimulado. Se este produzir

Quadro 22.7 – O ECG nas disfunções do marca-passo: perdas de captura e alterações de sensibilidade

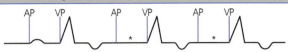

AP – Estimulação atrial (*atrial pacing*)
VP – Estimulação ventricular (*ventricular pacing*)
* Não há despolarização atrial após a estimulação artificial desta câmara (AP)
Perda de captura atrial

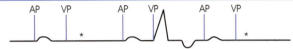

AP – Estimulação atrial (*atrial pacing*)
VP – Estimulação ventricular (*ventricular pacing*)
* Não há despolarização ventricular após a estimulação artificial desta câmara (AP)
Perda de captura ventricular

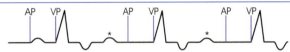

AP – Estimulação atrial (*atrial pacing*)
VP – Estimulação ventricular (*ventricular pacing*)
* Onda P não sentida pelo marca-passo (*undersensing* atrial). Após esse *undersensing*, a estimulação atrial (AP) não causa despolarização, pois encontra o átrio em período refratário.
Undersensing atrial

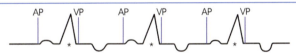

AP – Estimulação atrial (*atrial pacing*)
VP – Estimulação ventricular (*ventricular pacing*)
* QRS não sentido pelo marca-passo (*undersensing* ventricular).
Undersensing ventricular

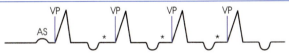

AS – Evento atrial sentido
VP – Estimulação ventricular (*ventricular pacing*)
Após a primeira atividade atrial sentida (AS), ocorre estimulação ventricular (VP) de modo sequencial. Nos eventos seguintes, o MP sente atividade atrial que não existe (*oversensing*) e estimula inadvertidamente o ventrículo (VP).
* O MP sentido pela atividade atrial que na verdade não existe.
Oversensing atrial em marca-passo dupla câmara

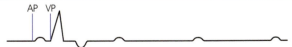

AP – Estimulação atrial (*atrial pacing*)
VP – Estimulação ventricular (*ventricular pacing*)
Após a primeira estimulação atrial e ventricular sequencial (AP e VP), instala-se disfunção de sensibilidade que resulta em inadequada inibição do canal ventricular. O MP deixa de estimular o ventrículo porque está sentindo como se houvesse atividade elétrica ventricular normal (*oversensing* ventricular).
* O MP sentido pela atividade atrial que na verdade não existe.
Oversensing ventricular

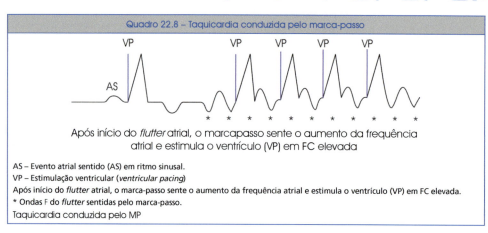

nova ativação atrial retrógrada que caia fora do período refratário atrial, o MP irá sincronizar essa atividade sentida como nova estimulação ventricular, perpetuando um ciclo de estimulação (Quadro 22.9).

Taquicardia induzida pelo marca-passo

- O exemplo clássico é quando há *undersensing* ventricular e o aparelho não reconhece o QRS próprio do paciente, emitindo espículas que podem cair em um período vulnerável da repolarização ventricular (fenômeno R sobre T). Nesse caso, há risco de deflagração de arritmias malignas, como a fibrilação ventricular.

Wenckebach eletrônico

- Durante uma taquicardia sinusal, o MP mantém a sincronia atrioventricular até uma frequência máxima de sincronia atrioventricular (FMSAV), que depende do canal limitador de frequência e é programável. Com o aumento progressivo da FC atrial, o MP retarda em

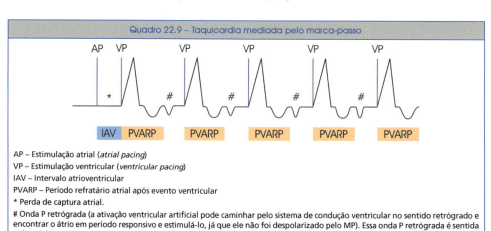

alguns milissegundos a estimulação ventricular para que não se ultrapasse essa FMSAV. Esse retardo é visto pelo prolongamento do intervalo entre a onda P e a espícula ventricular. Se a FC atrial aumentar a ponto de a onda P ficar muito próxima do QRS estimulado precedente, ela termina por cair dentro do período refratário atrial e não mais determina estimulação do ventrículo. No ECG, veremos então ondas P progressivamente mais afastadas das espículas ventriculares, até um momento em que ocorre uma onda p não seguida de estimulação ventricular (Wenckebach Eletrônico ou pseudo-Wenckebach). Se a FC atrial permanecer aumentando, haverá um momento em que a cada duas ondas P, somente uma deflagrará estimulação ventricular (bloqueio 2:1). Esses bloqueios não representam disfunção do marca-passo. Podem ser resolvidos com ajustes de programação (Quadro 22.10).

Arritmias e marca-passo – exemplos	
Arritmia conduzida	*Flutter*, fibrilação e taquicardias atriais.
Arritmia mediada	Taquicardia por reentrada eletrônica. Nesse caso, a colocação do ímã sobre o MP reverte a arritmia.
Arritmia induzida	Fenômeno R sobre T levando a TV/FV.

TERAPIA DE RESSINCRONIZAÇÃO CARDÍACA (TRC)

- Os ressincronizadores são MP ou CDI atriobiventriculares (RC ABiV) que, como o próprio nome diz, sincronizam a atividade do átrio com os dois ventrículos. Auxiliam o tratamento da insuficiência cardíaca, promovendo uma reorganização da ativação elétrica do coração ao estimular não somente o ventrículo direito (VD), mas o esquerdo também (VE). Para isso, possuem um eletrodo no átrio, um eletrodo no VD e outro no VE.

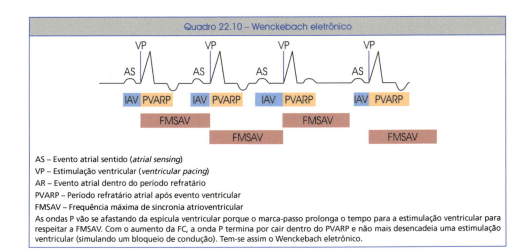

> **DICA**
>
> O ressincronizador gera duas espículas ventriculares, mas, a depender do intervalo programado (em milissegundos) entre essas espículas, veremos apenas uma. Como saber, então, nesse último caso, que se trata de um ressincronizador? Na estimulação ventricular direita (convencional) a despolarização ventricular gera um padrão de bloqueio de ramo esquerdo (BRE). Na estimulação por RC ABiV, o QRS estimulado costuma ser mais estreito que o habitual para estimulação convencional, e o padrão de despolarização dos ventrículos não tem o padrão típico de BRE, já que não é somente o VD que está sendo estimulado.
> Ao vermos um ECG com estimulação ventricular artificial com padrão de bloqueio de ramo direito (BRD), devemos suspeitar de algumas possibilidades: trata-se de TRC, ou ocorreu perfuração do VD e, consequentemente, estimulação do VE ou cateterização inadvertida do seio coronário pelo MP convencional (Quadro 22.11).

CARDIOVERSORES DESFIBRILADORES IMPLANTÁVEIS (CDI)

- Os CDI são DCEI especiais que têm, além das funções de um MP, a capacidade de reconhecer e tratar taquicardias e fibrilações ventriculares. Para isso, utilizam a estimulação ventricular programada em FC acima da taquicardia, conhecida como ATP (estimulação antitaquicardia), ou choques com energias variáveis (desfibrilação em caso de fibrilação ventricular ou

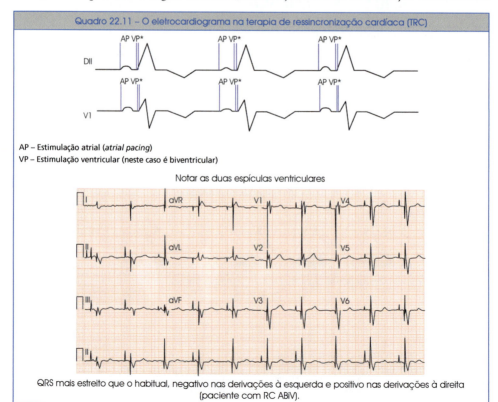

Quadro 22.11 – O eletrocardiograma na terapia de ressincronização cardíaca (TRC)

AP – Estimulação atrial (*atrial pacing*)
VP – Estimulação ventricular (neste caso é biventricular)

Notar as duas espículas ventriculares

QRS mais estreito que o habitual, negativo nas derivações à esquerda e positivo nas derivações à direita (paciente com RC ABiV).

cardioversão sincronizada nas taquicardias ventriculares) (Quadro 22.12). Na primeira situação (ATP), os estímulos em frequência superior à da taquicardia capturam o ventrículo e passam a comandá-lo por um curto período, o que temporariamente suprime o circuito da taquicardia do paciente. Ao término dos pulsos programados, com a supressão da arritmia, as células marca-passo do paciente ou o próprio CDI voltam a comandar o ritmo.

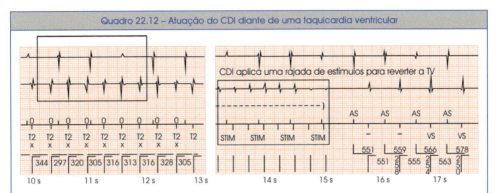

Quadro 22.12 – Atuação do CDI diante de uma taquicardia ventricular

Cardioversão utilizando estimulação ventricular programada, ATP ou *overdrive supression* (o aparelho emite uma "rajada" de estímulos extras em FC programada e os abole abruptamente).
A depender da programação do CDI, essa mesma taquicardia ventricular poderia ter sido tratada com choque de alta energia.

O ECG NO IAM EM PORTADORES DE MARCA-PASSO

- Os portadores de MP oferecem um desafio ao diagnóstico do infarto pelo ECG, já que a estimulação artificial dos ventrículos deforma o QRS e o segmento ST do paciente. A presença de complexos QS iniciais, o supradesnivelamento ou infradesnivelamento do segmento ST e a inversão de ondas T por si só não têm o mesmo valor para o diagnóstico de cardiopatia isquêmica aguda. Quando o MP estiver estimulando apenas o átrio, esse problema não ocorrerá e o diagnóstico se pauta nos mesmos critérios já estabelecidos.
- A análise dos critérios de Sgarbossa para diagnóstico de infarto em portadores de bloqueio de ramo esquerdo e ritmo de marca-passo mostrou que apenas o supradesnivelamento do segmento ST discordante do QRS ≥ 5 mm tem especificidade elevada e significância estatística para o diagnóstico de IAM nessa população (Quadro 22.13).

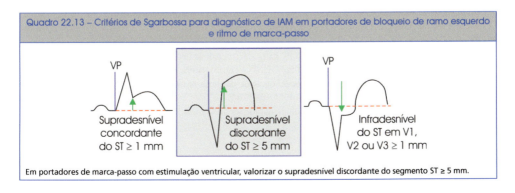

Quadro 22.13 – Critérios de Sgarbossa para diagnóstico de IAM em portadores de bloqueio de ramo esquerdo e ritmo de marca-passo

Em portadores de marca-passo com estimulação ventricular, valorizar o supradesnível discordante do segmento ST ≥ 5 mm.

ALGORITMO DE AVALIAÇÃO DO ECG NO PORTADOR DE MARCA-PASSO – DEFININDO O MODO DE OPERAÇÃO

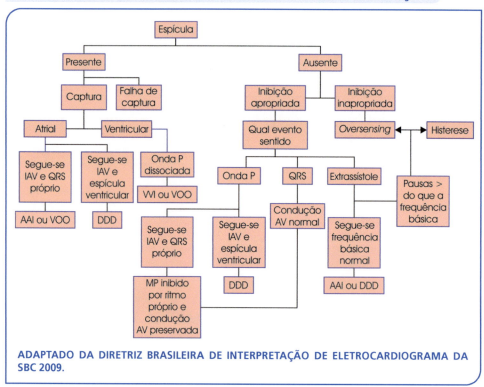

ADAPTADO DA DIRETRIZ BRASILEIRA DE INTERPRETAÇÃO DE ELETROCARDIOGRAMA DA SBC 2009.

LEITURAS SUGERIDAS

- Maloy KR, Bhat R, Davis J, Reed K, Morrissey R. Sgarbossa Criteria are Highly Specific for Acute Myocardial Infarction with Pacemakers. Western Journal of Emergency Medicine. 2010;11(4):354-357.
- Martinelli Filho M, Nishioka SAD, Siqueira SF. Atlas de Marcapasso - A Função através do Eletrocardiograma. São Paulo: Atheneu; 2012.
- Melo CS (ed). Temas de Marcapasso. 4th ed. São Paulo: Casa; 2011.
- Samesima N, God EG, Kruse JCL, Leal MG, Pinho C, França FFAC, Pimenta J, et al. Diretriz da Sociedade Brasileira de Cardiologia sobre a Análise e Emissão de Laudos Eletrocardiográficos – 2022. Arq. Bras. Cardiol. 2022;119(4):638-80.
- Pastore CA, Grupi CJ, Moffa PJ. Eletrocardiologia atual. 2ª edição. São Paulo: Atheneu; 2008.
- Sgarbossa EB, Pinski SL, Gates KB, Wagner GS. Early electrocardiographic diagnosis of acute myocardial infarction in the presence of ventricular paced rhythm. GUSTO-I investigators. Am J Cardiol. 1996;77(5):423.
- Sgarbossa EB. Recent advances in the electrocardiographic diagnosis of myocardial infarction: left bundle branch block and pacing. Pacing Clin Electrophysiol. 1996;19:1370-9.
- Tranchesi J. Eletrocardiograma normal e patológico: Noções de Vetocardiografia. Revised by Moffa PJ, Sanches PCR. São Paulo: Roca; 2001.

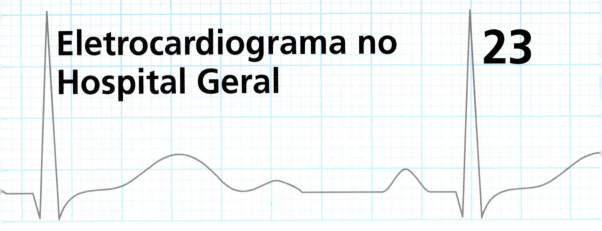

Eletrocardiograma no Hospital Geral

23

Fernando Ramos de Mattos
Fabio Mastrocola
Eduardo Cavalcanti Lapa Santos
Ivson Cartaxo Braga

INTRODUÇÃO

- Inúmeras condições clínicas, presentes no dia a dia, correlacionam-se com alterações eletrocardiográficas significativas e, sendo este um exame simples, não invasivo, barato e amplamente disponível, deve ser encarado como uma importante ferramenta nesses cenários.
- A seguir, exporemos as principais dessas situações e suas alterações.

DISTÚRBIOS HIDROELETROLÍTICOS

Hipercalemia

- A elevação dos níveis de potássio é uma condição clínica frequente, potencialmente grave, na qual o eletrocardiograma (ECG) tem papel fundamental.
- As alterações eletrocardiográficas costumam aparecer a partir de níveis de potássio de 6,0-6,5 mEq/L.
- Produz alterações sequenciais na repolarização e despolarização, conforme elevam-se os níveis de potássio (Figura 23.1):
  - Primeira fase – Onda T: eleva-se em amplitude e perde-se a assimetria. Por essa característica, é comumente chamada de onda T em tenda (base estreita e apiculada).
  - Segunda fase – Onda P e PR: em sequência, alarga-se o intervalo PR e a onda P começa a reduzir de amplitude até finalmente ficar imperceptível, muitas vezes impossibilitando a identificação da origem do estímulo pelo ECG, apesar de ainda ser sinusal.

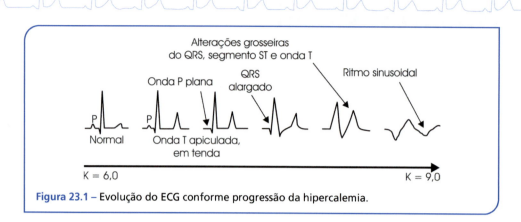

Figura 23.1 – Evolução do ECG conforme progressão da hipercalemia.

- **Terceira fase – Complexo QRS:** em níveis mais elevados de potássio temos o progressivo alargamento do complexo QRS e redução de sua amplitude. Nesse momento tem-se a sensação de que o ECG está sendo esticado conforme o potássio aumenta.
- **Última fase – Arritmias letais:** aumentos progressivos do potássio sem tratamento tendem a induzir arritmias malignas, como a fibrilação ventricular.
- Vejamos alguns traçados reais. Primeiramente, um estágio inicial de hipercalemia com ondas T apiculadas, mas P ainda visível (Figura 23.2).
- Em sequência, acentua-se a elevação e simetria da T, perde-se a onda P visível e inicia-se alargamento do complexo QRS (Figuras 23.3 a 23.5).
- Esta alteração progride até observarmos padrões cada vez mais alargados, esboçando uma linha sinusoidal (Figura 23.6). Nessa fase, o risco de arritmias malignas ventriculares (como a fibrilação ventricular) é elevado.

DICA
No tratamento, além de medidas para a redução do potássio, tem grande papel a administração de gluconato de cálcio, que, apesar de não interferir nos níveis de potássio, atua estabilizando eletricamente a membrana celular e atenuando momentaneamente os efeitos eletrocardiográficos da hipercalemia. O cálcio antagoniza o efeito do potássio, restaurando a excitabilidade da membrana (Figura 23.7).

Hipocalemia

- Trata-se da redução dos níveis de potássio abaixo de 3,5 mEq/L.
- Causas como: perdas gastrointestinais, nefropatia perdedora de sal, intoxicações medicamentosas por beta-agonistas.
- As alterações eletrocardiográficas são na repolarização, onde observamos progressivo achatamento da onda T, enquanto a onda U torna-se proeminente e, eventualmente, até maior que a onda T.
- Algumas outras alterações podem estar presentes, mas não são vistas sempre, como onda P proeminente, intervalo PR discretamente aumentado, infradesnivelamento de ST (veja ilustração das principais alterações na Figura 23.8).

Eletrocardiograma no Hospital Geral

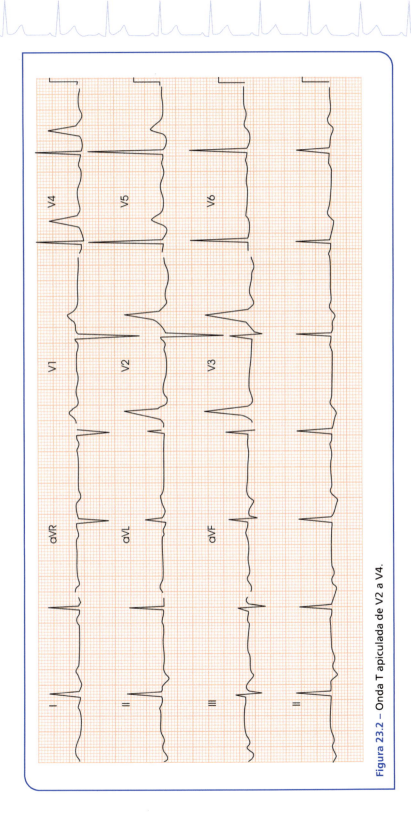

Figura 23.2 – Onda T apiculada de V2 a V4.

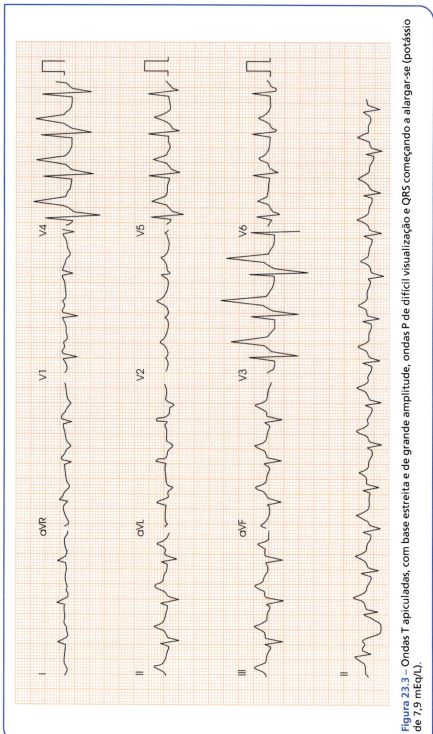

Figura 23.3 – Ondas T apiculadas, com base estreita e de grande amplitude, ondas P de difícil visualização e QRS começando a alargar-se (potássio de 7,9 mEq/L).

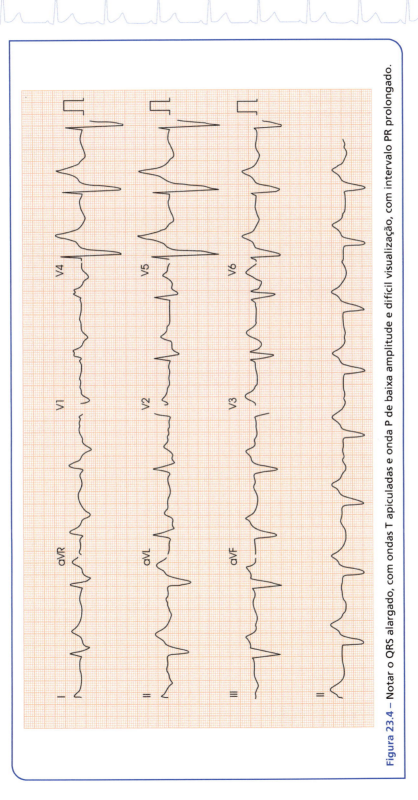

Figura 23.4 – Notar o QRS alargado, com ondas T apiculadas e onda P de baixa amplitude e difícil visualização, com intervalo PR prolongado.

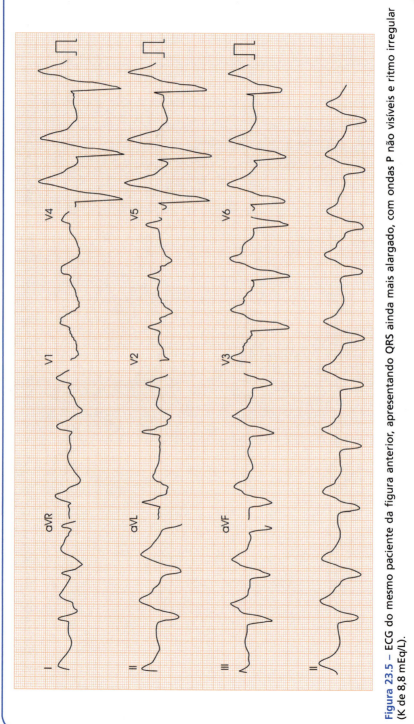

Figura 23.5 – ECG do mesmo paciente da figura anterior, apresentando QRS ainda mais alargado, com ondas P não visíveis e ritmo irregular (K de 8,8 mEq/L).

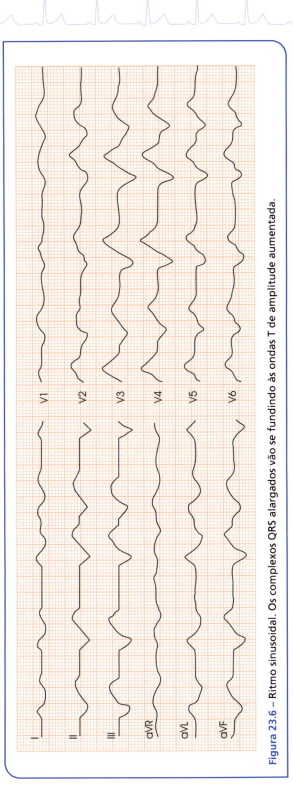

Figura 23.6 – Ritmo sinusoidal. Os complexos QRS alargados vão se fundindo às ondas T de amplitude aumentada.

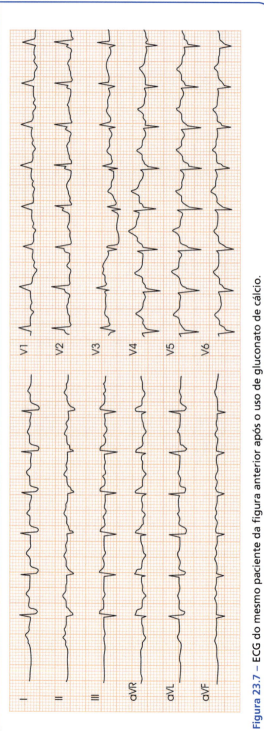

Figura 23.7 – ECG do mesmo paciente da figura anterior após o uso de gluconato de cálcio.

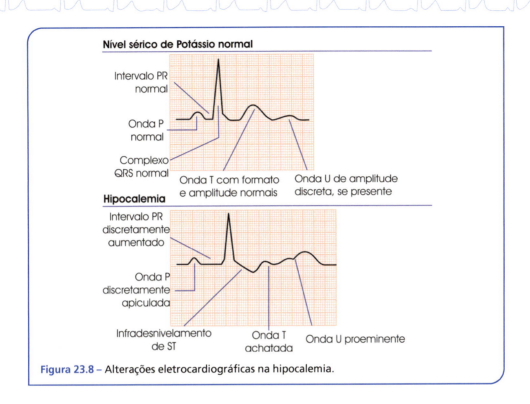

Figura 23.8 – Alterações eletrocardiográficas na hipocalemia.

> **DICA**
> ▶ No ECG normal a onda U pode ocorrer, mas sua amplitude não costuma ultrapassar 25% da amplitude da onda T.

- A seguir, um exemplo das alterações eletrocardiográficas na hipocalemia (Figura 23.9).
- No tratamento realiza-se a reposição de potássio, mas, caso esta seja por via intravenosa (casos graves), sua velocidade e sua concentração devem ser cuidadosamente calculadas pelo risco de induzir arritmias malignas e morte súbita, além de poder ocasionar flebite.

Hipocalcemia

- Diminuição dos níveis séricos de cálcio (definido por cálcio iônico abaixo do valor de referência ou cálcio total corrigido pela albumina, abaixo de 8,5 mg/dL).
- Causas como: intoxicações por bisfosfonatos, hipoparatireoidismo ou hipovitaminose D.
- O ECG, nesses casos, apresenta um alargamento do intervalo QT à custa do segmento ST.

Hipercalcemia

- Elevação dos níveis séricos de cálcio (definido por cálcio iônico acima do valor de referência ou cálcio total corrigido pela albumina acima de 10,5 mg/dL).

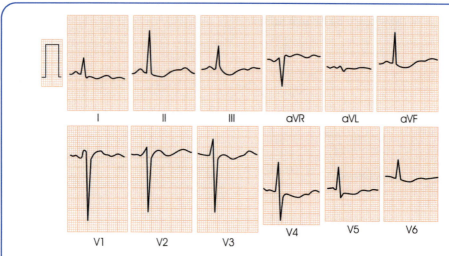

Figura 23.9 – Hipocalemia (Potássio: 2,3 mEq/L) – Nota-se aumento do intervalo QT e presença de ondas U de grande amplitude. Imagem gentilmente cedida pelo Dr. Lurildo Cleano Ribeiro Saraiva.

- Causas como: hiperparatireoidismo e neoplasias em mais de 90% dos casos.
- Em oposição à hipocalcemia, neste cenário temos QT encurtado à custa de um segmento ST muito breve, observando-se frequentemente a fusão da onda T ao QRS precedente.

Hipomagnesemia

- Causas como: perdas gastrointestinais ou renais e etilismo crônico.
- A hipomagnesemia pode trazer alterações eletrocardiográficas, que podem levar a arritmias potencialmente graves, ao contrário da hipermagnesemia, que dificilmente altera o ECG, motivo pelo qual ela não será abordada.
- Pode-se observar diminuição de onda T, redução da voltagem do QRS, prolongamento de PR e QT, e infradesnivelamento de ST.
- Frequentemente associada a outros distúrbios hidroeletrolíticos, motivo pelo qual as alterações podem se fundir.
- A alteração mais frequente é o alargamento isolado do QT, condição de alto risco, pois associa-se a incidência de taquicardia ventricular polimórfica em torção das pontas, ou *torsades de pointes*.

DOENÇAS SISTÊMICAS

Hipotireoidismo

- O hipotireoidismo, quando descompensado, pode trazer alterações eletrocardiográficas importantes e bem marcantes.

Alterações eletrocardiográficas no hipotireoidismo

▶ Complexos QRS de baixa voltagem difusamente.
▶ Bradicardia sinusal.
▶ Redução da amplitude e inversão da onda T.
▶ Infradesnivelamento do segmento ST.
▶ Bloqueios atrioventriculares.
▶ Alargamento do intervalo QT.

- Com a devida reposição hormonal, os efeitos eletrocardiográficos cedem gradativamente.

Hipertireoidismo

- Ao contrário do hipotireoidismo, suas alterações são mais inespecíficas e secundárias à hiperativação do metabolismo.
- São frequentes as taquicardias, como: taquicardia sinusal, taquicardia atrial e fibrilação atrial aguda de alta resposta.

DICA

▶ A arritmia mais frequente em pacientes com hipertireoidismo é a taquicardia sinusal.

- Pacientes com hipertireoidismo não controlado têm prevalência de fibrilação atrial até seis vezes maior do que indivíduos com função tireoidiana normal.

DICA

▶ Ao diagnosticar fibrilação atrial em um paciente, solicitar TSH e T4L para descartar alterações da função tireoidiana como causa da arritmia.

Hipotermia

- Habitualmente, vislumbramos os efeitos eletrocardiográficos quando a temperatura corporal atinge 30° C ou menos, necessitando de exposição ao frio intenso, motivo pelo qual tal situação é rara em nosso país. As principais alterações eletrocardiográficas da hipotermia estão mostradas na Figuras 23.10 e 23.11.

Principais alterações eletrocardiográficas na hipotermia

▶ Alargamento do QRS em virtude das ondas J ou ondas O de Osborn (entalhe final no complexo).
▶ Bradicardia sinusal.
▶ QT longo.

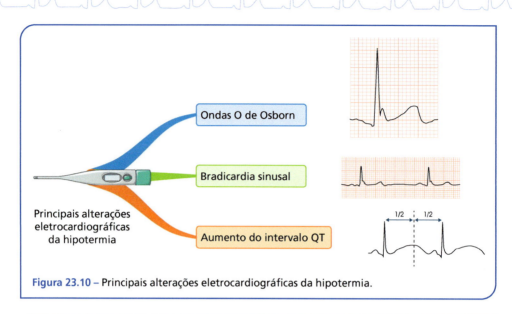

Figura 23.10 – Principais alterações eletrocardiográficas da hipotermia.

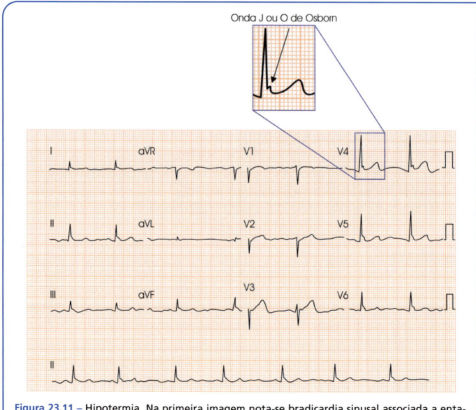

Figura 23.11 – Hipotermia. Na primeira imagem nota-se bradicardia sinusal associada a entalhes no final do complexo QRS. Estes entalhes são chamados de ondas J ou ondas O de Osborn. (Continua)

Eletrocardiograma no Hospital Geral 407

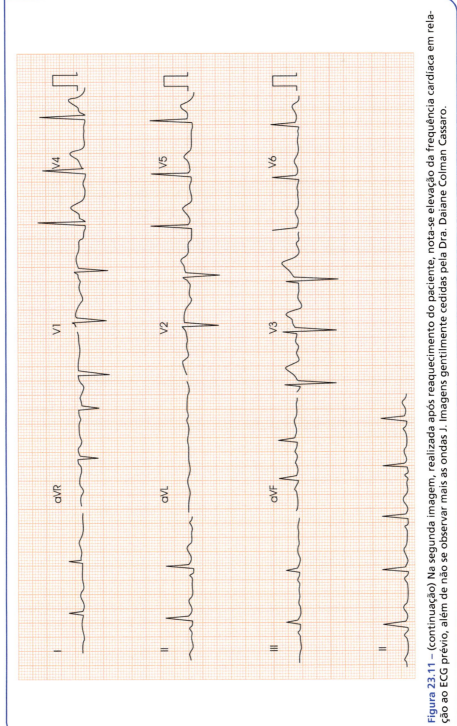

Figura 23.11 – (continuação) Na segunda imagem, realizada após reaquecimento do paciente, nota-se elevação da frequência cardíaca em relação ao ECG prévio, além de não se observar mais as ondas J. Imagens gentilmente cedidas pela Dra. Daiane Colman Cassaro.

Lesões cerebrais agudas

- Lesões cerebrais extensas e agudas, ao interferir no controle autonômico, podem produzir alterações eletrocardiográficas secundárias a maciça descarga noradrenérgica.
- A alteração mais importante é a presença de ondas T invertidas e profundas, conhecidas como ondas T cerebrais.
- Podem desencadear arritmias inespecíficas, sejam supraventriculares ou ventriculares.
- Vejamos um exemplo na Figura 23.12.

CARDIOPATIAS SECUNDÁRIAS

Doença pulmonar obstrutiva crônica (DPOC)

- Nessa situação, com a evolução da doença temos sobrecarga das câmaras direitas devido à hipertensão pulmonar secundária à hipóxia crônica, além das alterações eletrocardiográficas decorrentes do aumento anteroposterior do tórax (hiperinsuflação pulmonar) e do rebaixamento do diafragma, que leva a uma maior verticalização do coração, podendo alterar a progressão da onda R nas precordiais e simular uma área inativa anterosseptal. (Para o diagnóstico diferencial, colocar os eletrodos um espaço intercostal abaixo do habitual e avaliar a mudança na progressão na onda R, se for decorrente apenas da DPOC.)

> **Principais alterações eletrocardiográficas na doença pulmonar obstrutiva crônica**
>
> ▶ Sobrecarga de átrio direito com onda P pontiaguda em derivações inferiores (onda P *pulmonale*).
> ▶ Diminuição de amplitude do complexo QRS.
> ▶ Desvio do eixo do QRS para a direita devido à sobrecarga ventricular direita. Nesses casos, não costuma haver aumento da onda R em V1 e V2, como seria esperado devido à mudança da posição do coração na caixa torácica, como citado anteriormente.

- Observe um exemplo na Figura 23.13.

Tromboembolismo pulmonar (TEP)

- Na embolia pulmonar, temos uma sobrecarga aguda de ventrículo direito pela resistência ao fluxo imposta pela obstrução causada pelo êmbolo em algum ramo da artéria pulmonar.
- Trata-se de situação clínica potencialmente grave, nem sempre de fácil diagnóstico, na qual o ECG pode nos fornecer algumas pistas (Figura 23.14).
- A alteração mais frequente, porém totalmente inespecífica, é a presença de taquicardia sinusal.
- No entanto, o diagnóstico pode ser fortemente sugerido na presença de quadro clínico compatível e padrão de S1Q3T3 ao ECG, ou seja, ondas S em DI, ondas Q em DIII e inversão de onda T em DIII.

Eletrocardiograma no Hospital Geral 409

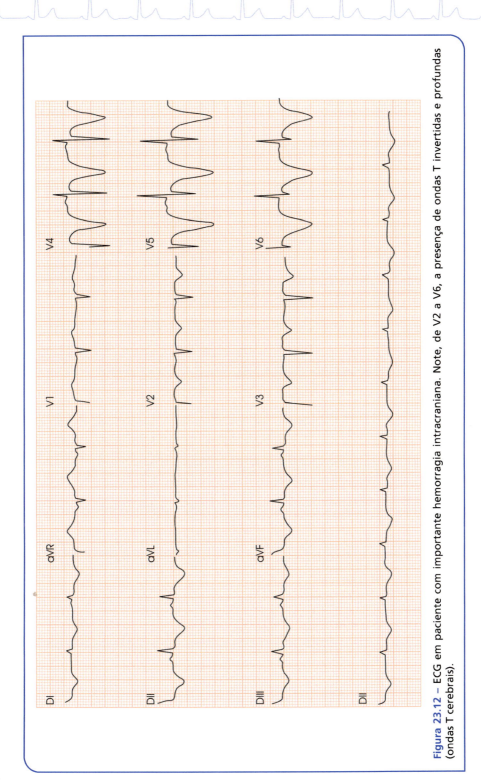

Figura 23.12 – ECG em paciente com importante hemorragia intracraniana. Note, de V2 a V6, a presença de ondas T invertidas e profundas (ondas T cerebrais).

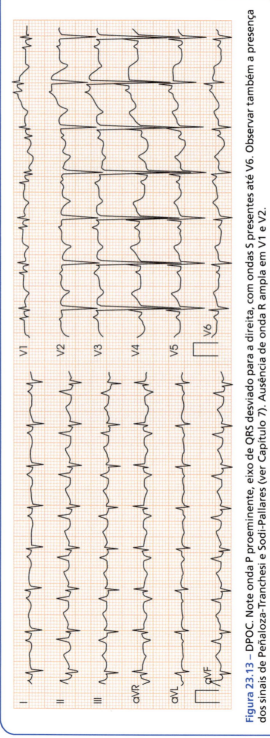

Figura 23.13 – DPOC. Note onda P proeminente, eixo de QRS desviado para a direita, com ondas S presentes até V6. Observar também a presença dos sinais de Peñaloza-Tranchesi e Sodi-Pallares (ver Capítulo 7). Ausência de onda R ampla em V1 e V2.

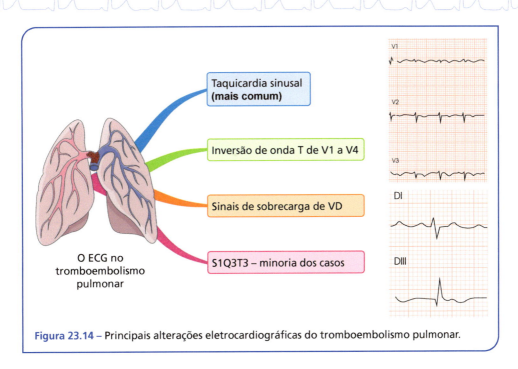

Figura 23.14 – Principais alterações eletrocardiográficas do tromboembolismo pulmonar.

- Podemos encontrar outras alterações nesse quadro, como: alterações inespecíficas da repolarização ventricular, distúrbio de condução pelo ramo direito e desvio do eixo de QRS para a direita.
- Vejamos um exemplo na Figura 23.15.

Pericardite aguda

- Uma situação clínica frequentemente encontrada no cenário da unidade de emergência de um hospital geral é a pericardite aguda, na qual o ECG tem importante papel na condução do diagnóstico e seus diferenciais.
- As principais alterações eletrocardiográficas são:
  ○ Supradesnivelamento difuso de ST com concavidade para cima (em oposição às síndromes coronarianas, que apresentam concavidade para baixo e se mantêm em derivações que respeitam anatomicamente uma parede cardíaca).
  ○ Infradesnivelamento do segmento PR nas derivações supradas e supra de PR geralmente em aVR e V1.

> **DICA**
> ▶ Nas pericardites, diz-se que o ECG apresenta morfologia de supra feliz, enquanto no infarto com supra, a morfologia é de supra triste, em analogia ao que vemos na Figura 23.16.

- Observe, na Figura 23.17, outro exemplo de ECG de supra isquêmico.
- Vejamos na Figura 23.18 um exemplo de ECG em pericardite.

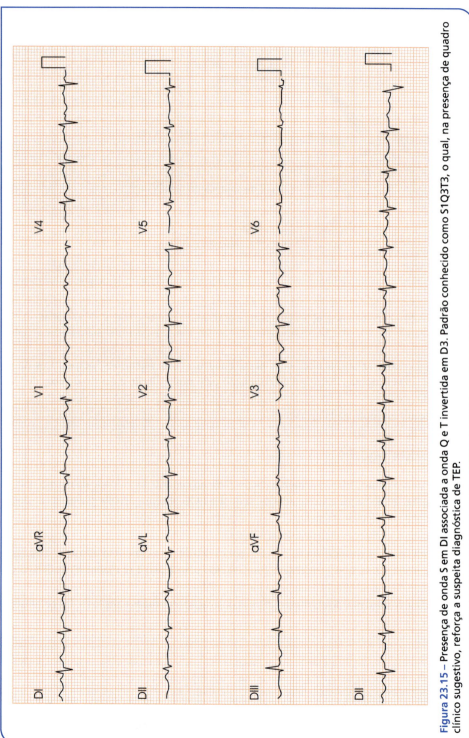

Figura 23.15 – Presença de onda S em DI associada a onda Q e T invertida em D3. Padrão conhecido como S1Q3T3, o qual, na presença de quadro clínico sugestivo, reforça a suspeita diagnóstica de TEP.

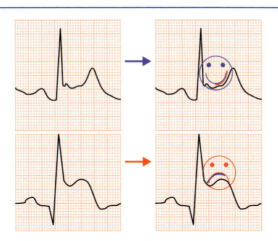

Figura 23.16 – Tipos de supra. Note na primeira imagem o supra feliz, com concavidade para cima, enquanto na segunda imagem temos o supra triste, com concavidade para baixo.

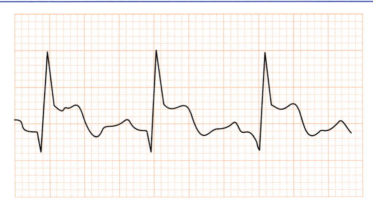

Figura 23.17 – Exemplo de supra isquêmico. Note a convexidade superior e a presença de onda Q, concomitante ao supradesnível, o que não ocorre na pericardite.

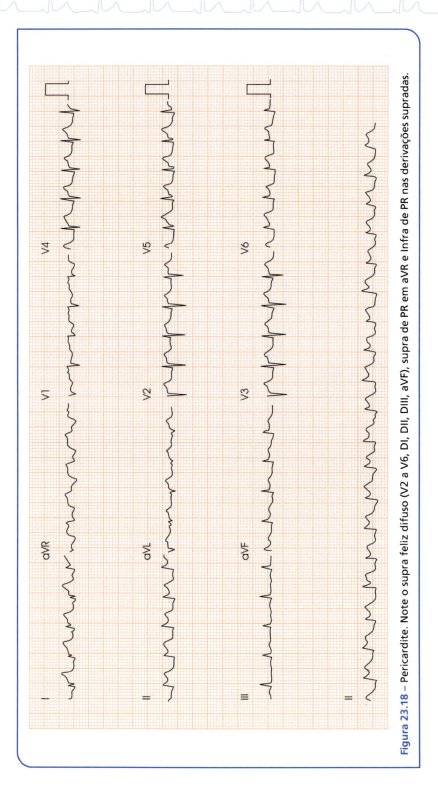

Figura 23.18 – Pericardite. Note o supra feliz difuso (V2 a V6, DI, DII, DIII, aVF), supra de PR em aVR e Infra de PR nas derivações supradas.

ALTERAÇÕES MEDICAMENTOSAS

Digitálicos

- São medicamentos frequentemente utilizados no tratamento da insuficiência cardíaca, que podem produzir alguns efeitos de sua ação no traçado do ECG.
- Seus efeitos sobre o ECG indicam apenas sua ação, e não necessariamente intoxicação, para a qual será necessário quadro clínico com sintomas compatíveis.
- Classicamente, notamos infradesnivelamento de ST com aspecto em "colher de pedreiro", como na Figura 23.19.
- Podemos, também, notar aumento do intervalo PR, redução de amplitude de onda T e redução do QT.
- Vejamos mais um exemplo na Figura 23.20.

> **Arritmias comumente encontradas na intoxicação digitálica**
> - Taquicardia atrial com bloqueio atrioventricular (BAV) variável.
> - Taquicardia ventricular bidirecional.
> - Extrassístoles ventriculares bigeminadas.
> - Extrassístoles ventriculares polimórficas.

Outras medicações

- Algumas outras medicações podem produzir efeitos eletrocardiográficos dignos de nota.
- Antiarrítmicos, como a amiodarona, podem produzir alterações inespecíficas, no entanto, uma destas é o prolongamento do intervalo QT, que, por sua vez, como falamos anteriormente, pode desencadear ritmo de *torsades de pointes* (Figura 23.21).
- O mesmo efeito de prolongamento de QT pode ser observado em diversas medicações, sendo as mais notáveis os antidepressivos tricíclicos.
- O *site* www.torsades.org compila uma lista atualizada de medicações que interferem no intervalo QT.

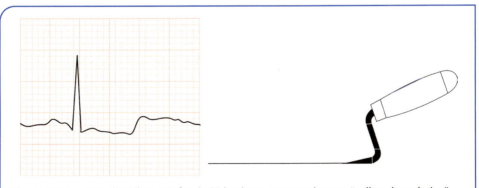

Figura 23.19 – Ação digitálica: o infra de ST lembra o aspecto de uma "colher de pedreiro".

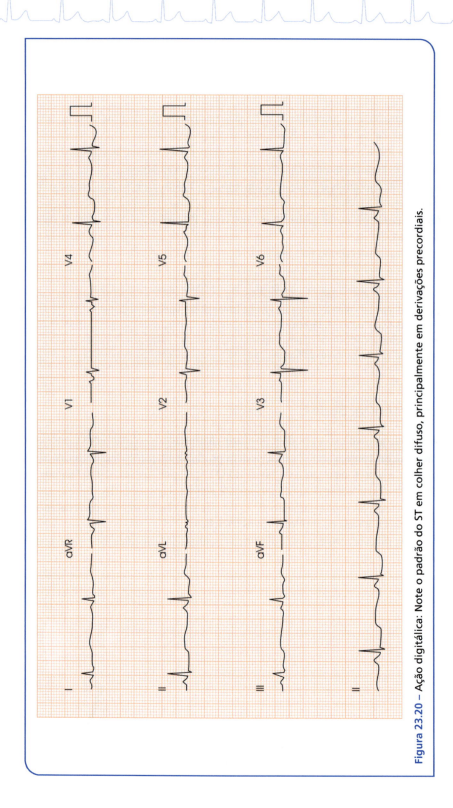

Figura 23.20 – Ação digitálica: Note o padrão do ST em colher difuso, principalmente em derivações precordiais.

Eletrocardiograma no Hospital Geral

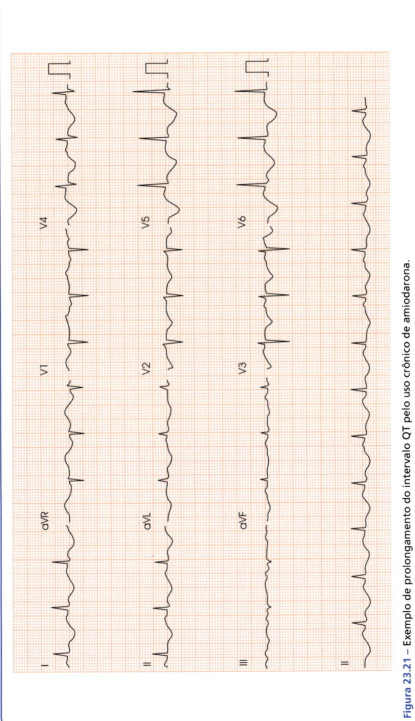

Figura 23.21 – Exemplo de prolongamento do intervalo QT pelo uso crônico de amiodarona.

LEITURAS SUGERIDAS

- Friedmann AA, Grindler G. ECG: Eletrocardiologia básica. São Paulo: Sarvier, 2000.
- Gonzalez MMC, Geovanini GR, Timerman S. Eletrocardiograma na sala de emergências: guia prático de diagnóstico e condutas terapêuticas. Barueri: Manole, 2013.
- Samesima N, Pastore CA, Munerato R. ABC do ECG. São Paulo: CBBE, 2010.

Eletrocardiograma Normal em Crianças

24

Cleusa Cavalcanti Lapa Santos
Fernanda Pessa Valente

INTRODUÇÃO

- O eletrocardiograma (ECG) da criança normal, nos primeiros anos de vida, é completamente diferente do visto em um adulto normal.
- A diferença fundamental é a predominância do ventrículo direito (VD) nos primeiros meses de vida, especialmente no primeiro mês, devido à dominância anatômica e fisiológica do VD na circulação do recém-nascido.
- Tal fato é decorrente da maior espessura das paredes do ventrículo direito comparado ao ventrículo esquerdo nesta faixa etária.

> **DICA**
> ► Em torno dos 3 anos de idade, o ECG da criança é semelhante ao do adulto jovem (exceto pela maior FC e menor intervalo PR na criança).

- A sequência de interpretação do ECG na criança é a mesma utilizada no paciente adulto. A seguir, comentaremos algumas particularidades do exame na criança.

RITMO

- O ritmo normal para qualquer idade é o sinusal.
- Em recém-nascidos (RN), pode-se encontrar ritmos atriais ectópicos, além de extrassístoles isoladas, geralmente supraventriculares, sem associação com cardiopatia.

Manual de Eletrocardiografia – Cardiopapers – 2ª Edição

- A arritmia sinusal fásica, de natureza respiratória, é comum na criança e no adolescente, podendo ser encontrada, inclusive, no período neonatal. Geralmente não indica presença de doença e caracteriza-se pela variação cíclica dos intervalos PP e RR, com a respiração: a frequência cardíaca sinusal aumenta durante a inspiração e diminui com a expiração. Tende a desaparecer com o aumento da idade.

FREQUÊNCIA CARDÍACA

- A frequência cardíaca (FC) varia de acordo com a idade, sendo, portanto, o conceito de bradicardia e taquicardia diferentes da população adulta.
- São utilizadas tabelas que correlacionam a FC com a faixa etária da criança, como mostrado na Tabela 24.1.

Tabela 24.1 – Frequência cardíaca normal para os diferentes grupos etários	
Até 1 ano	90 a 180 bpm
De 1 ano a 6 anos	90 a 130 bpm
De 6 anos a 12 anos	60 a 110 bpm

Adaptado de Maria Albina Galli *et al.*

ONDA P

- Representa a despolarização atrial. No plano frontal, o eixo elétrico médio da onda P situa-se em torno de + 60°, orientado para a esquerda e para baixo.
- A melhor derivação para sua avaliação é D2, com amplitude geralmente de 1,5 mm e limite máximo 2,5 mm, com morfologia arredondada, porém pode apresentar-se pontiaguda em RN pela taquicardia quase sempre observada.
- Particularmente em V1, pode ser totalmente positiva, e adquire a configuração positivo-negativa do adulto gradualmente na infância.
- A duração é curta, variando de 0,05 a 0,09 s, com tendência a aumentar com a idade.

INTERVALO PR

- O intervalo PR (PRi) reflete a despolarização atrial, somada ao tempo que o estímulo elétrico segue até o início da despolarização ventricular. Deve ser medido do início da onda P até o início do complexo QRS.
- Varia com a idade e com a FC, ou seja, é mais curto nas crianças e durante taquicardia, e mais longo nos idosos (Tabela 24.2).

> **DICA**
>
> ► Para o diagnóstico de BAV de 1° grau, é necessário consultar a tabela, pois o intervalo PR varia com a idade e a FC, sendo menor nas crianças.

Eletrocardiograma Normal em Crianças

Frequência Cardíaca (bpm)	< 1 mês	1 a 9 meses	10 meses a 2 anos	3 a 5 anos	6 a 13 anos	14 a 17 anos	18 a 40 anos	> 40 anos
Tabela 24.2 – Valores normais máximos do intervalo PR (em segundos)								
< 70	0,14	0,155	0,16	0,17	0,18	0,19	0,20	0,21
71 – 90	0,13	0,15	0,15	0,16	0,17	0,18	0,19	0,20
91 – 110	0,12	0,14	0,15	0,155	0,16	0,17	0,18	0,19
111 – 130	0,11	0,13	0,14	0,145	0,16	0,16	0,17	0,18
131 – 150	0,11	0,12	0,13	0,135	0,14	0,15	0,16	0,17
> 150	0,10	0,11	0,11	0,125	0,13	0,14	0,15	0,16

*Modificação das tabelas de Ashman, Alimurung e Massell[6].

COMPLEXO QRS

- O eixo do QRS (SÂQRS) também varia conforme a idade, porém a sequência de despolarização ventricular é a mesma do adulto.
- Durante o período fetal, há dominância anatômica do ventrículo direito (VD), em razão da resistência pulmonar aumentada. Então, nos RN, o SÂQRS no plano frontal está orientado para a direita, próximo a +140°.
- O desvio para a esquerda do SÂQRS ocorre alguns dias após o nascimento: com 1 mês, próximo a +115°; 3 meses, de +90° a 80°; e entre 6 meses e 1 ano de vida, entre +90° e +60°, mantendo progressivamente esse desvio com o envelhecimento.

> **DICA**
> ──────────────────────────────────────
> ▶ O desvio do QRS para a direita (além de +90°) é considerado normal até os 3-6 meses de idade.

- No primeiro mês de vida, há predominância da massa do VD sobre a do VE. Assim, ao observar-se a morfologia do QRS em V1, nota-se um padrão RS em V1, devendo a amplitude da onda R ser inferior a 20 mm. Em V6, a onda R é inferior à onda S (R/S < 1).
- Após o primeiro mês de vida, o aspecto em V1 não se modifica de forma significativa, mas o padrão em V6 passa a ser diferente com a onda R, tendo amplitude superior à da onda S (R/S > 1).
- Após 1 ano de idade, a onda R fica com amplitude inferior à da onda S em V1, de forma similar a no adulto.
- Um padrão de variação da normalidade que pode ser observado até os 2 anos de idade é o de ondas Q profundas com duração curta nas derivações inferiores e em V6. O mesmo padrão, caso fosse observado em adolescentes ou em adultos, seria sugestivo de hipertrofia septal (exemplo: miocardiopatia hipertrófica).
- A duração do QRS também sofre influência da idade.
- No primeiro mês de vida, a duração do QRS é de 65 ms. Após o segundo mês até os 8 anos de idade, o limite superior considerado normal é de 80 ms. Após essa idade, os valores são semelhantes aos encontrados nos adultos.

> **DICA**
>
> A duração do complexo QRS é mais curta em crianças, já que a massa muscular cardíaca é menor. Em recém-nascidos, a duração pode chegar a 0,04 s na primeira semana, persistindo até o primeiro trimestre. Em crianças, mede em torno de 0,05 s a 0,08 s.

INTERVALO QT

- Em relação à duração do QTc, em RN, encontram-se valores maiores (algumas fontes citam como normais intervalos até 520 ms).
- Ao longo da primeira semana, ocorre uma diminuição desse intervalo.
- Para menores de 15 anos, valores de QTc maiores que 0,44 s são anormais. A partir dessa idade, utilizam-se os mesmos parâmetros dos adultos.

SEGMENTO ST

- A repolarização ventricular é constituída pelo segmento ST e pela onda T. O segmento ST, representado pela linha isoelétrica após o término do QRS até o início da onda T, ao contrário dos adultos, tem significado limitado no ECG pediátrico. Na maioria dos casos, alterações desse segmento em crianças saudáveis refletem apenas alterações eletrolíticas.

ONDA T

- A onda T, normalmente assimétrica (ramo ascendente mais longo e descendente mais curto), também sofre influência com a idade. É positiva na derivação V1 na primeira semana de vida, refletindo o predomínio das forças ventriculares direitas ao nascimento.
- Após esse período, torna-se negativa, voltando a ser positiva por volta dos 7 a 10 anos.
- Presença de ondas T positivas após 7 dias de vida é um dos sinais de sobrecarga ventricular direita (SVD).

> **DICA**
>
> ► A onda T que permanece positiva em V1 após a primeira semana de vida sugere sobrecarga ventricular direita.
> ► O habitual é a T permanecer negativa até os 7-10 anos.

ONDA U

- É uma pequena deflexão arredondada, logo após a onda T, observada principalmente nas derivações precordiais (V3 e V4). Sua amplitude é proporcional a 5 a 25% da amplitude da onda T.

CONCLUSÃO

- As peculiaridades do ECG pediátrico refletem as mudanças de maturidade do sistema cardiológico desde a vida fetal, completando-se na adolescência. Portanto, para evitar erros de interpretação, é importante manter uma abordagem sistematizada do ECG, além de ter conhecimento dessas alterações descritas anteriormente.

LEITURAS SUGERIDAS

- Issa ZF, Miller JM, Zipes DP. Ventricular Arrhythmias in Inherited Channelopathies. In: Clinical Arrhythmology and Electrophysiology – A Companion to Braunwald's Heart Disease. 2ª ed. Philadelphia: Elsevier Saunders; 2012. p. 645-686.
- Moffa PJ, Sanches PCR. O Eletrocardiograma Normal. In: Tranquesi Eletrocardiograma Normal e Patológico. 1ª ed. São Paulo: Ed. Roca; 2001. p. 99-126.
- O' Connor M, McDaniel N, Brady WJ. The pediatric electrocardiogram Part I: Age-related interpretation. Am J Emerg Med. 2008;26(5):506-512.
- Sanches PCR, Moffa PJ. Bradiarritmias. In: Eletrocardiograma: uma abordagem didática. 1ª ed. São Paulo: Ed. Roca; 2010. p. 199-227.
- Sanches PCR, Moffa PJ. Eletrocardiograma Normal em Crianças. In: Eletrocardiograma: uma abordagem didática. 1ª ed. São Paulo: Ed. Roca; 2010. p. 61-67.
- Schwartz HJ. O ECG no Recém-Nascido. In: Santana MVT, editor. Cardiopatias Congênitas no Recém-Nascido. 2ª ed. São Paulo: Ed. Atheneu; 2005. p. 22-26.
- Sharieff GQ, Rao SO. The Pediatric ECG. Emerg Med Clin North Am. 2006;24(1):195-208.
- Tobias NMMO. O Eletrocardiograma Normal da Criança. In: Moffa PJ, Sanches PCR. Tranquesi Eletrocardiograma Normal e Patológico. 1ª ed. São Paulo: Ed. Roca; 2001. p. 141-152.

Aspectos Técnicos e Artefatos no Eletrocardiograma

25

Fabio Mastrocola
Alexandre de Matos Soeiro
Ivson Cartaxo Braga

INTRODUÇÃO

- A presença de alterações decorrentes do preparo inadequado do paciente, colocação incorreta dos eletrodos, tremores e interferências elétricas não são incomuns na prática clínica e podem ocasionar modificações no eletrocardiograma, as quais, se não forem prontamente reconhecidas, levam a diagnósticos muitas vezes equivocados. O principal fator que contribui para a quantidade de erros técnicos é a falta de treinamento adequado na realização e interpretação do eletrocardiograma.
- Para identificar os erros e os artefatos, é necessário o conhecimento do preparo adequado do paciente e do correto posicionamento dos eletrodos, além de saber como se apresentam as ondas e sua progressão normal no eletrocardiograma, conforme já abordado no Capítulo 2.
- Para garantir a qualidade do traçado, evitando oscilações da linha de base e outras interferências (Figura 25.1), é extremamente importante a limpeza adequada da pele, pois a camada de gordura e os pelos podem interferir na fixação e condução da atividade elétrica cardíaca pelo eletrodo. A maneira mais utilizada é a realização da tricotomia e a fricção da pele com uma gaze molhada com álcool (acima de 90%).
- É importante observar a progressão normal da onda R de V1 a V6, pois ela será o elemento chave para diagnosticar a troca dos eletrodos precordiais. Ela vai aumentando de amplitude a partir de V1, tornando-se maior que a onda S, geralmente em V4 (a maior amplitude da R costuma ser vista em V5 e há uma diminuição da amplitude de V5 para V6).

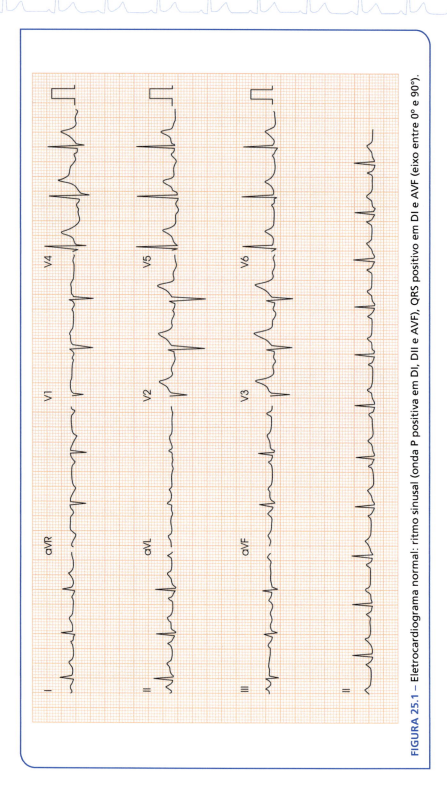

FIGURA 25.1 – Eletrocardiograma normal: ritmo sinusal (onda P positiva em DI, DII e AVF), QRS positivo em DI e AVF (eixo entre 0° e 90°).

Aspectos Técnicos e Artefatos no Eletrocardiograma

> ### O que significa a pobre progressão da onda R em precordiais?
>
> A onda R deve crescer de maneira progressiva até V5, mas muitas vezes o aumento da onda R de V1 a V4 é pouco significativo (onda R em V3 < 3 mm ou qualquer uma das seguintes R V4 < R V3, R V3 < R V2, R V2 < R V1).
>
> Esta alteração é inespecífica e pode ter várias causas, mas o 1° passo é confirmar o posicionamento adequado dos eletrodos precordiais.
>
> Como exemplo de causas podemos citar o posicionamento incorreto dos eletrodos, infarto prévio de parede anterior, BDAS esquerdo, BRE, DPOC, HVE, cardiomiopatia dilatada, pré-excitação, podendo até ser encontrada em indivíduos normais.
>
> Quando houver pobre progressão, associada a alterações de ST-T, principalmente se onda a R em DI for < 4 mm, a hipótese de infarto prévio torna-se mais provável, mas dependerá também das características clínicas do paciente em questão.

TROCA DE ELETRODOS

- É uma das principais causas de interpretação inadequada do eletrocardiograma.
- As trocas de eletrodos dos membros provocam desvios dos eixos da onda P, do QRS e da onda T, podendo simular ritmos atriais ectópicos, bloqueios divisionais ou dextrocardia. Já a colocação inadequada das derivações precordiais causa progressão anormal da onda R de V1 a V6.
- Uma das alterações mais frequentes é decorrente da troca dos eletrodos entre o braço esquerdo e o direito (Figura 25.2).

> ### Quando suspeitar de troca de eletrodos entre os braços?
>
> ► O encontro de P e QRS negativos em DI e positivos em AVR, com progressão normal da R de V1 a V6.
>
> ► O principal diagnóstico diferencial é a dextrocardia.

> ### Como diferenciar a troca de eletrodos entre os braços da dextrocardia?
>
> Na dextrocardia (*situs inversus*), que é uma anomalia congênita, onde o coração encontra-se virado para o lado direito, também encontramos P e QRS negativos em DI e positivos em AVR, mas, neste caso, a amplitude do QRS vai diminuindo de V1 a V6, pois como o coração está à direita, os eletrodos precordiais ficam progressivamente mais distantes (Figuras 25.3 e 25.4).

- Na dextrocardia, para se realizar as derivações corrigidas deve-se colocar os eletrodos precordiais nos mesmos espaços, mas à direita, além de inverter os eletrodos dos membros também (BD-BE e PD-PE). Como exemplo o V1 ficará no quarto espaço intercostal, na borda esternal esquerda, o V2 no 4° espaço à direita, o V4 na linha hemiclavicular no 5° espaço à direita, o V3 no meio do caminho entre V2 e V4, e assim por diante (Figura 25.5).

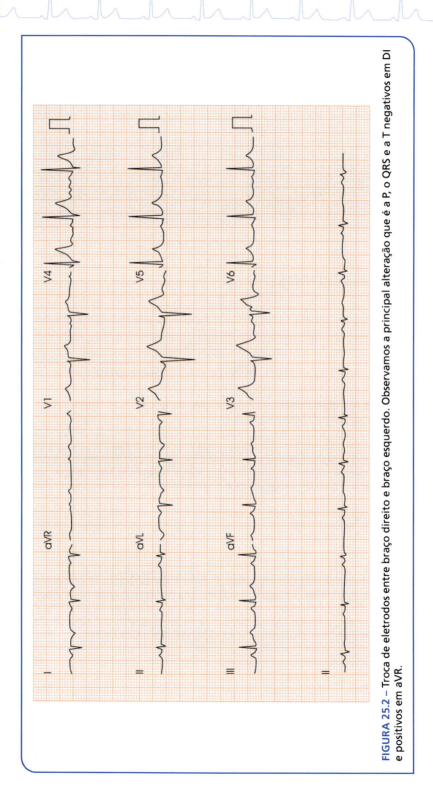

FIGURA 25.2 – Troca de eletrodos entre braço direito e braço esquerdo. Observamos a principal alteração que é a P, o QRS e a T negativos em DI e positivos em aVR.

Aspectos Técnicos e Artefatos no Eletrocardiograma 429

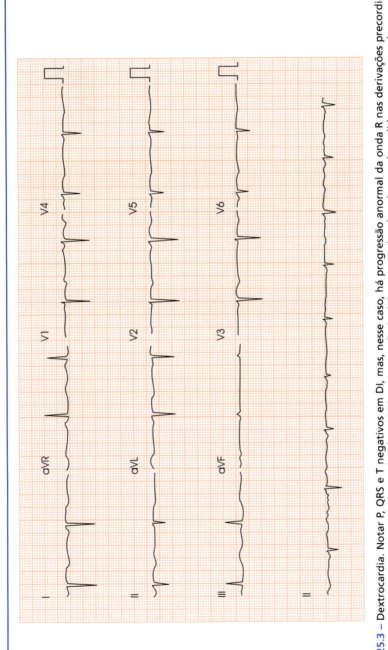

FIGURA 25.3 – Dextrocardia. Notar P, QRS e T negativos em DI, mas, nesse caso, há progressão anormal da onda R nas derivações precordiais. Além de a onda R não ir aumentando de amplitude, o QRS apresenta diminuição progressiva da voltagem à medida que nos aproximamos de V6 (está se afastando do coração que está à direita).

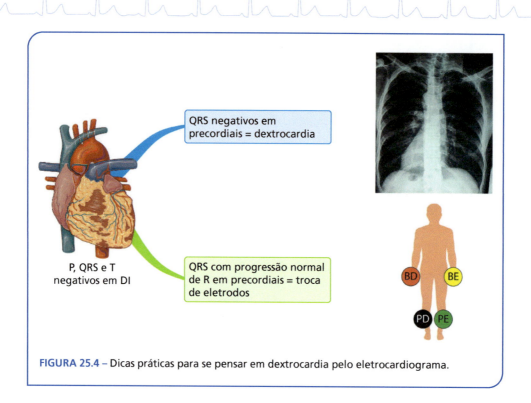

FIGURA 25.4 – Dicas práticas para se pensar em dextrocardia pelo eletrocardiograma.

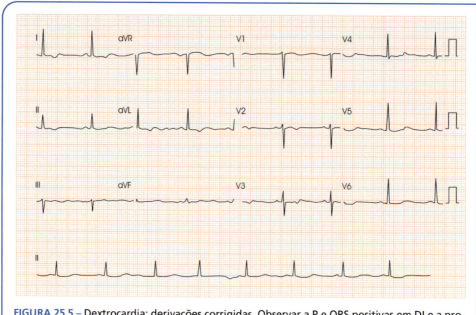

FIGURA 25.5 – Dextrocardia: derivações corrigidas. Observar a P e QRS positivas em DI e a progressão normal da R nas precordiais. Neste caso foram invertidos os eletrodos do braço D com o E "corrigindo a alteração no plano frontal" e colocados os eletrodos precordiais à direita.

Dica: quando pensar em dextrocardia?

Tudo negativo em DI + QRS negativos em precordiais.

- Mas por que ocorrem as alterações na troca de eletrodos entre os membros? É só lembrar que cada derivação é composta por um eletrodo positivo (explorador) e um negativo (indiferente). Os vetores que se aproximam do eletrodo explorador inscreveram uma onda positiva, e os que se afastam, uma negativa. Quando invertemos os eletrodos estamos mudando a polaridade das derivações e, desta forma, elas enxergarão os vetores de maneira diferente. Por exemplo, na troca entre o braço direito e o esquerdo, a polaridade normal da derivação ficará invertida, ou seja, o BD que era negativo se tornará positivo e o BE que era positivo se transformará em negativo; portanto, vemos a P, QRS e T negativos.
- As demais trocas de eletrodos entre os membros, como a troca do BD pela PE, vai levar a inversão da polaridade do QRS em derivações inferiores, simulando um ritmo ectópico atrial (Figura 25.6); a troca entre BE-PE levará a inversão da polaridade em DIII (Figura 25.7); e a troca entre PD e BD resultará em uma linha isoelétrica em DII (Figura 25.8).
- Para entender porque ocorre a linha isoelétrica em DII, vamos lembrar novamente do triângulo de Einthoven (Figura 25.9).
- Observe que a ponta do triângulo de Einthoven é direcionado à sínfise púbica, não havendo diferença significativa de potencial entre as duas pernas. Utilizamos o eletrodo da perna esquerda (verde); e o da perna direita (preto) funciona como aterramento. Então, como explicar a linha isoelétrica em DII (diferença de potencial entre BD-PE)? Para apresentar diferença de potencial zero (linha isoelétrica), ocorreu troca do BD com a PD e, por isso, os eletrodos que representam DII encontram-se, ambos, nos membros inferiores, na PD (o correto seria no BD) e na PE, por isso, a diferença de potencial é nula.
- Quando trocamos os eletrodos da perna D com a E, não teremos alterações significativas no ECG pois, como explicado, não há diferença de potencial entre as pernas. Já o aparecimento de linha isoelétrica em DI é decorrente da inversão dos eletrodos das pernas com os dos braços (Figura 25.10).
- Não confundir o eixo do QRS isoelétrico, que ocorre quando o vetor de despolarização está perpendicular à derivação, com a linha isoelétrica. Neste último caso, também não visualizamos as ondas P e T.

Dica interessante para identificar a maioria das trocas dos eletrodos no plano frontal

Se ficou na dúvida sobre troca de eletrodos no plano frontal, comparar aVR com V6.
Essas derivações, usualmente, apresentam alterações recíprocas, como bem observado por Bennet e colaboradores, pois enxergam a atividade elétrica cardíaca por ângulos opostos. Na derivação aVR encontramos a onda P, o QRS e T negativos, já em V6, a onda P, QRS e T são positivos. Então, se a onda P for negativa em aVR devemos ter P positiva em V6, o mesmo acontecendo com QRS e a T. Portanto, se encontramos P, QRS, T positivos tanto em aVR quanto em V6, esta alteração é decorrente de alguma troca entre os eletrodos dos membros (plano frontal). Para exemplos, veja a Figura 25.2 com aVR e V6 "concordantes" (troca de eletrodo); já no ECG normal e na dextrocardia, as derivações são recíprocas (Figuras 25.1 e 25.3).

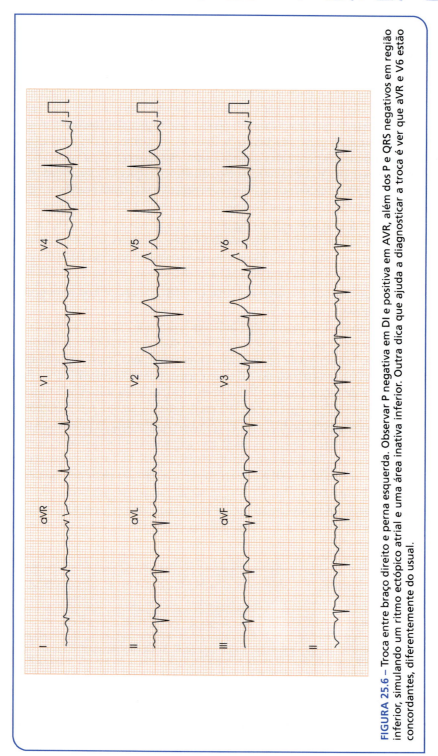

FIGURA 25.6 – Troca entre braço direito e perna esquerda. Observar P negativa em DI e positiva em AVR, além dos P e QRS negativos em região inferior, simulando um ritmo ectópico atrial e uma área inativa inferior. Outra dica que ajuda a diagnosticar a troca é ver que aVR e V6 estão concordantes, diferentemente do usual.

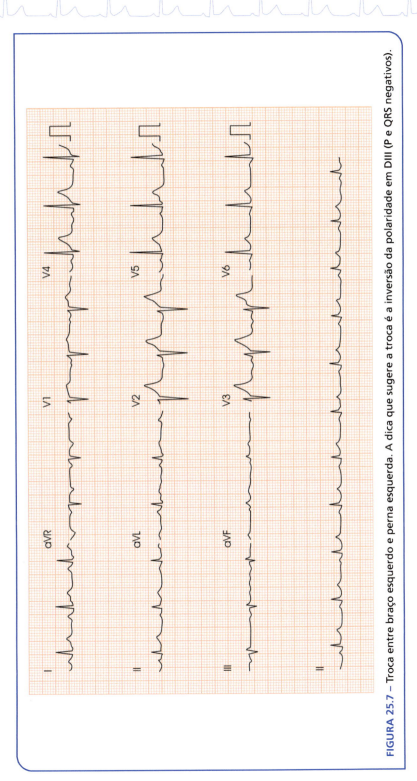

FIGURA 25.7 – Troca entre braço esquerdo e perna esquerda. A dica que sugere a troca é a inversão da polaridade em DIII (P e QRS negativos).

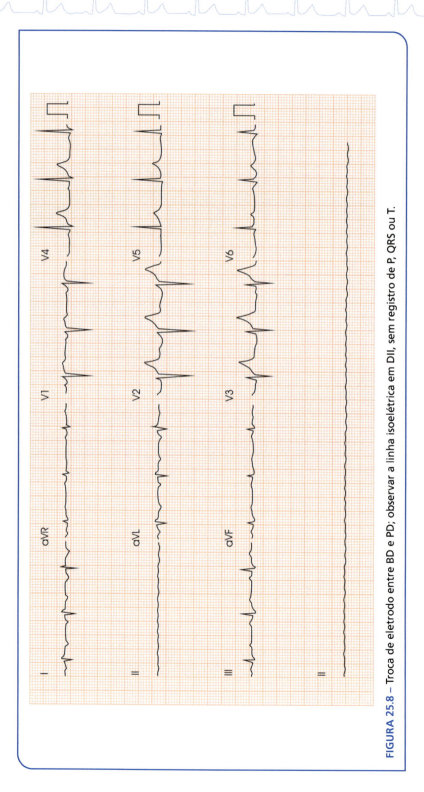

FIGURA 25.8 – Troca de eletrodo entre BD e PD; observar a linha isoelétrica em DII, sem registro de P, QRS ou T.

Aspectos Técnicos e Artefatos no Eletrocardiograma   435

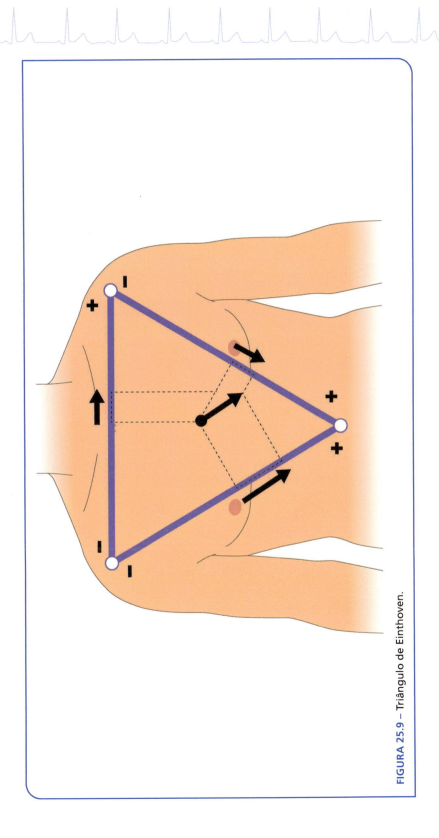

FIGURA 25.9 – Triângulo de Einthoven.

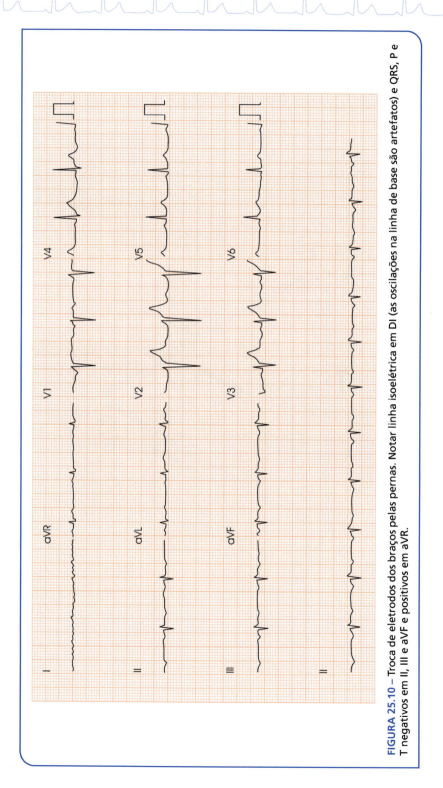

FIGURA 25.10 – Troca de eletrodos dos braços pelas pernas. Notar linha isoelétrica em DI (as oscilações na linha de base são artefatos) e QRS, P e T negativos em II, III e aVF e positivos em aVR.

TROCA OU POSICIONAMENTO INADEQUADO DE ELETRODOS PRECORDIAIS

- Outra alteração frequente que pode levar ao diagnóstico equivocado de distúrbio de condução pelo ramo direito é o posicionamento alto de V1 e V2 no 2° espaço intercostal (Figura 25.11).

> **Quando pensar em troca de eletrodos precordiais?**
>
> ▶ A marca principal da troca dos eletrodos precordiais é a alteração da progressão normal da onda R de V1 a V6 (Figuras 25.12 e 25.13).

DOENÇA DE PARKINSON E TREMORES

- Em pacientes com doença de Parkinson, as irregularidades súbitas da linha de base por movimentação dos membros durante o exame podem simular extrassístoles, *flutter* atrial e até taquicardias ventriculares (Figuras 25.14 e 25.15).
- Uma maneira de atenuar o efeito dos tremores é colocar os eletrodos do plano frontal na raiz dos membros.
- Semelhantemente a pacientes com Parkinson, a presença de tremores de menor intensidade também leva a alterações na linha de base. No entanto, costumam ser alterações menos evidentes e que, em geral, interferem na avaliação do ritmo de base e no reconhecimento de ondas P (Figura 25.16).

ARTEFATOS TÉCNICOS

Observe as Figuras 25.17 a 25.21 e suas legendas, que explicam problemas em ECG decorrentes de artefatos técnicos.

> **Principais tipos de erros na realização e interpretação dos eletrocardiogramas**
>
> 1. Decorrentes da colocação incorreta dos eletrodos precordiais: levam à alteração da progressão da onda R de V1 a V6.
> 2. Troca de eletrodos dos membros: mudanças nos eixos do QRS, P e T, podendo levar a diminuição da amplitude e a presença de linhas isoelétricas.
> 3. Técnicos por interferência elétrica causada por aterramento inadequado, filtragem inapropriada ou acúmulo de carga elétrica: levam a oscilações e interferências na linha de base. Um exemplo clássico é a interferência decorrente da rede elétrica de 50-60 Hz.
> 4. Limpeza inadequada da pele: oscilações e interferências na linha de base.
> 5. Tremores, principalmente secundários à doença de Parkinson: simulam arritmias, como *flutter* atrial e taquicardia ventricular.
> 6. Movimento dos membros devido à falta de colaboração ou orientação ao paciente: levam a oscilações súbitas e grosseiras na linha de base.

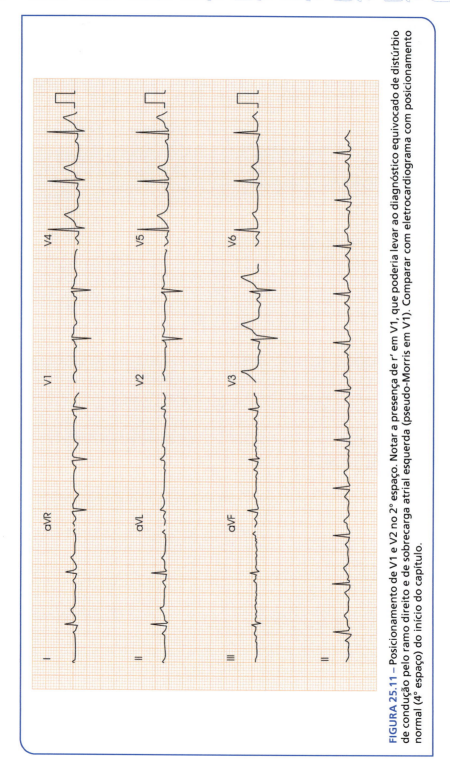

FIGURA 25.11 – Posicionamento de V1 e V2 no 2º espaço. Notar a presença de r' em V1, que poderia levar ao diagnóstico equivocado de distúrbio de condução pelo ramo direito e de sobrecarga atrial esquerda (pseudo-Morris em V1). Comparar com eletrocardiograma com posicionamento normal (4º espaço) do início do capítulo.

Aspectos Técnicos e Artefatos no Eletrocardiograma

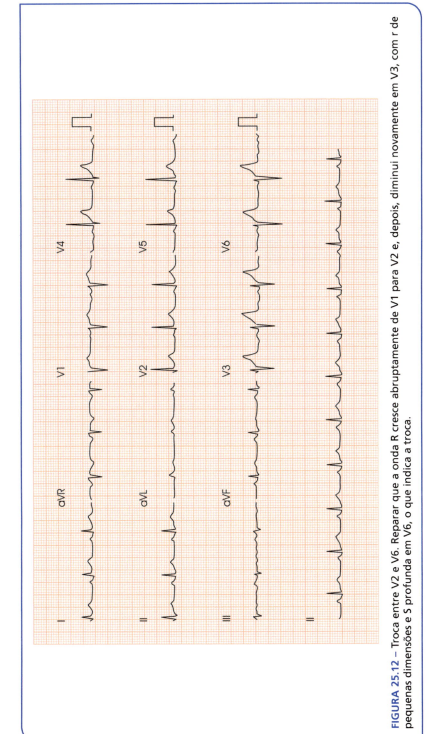

FIGURA 25.12 – Troca entre V2 e V6. Reparar que a onda R cresce abruptamente de V1 para V2 e, depois, diminui novamente em V3, com r de pequenas dimensões e S profunda em V6, o que indica a troca.

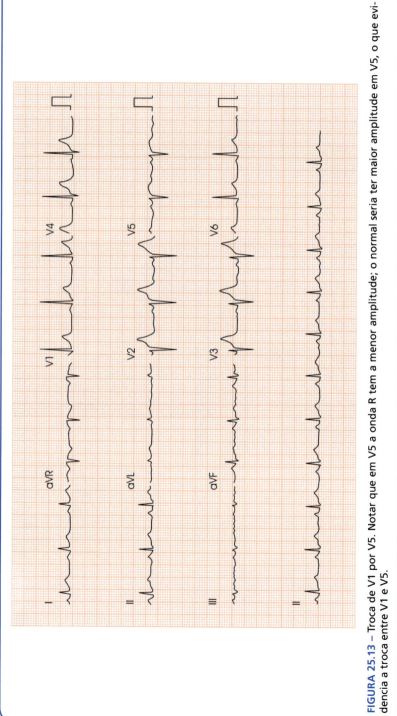

FIGURA 25.13 – Troca de V1 por V5. Notar que em V5 a onda R tem a menor amplitude; o normal seria ter maior amplitude em V5, o que evidencia a troca entre V1 e V5.

Aspectos Técnicos e Artefatos no Eletrocardiograma

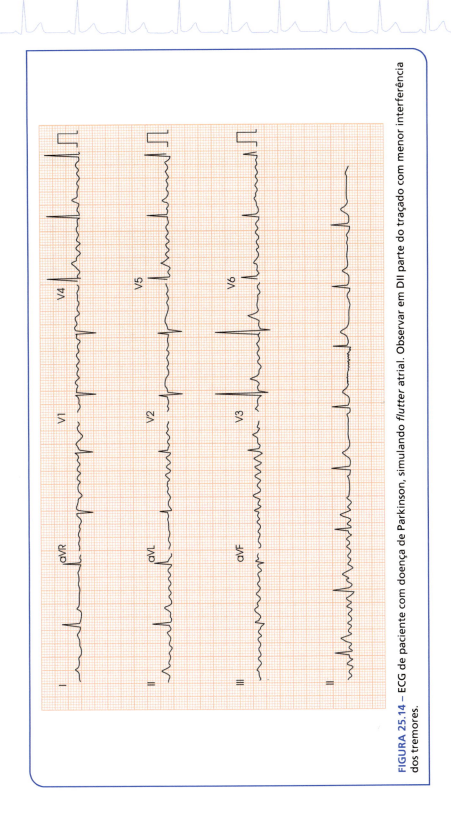

FIGURA 25.14 – ECG de paciente com doença de Parkinson, simulando *flutter* atrial. Observar em DII parte do traçado com menor interferência dos tremores.

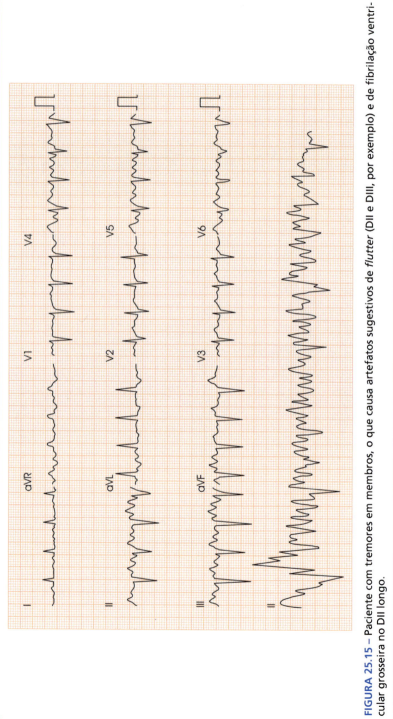

FIGURA 25.15 – Paciente com tremores em membros, o que causa artefatos sugestivos de *flutter* (DII e DIII, por exemplo) e de fibrilação ventricular grosseira no DII longo.

Aspectos Técnicos e Artefatos no Eletrocardiograma

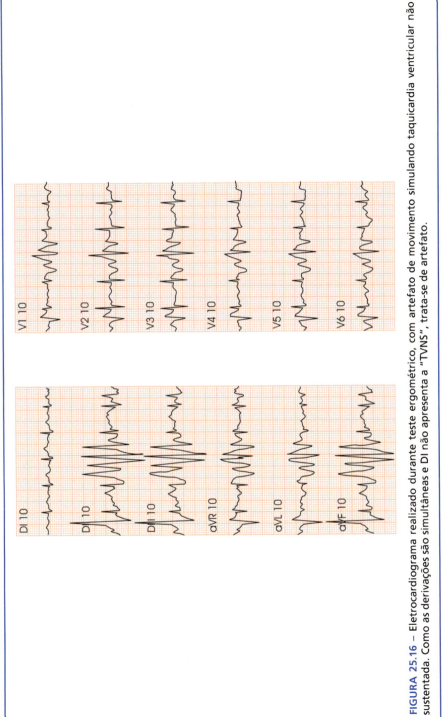

FIGURA 25.16 – Eletrocardiograma realizado durante teste ergométrico, com artefato de movimento simulando taquicardia ventricular não sustentada. Como as derivações são simultâneas e DI não apresenta a "TVNS", trata-se de artefato.

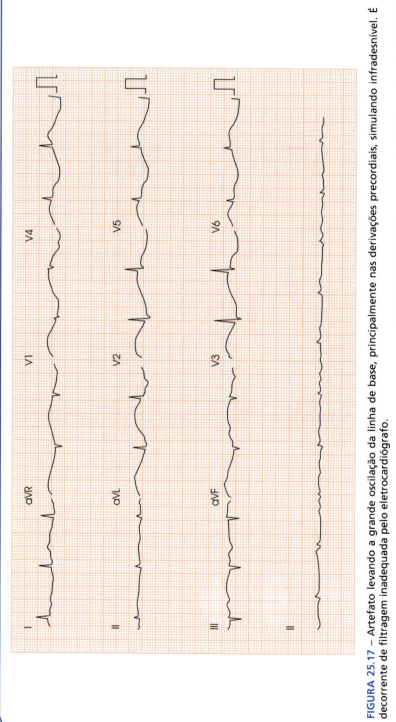

FIGURA 25.17 – Artefato levando a grande oscilação da linha de base, principalmente nas derivações precordiais, simulando infradesnível. É decorrente de filtragem inadequada pelo eletrocardiógrafo.

Aspectos Técnicos e Artefatos no Eletrocardiograma

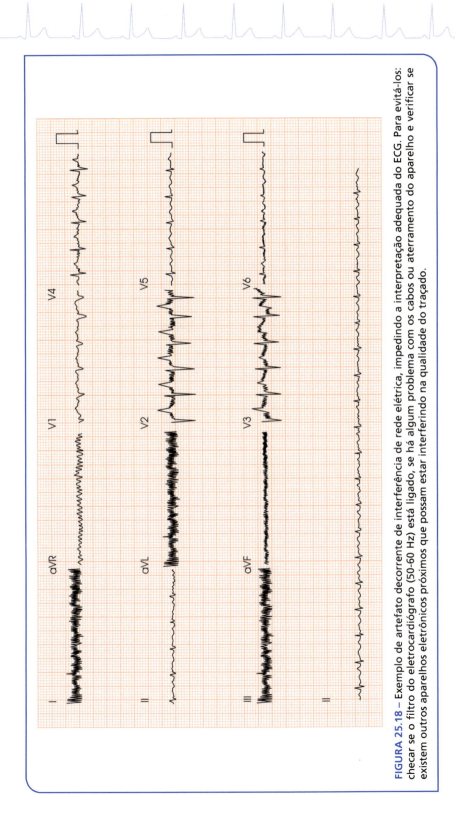

FIGURA 25.18 – Exemplo de artefato decorrente de interferência de rede elétrica, impedindo a interpretação adequada do ECG. Para evitá-los: checar se o filtro do eletrocardiógrafo (50-60 Hz) está ligado, se há algum problema com os cabos ou aterramento do aparelho e verificar se existem outros aparelhos eletrônicos próximos que possam estar interferindo na qualidade do traçado.

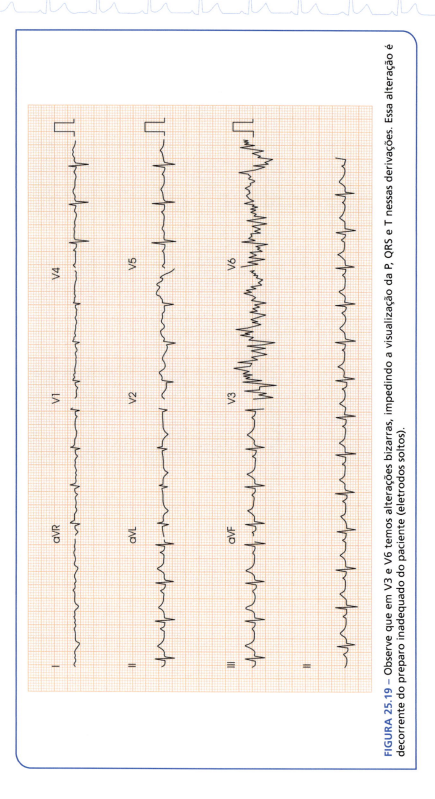

FIGURA 25.19 – Observe que em V3 e V6 temos alterações bizarras, impedindo a visualização da P, QRS e T nessas derivações. Essa alteração é decorrente do preparo inadequado do paciente (eletrodos soltos).

Aspectos Técnicos e Artefatos no Eletrocardiograma 447

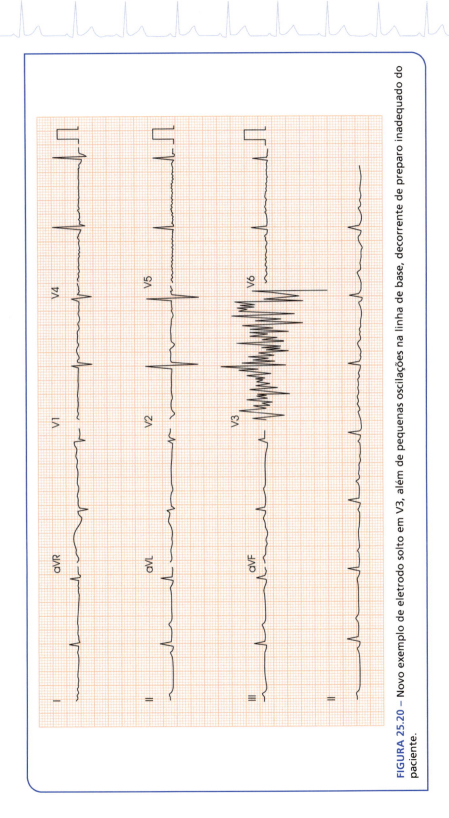

FIGURA 25.20 – Novo exemplo de eletrodo solto em V3, além de pequenas oscilações na linha de base, decorrente de preparo inadequado do paciente.

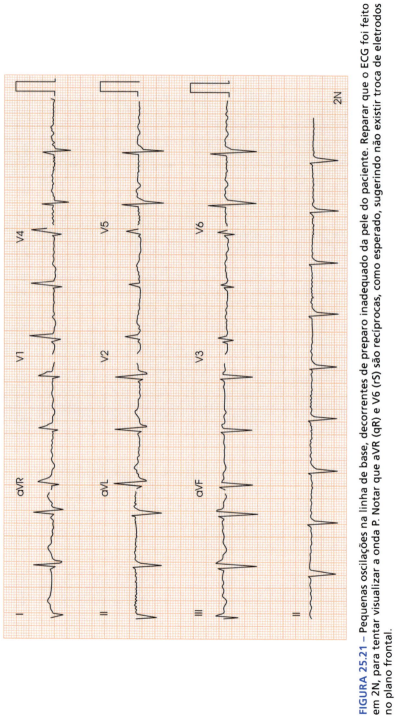

FIGURA 25.21 – Pequenas oscilações na linha de base, decorrentes de preparo inadequado da pele do paciente. Reparar que o ECG foi feito em 2N, para tentar visualizar a onda P. Notar que aVR (qR) e V6 (rS) são recíprocas, como esperado, sugerindo não existir troca de eletrodos no plano frontal.

LEITURAS SUGERIDAS

- Figuinha FCR, Mendes LTM. Eletrocardiograma. In: Santos ECL, Figuinha FCR, Lima AGS, Henares BB, Mastrocola F. Manual de cardiologia–cardiopapers. 1. ed. São Paulo: Ed. Atheneu; 2013. p. 267-276.
- Grindler J, Silveira MAP, Oliveira CAR, Friedmann AA. Artefatos técnicos. In: Friedmann AA, Grindler J, Oliveira CAR. Diagnóstico diferencial no eletrocardiograma. 1. ed. São Paulo: Ed. Manole; 2007. p. 187-194.
- Grindler J. Fundamentos técnicos do ECG. In: Friedmann AA, Grindler J. Eletrocardiologia básica. 1. ed. São Paulo: Ed. Sarvier; 2000. p. 99-104.
- Mackenzie R. Poor R wave progression. J Insur Med. 2005; 37:58-62.

ÍNDICE REMISSIVO

A

Aberrância de condução, 356

Ação digitálica, 244

Acometimento de tronco de coronária esquerda, 239

Alargamento
  do intervalo QT, 286
  do QRS, 136

Algoritmo de avaliação do ECG no portador de marca-passo, 394

Alterações
  associadas ao uso de medicamentos, 275
  da amplitude do QRS, 111
  da duração e orientação do complexo QRS, 131
  da onda T, 249, 275
  da repolarização ventricular, 136
  eletrocardiográficas
    da pericardite aguda, 223
    de hipercalemia, 265
  medicamentosas, 415
  na morfologia do QRS, 136

Amiodarona, 415

Análise
  da frequência cardíaca, 78
  do ritmo, 73

Anatomia e o funcionamento do coração, 15

Angina de Prinzmetal, 208

Antiarrítmicos, 415

Áreas eletricamente inativas, 157, 158
  critérios para diagnóstico de, 160
  no ECG, 158
  inferolateral com supra, 211

Arritmia
  nos portadores de marca-passo, 388
  sinusal, 313, 370
    fásica, 420
  supraventricular, 320
  ventricular, 320

Artefatos técnicos, 437

Aspectos técnicos e artefatos no eletrocardiograma, 425

Ativação
  das paredes livres dos ventrículos, 26
  das porções basais dos ventrículos, 29
  do septo interventricular, 25
  ventricular, 132

Aumento de amplitude de QRS, 112

Automatismo, 10

B

Baixa amplitude de QRS, 112

Batmotropismo, 10

Bigeminismo, 316

Bloqueio(s)
  atrioventricular, 311, 372, 373
    classificação dos, 373
    completo, 374
    de 1º grau, 104, 373
    de 2º grau, 373

Mobitz I, 106, 374
Mobitz II, 107, 374
total (BAVT), 77
bifascicular, 154
de ramo, 136, 246
causas de, 346
direito, 136, 138, 139, 237
esquerdo, 140, 142, 197, 228, 237
frequência-dependente, 356
mascarado, 154
de Wenckebach, 374
divisional(is), 146
anteromedial esquerdo, 148
anterossuperior esquerdo, 148
posteroinferior esquerdo, 153
do fascículo anterior esquerdo, 168
do ramo
direito, 297
esquerdo, 297
sinoatrial(is), 371
de 2º grau tipo I, 371
de 2º grau tipo II, 371
trifascicular, 154
Bradiarritmias, 367
classificação das, 367
no IAM com supra de ST, 379
no sono, 370
sinusais, 368
causas das, 369

C

Captura ou comando, 383, 386
Cardiopapers, mnemônico, 127
Cardiopatias secundárias, 408
Cardioversão elétrica, 233
Cardioversores desfibriladores implantáveis, 381, 382, 392
Classificação de Bigger, 320
Complexo QRS, 30, 34, 132, 297, 421
causas de aumento da amplitude do, 113
causas de redução da amplitude do, 128
duração normal do, 132
Componentes do traçado do eletrocardiograma, 20

Condução AV acelerada, 100
Condutibilidade, 10
Contratilidade, 10
Coração, 2
Coronariopatia, 253
Correlação entre o ECG e a anatomia, 184
Critério(s)
de Barcelona, 201
de Brugada, 347
de Cornell (voltagem), 114
de Peguero Lo Presti, 115
de Romhilt-Estes, 297
de Sgarbossa-Smith, 200
de Sgarbossa, 199
de Sokolow-Lyon, 114
de Vereckei, 351
Cronotropismo, 10

D

Derivação(ões) eletrocardiográfica(s), 35
alternativas, 42
complementares, 42
Despolarização
da célula, 9
da parede livre dos ventrículos, 27
do nó sinusal, 19
do septo interventricular, 24, 25
dos átrios, 23
ventricular, 27
terceiro vetor da, 135
Desvio
do eixo para
a direita, 57
a esquerda, 59
extremo do eixo, 59
Dextrocardia, 427
Digitálicos, 415
Disfunções, 385
do marca-passo, 387, 388
Dispositivos cardíacos eletrônicos implantáveis, 381
Dissociação atrioventricular, 107, 349
Distribuição de eletrodos pelo corpo do paciente, 16

Índice Remissivo

Distúrbios
eletrolíticos, 246, 265
hidroeletrolíticos, 395
Doença(s)
de Chagas, 373
de Parkinson, 437
do nó sinusal, 368, 372
pulmonar obstrutiva crônica, 168, 408
sistêmicas, 404
Dor torácica, 173
Dromotropismo, 10
Dupla via de condução nodal, 107

E

Eixo
cardíaco, 45
da onda P, 56
da onda T, 60
do complexo QRS, 56
do QRS, 55
elétrico, 52
indeterminado, 60
Eletrocardiograma, 301, 303
com padrão de Winter, 205
nas disfunções do marca-passo, 387
no hospital geral, 395
no IAM em portadores de marca-passo, 393
no portador de marca-passo, 381
normal em crianças, 419
Eletrodos, 14
precordiais, 41
Embolia pulmonar, 232
Endocardite infecciosa de valva aórtica com BAV
de 1º grau, 105
Energia elétrica, 2, 14
Espículas, 382
Excitabilidade, 10
Extrassístole(s)
atriais bloqueadas, 311
de via de saída de ventrículo direito, 314
supraventricular(es), 311-313
com aberrância, 316
pareadas, 312

ventriculares, 309, 313, 316
classificação, 310
conceito, 309
etiologia, 309

F

Fenômeno de Ashman, 317, 319
Fibrilação
atrial, 328, 333
causas de, 329
pré-excitada, 357
ventricular, 365
Fibrose miocárdica, 157, 361
Flutter, 333
atípico, 334
causas de, 335
típico, 334
Fórmula
de Aslanger, 202
de Bazett, 283
de quatro variáveis (Smith), 202
Frequência
básica, 384
cardíaca, 78, 79, 420
e ritmo irregular, 79
magnética, 384
Fusão, 385

H

Hemicampo, 50
Hipercalcemia, 232, 403
Hipercalemia, 232, 395
Hiperpotassemia, 232
Hipertireoidismo, 405
Hipertrofia do ventrículo esquerdo, 111
Hipocalcemia, 403
Hipocalemia, 396
Hipomagnesemia, 404
Hipotermia, 405
Hipotireoidismo, 404
Histerese, 385

I

Identificação do paciente, 296
Índice
  de Cornell, 297
  de Macruz, 85, 95
  de Morris, 91, 96
  de Sokolow-Lyon, 297
Infarto
  agudo do miocárdio, 177
      com supra em pacientes
          com BRE, 199
          com SVE, 201
      com supradesnivelamento do segmento
          ST, 175
      não reperfundido, fases evolutivas do, 182
  anterior, 192
  atrial, 109
  com bloqueios de ramos, 197
  do ventrículo direito, 196
  inferior, 194
Infradesnivelamento
  do segmento
      PR, 109
      ST, 235
  secundário à isquemia miocárdica, 239
Inibição, 384
Inotropismo, 10
Interpretação do eletrocardiograma, 63, 71, 295
Intervalo, 33
  PR, 33, 34, 99, 297, 420
      curto, 100, 101, 102
      longo, 103
      normal, 100
      variável, 105
  QT, 33, 283, 286, 299, 422
Isquemia
  critérios para, 183
  miocárdica, 239

L

Lesões cerebrais agudas, 408
Limiares, 385

M

Macrorreentrada do *flutter*, 334
Marca-passo, 231, 381, 382
  atrial mutável, 107
  características principais do ECG no portador
      de, 382
Marcador de reperfusão coronariana, 208
Miocardite, 228
Modo(s), 385
  de estimulação, 386

N

Nó
  AV, 24
  sinusal, 19, 74

O

Oclusão coronariana, 203
  aguda, 253
Onda(s)
  delta, 103
  J
      da repolarização precoce, 218
      de Osborn, 218
  P, 34, 82, 296, 420
      bífida e entalhada, 91
  Q
      anormais, 169
      de necrose, 182
      sem evidência de fibrose em exames de
          imagem, 166
  R, 163, 427
      amplas em V1 e V2, 127
  T, 31, 32, 34, 249, 299, 422
      apiculada, 254, 270
      cerebral, 270
      invertida, 260
          e simétrica, 254
      negativas, 260
      positiva de grande amplitude, 254
  U, 33, 422

P

Padrão(ões)
  de *strain*, 244
  eletrocardiográficos
    atípicos de supradesnivelamento do
      segmento ST, 206
    equivalentes a IAM com supra de ST, 202
  masculino, 216
Padronização
  normal do ECG, 65
  /qualidade técnica, 296
Pausas ou paradas sinusais, 372
Pericardite
  aguda, 109, 223, 224, 411
    fases da, 225
  peri-infarto, 227
  tardia pós-infarto, 227
Período refratário, 386
Pneumotórax, 125, 169
Posicionamento
  do coração no tórax, 15
  dos eletrodos, 35, 43
Pré-excitação, 100, 237
  ventricular, 102
Presença de feixe anômalo ou via acessória, 100
Primeiro vetor da despolarização ventricular, 134
Princípios básicos da eletrocardiografia, 1
Propriedades das células cardíacas, 10
Pseudofusão, 385

R

Redução do intervalo QT, 291
Região
  subendocárdica, 238
  subepicárdica, 178
  transmural, 179
Repolarização
  da célula, 9, 32
  precoce, 216, 224
  ventricular, 33
Ressincronizadores, 381, 382
Ressonância nuclear magnética cardíaca, 210

Risco de morte súbita em pacientes com
  repolarização precoce, 218
Ritmo, 419
  atrial ectópico, 100
  e frequência cardíaca, 296
    pelo eletrocardiograma, 73
  ectópico atrial, 75
  idioventricular acelerado, 209
  juncional, 100, 101
  sinusal, 74
Roteiro para interpretação do
  eletrocardiograma, 295

S

Segmento, 33
  PR, 99, 109
  ST, 34, 174, 175, 298, 422
    causas de infradesnivelamento do, 236
    causas de supradesnivelamento do, 175
    diagnóstico diferencial de
      infradesnivelamento do, 235
Segundo vetor da despolarização ventricular, 134
Sensibilidade, 383, 386
Sinal
  de Cabrera, 229
  de Chapman, 229
  de Peñaloza e Tranchesi, 85
  de Sodi-Pallares, 85
  do capacete pontiagudo, 207
Síndrome(s)
  coronariana aguda, 135, 173, 236
  de Brugada, 219
    critérios clínicos de, 222
  de Jervell-Lange-Nielsen, 289
  de Romano-Ward, 289
  de Wellens, 265
  de Wolff-Parkinson-White, 102
  do QT
    curto, 291
      congênito, 291
    longo, 288
      adquirido, 292
      congênito, 289

Sistema
- de condução, 132
  - do coração, 19
- de eixos, 47
- hexa-axial, 49

Sobrecarga
- atrial, 81, 296
- biatrial, 96, 97
- biventricular, 127
- de átrio
  - direito, 83, 296
  - esquerdo, 91, 95, 296
- de ventrículo
  - direito, 120, 297
  - esquerdo, 111, 113, 228, 241, 273, 297
    - na presença de bloqueio de ramo esquerdo, 144

Supra de ST côncavo ou convexo, 179

Supradesnivelamento
- do segmento PR, 109
- do segmento ST, 176
  - causas não isquêmicas de, 215
  - de origem isquêmica, 173
  - de origem não isquêmica, 215

T

Taquiarritmias de acordo com a duração do QRS, 346

Taquicardia, 245
- antidrômica na síndrome de Wolff-Parkinson-White, 357
- atrial, 327
  - características da, 327
  - causas de, 328
  - multifocal, 108
- conduzida pelo marca-passo, 388, 390
- de QRS estreito, 323
  - diagnóstico diferencial das, 342
- de QRS largo, 345
  - causas de, 345
  - diagnóstico diferencial, 347
  - epidemiologia, 346
  - etiologia, 346

juncional, 326
- causas de, 326
- mediada pelo marca-passo, 388
- por reentrada
  - atrioventricular, 340
  - eletrônica, 388
  - nodal, 337
- sinusal, 324
  - características da, 325
  - causas de, 325
- supraventricular com QRS largo, 355
- ventricular
  - bidirecional, 316
  - causas de, 347
  - de via de saída de ventrículo esquerdo, 361
  - monomórfica, 360
    - tipos de, 360
  - polimórfica, 363

Terapia de ressincronização cardíaca, 391

Teste de esforço, 246

Torsades de pointes, 288

Traçado do eletrocardiograma, 19

Tremores, 437

Triângulo de Einthoven, 435

Troca de eletrodos, 427
- ou posicionamento inadequado de eletrodos precordiais, 437

Tromboembolismo pulmonar, 408

U

Utilização do Holter na avaliação das extrassístoles, 319

V

Variante do normal e persistência do padrão juvenil, 253

Ventriculografia, 210, 211

Vetores, 11, 37

W

Wenckebach eletrônico, 390